康复护理学

（供护理本科、专科学生使用）

主　　编　王元姣

副 主 编　林　伟　叶祥明　林　坚　蔡学联

编　　者　（以姓氏笔画为序）

王元姣（浙江省人民医院）
刘晓林（浙江省人民医院）
李　亮（嘉兴市第二人民医院）
林　坚（浙江省人民医院）
周　亮（浙江省人民医院）
顾旭东（嘉兴市第二人民医院）
霍文璟（浙江省人民医院）
毛雅君（杭州武警医院）
李厥宝（浙江省人民医院）
林伟（浙江省人民医院）
金挺剑（浙江省人民医院）
闻万顺（浙江省人民医院）
蔡学联（浙江省人民医院）

编写秘书　李学军

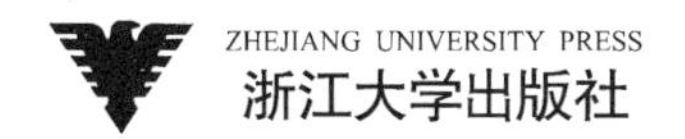

图书在版编目（CIP）数据

康复护理学／王元姣主编．—杭州：浙江大学出版社，2011.1(2018.12重印)

ISBN 978-7-308-08298-3

Ⅰ.①康… Ⅱ.①王… Ⅲ.①康复医学：护理学—教材 Ⅳ.①R47

中国版本图书馆CIP数据核字（2010）第259047号

康复护理学

王元姣　主编

林　伟　叶祥明　林　坚　蔡学联　副主编

责任编辑　徐素君

封面设计　刘依群

出版发行　浙江大学出版社

（杭州市天目山路148号　邮政编码310007）

（网址：http://www.zjupress.com）

排　　版　杭州中大图文设计有限公司

印　　刷　杭州日报报业集团盛元印务有限公司

开　　本　787mm×1092mm　1/16

印　　张　14.75

字　　数　350千

版 印 次　2011年1月第1版　2018年12月第8次印刷

书　　号　ISBN 978-7-308-08298-3

定　　价　45.00元

前　言

20世纪80年代，我国引进现代康复医学的理论和方法，并和我国传统康复医学结合，促进了我国康复医学事业蓬勃发展。康复护理学是在康复医学发展的基础上诞生的一门新兴学科，是以残疾人、老年人、慢性病人群为服务对象。随着社会发展、经济繁荣、医疗卫生事业进步，各种传染病得到控制和消灭，平均寿命延长和人口老龄化，慢性病发病率增加，以及各种意外伤害发生率增多，康复护理的地位日益凸显。为了加强康复护理学科建设和专业人才培养，促进护理学科的发展，满足广大病、伤、残者的康复需求，提高病、伤、残者的生活质量，特编写本教材。

本书编写的基本思路是：一是坚持以人为本和整体护理的理念，体现康复护理向预防、健康指导、回归家庭和社会等领域的扩展。二是注意知识的更新和疾病谱的变化，紧密结合临床工作实际，阐明医学和护理学的新知识、新技术和新政策法规。三是明确教材的学科定位，在康复基础学、康复治疗学、康复临床学的基础上，突出康复护理学专业特色，符合康复护理专科人员的培养目标及业务要求。四是强调全书结构体例规范，编写风格一致，内容通俗易懂。

本书共分为5章，主要介绍“康复医学、康复护理学”的基本概念、服务对象、工作内容及组成团队、工作方法；“常见疾病的康复护理”，介绍了神经系统疾病、运动系统疾病和其他常见的一些疾病的康复护理。每个疾病分别从概述、主要功能障碍评定和康复护理措施、健康教育进行阐述。本教材主要为远程教育护理本科生编写，为了便于学生自学，我们将每章的重要知识点用方框的形式显示。每个章节前有教学目标，以便于学生在学习前明确本章节的学习要求，并以问题为路径去学习、思考，给学生以明确的学习指引。每章节后有思考题和参考答案内容，以帮助学生复习和巩固学习内容。

本书在浙江大学远程学院教育部的关心和指导下，在浙江省人民医院、嘉兴第二人民医院、杭州武警医院的各位康复专家的共同努力、通力合作下完成的，在此一并表示诚挚的感谢。由于作者水平有限，难免存在不足之处或不能与现代康复学迅猛发展相适应，恳请各位专家和读者不吝赐教。

王元姣

2010年12月于浙江省人民医院

前言

目 录

第一章　康复医学概述

学习目标

1. 掌握康复、康复医学的基本概念
2. 掌握康复医学的基本途径和原则
3. 熟悉康复医学的对象、工作内容和工作方式
4. 熟悉残疾定义及分类方法、残疾评定内容
5. 了解康复医学与其他医学学科的关系

第一节　康复定义和内容

一、康复的定义

康复一词，译自英语 Rehabilitation，是由词头 re-，词干 habilis 和词尾-ation 组合成的。其中 re-是“重新”的意思，habilis 是使得到能力或适应的意思，-ation 是行为状态的结果。因此 Rehabilitation 是指重新得到能力或适应正常社会生活。康复用于现代医学领域，主要是指身心功能、职业能力、社会生活能力的恢复。其后，世界卫生组织（WHO）康复专家委员会（1969）对康复的定义作了如下说明：“康复是指综合地和协调地应用医学的、社会的、教育的和职业的措施，对患者进行训练和再训练使其能力达到尽可能高的水平”。经过数十年的发展，康复的目的更加明确，即所谓重返社会。1981 年 WHO 医疗康复专家委员会又把康复定义为：“康复是指应用各种有用的措施以减轻残疾的影响和使残疾人重返社会”。康复不仅是指训练残疾人使其适应周围的环境，而且也指通过改变周围环境和社会条件以适应残疾者社会生活需求。新的康复定义体现以患为尊，从提高患者机体质量出发，改善生存质量，提高生活质量，实施个性化全程康复追踪服务和管理。进入 20 世纪 90 年代，联合国在 1993 年一份正式文件中提出：“康复是一个促进残疾人身体的、感官的、智能的、精神的和/或社会生活的功能达到和保持在力所能及的最佳水平的过程，从而使他们能借助于一些措施和手

康复的定义

康复是一个促进残疾人身体的、感官的、智能的、精神的和/或社会生活的功能达到和保持在力所能及的最佳水平的过程，从而使他们能借助于一些措施和手段，改变其生活而增强自立能力。

段，改变其生活而增强自立能力。康复可包括重建和/或恢复功能，提供补偿功能缺失或受限的各种手段。”

康复≠恢复，在我国语言中康复（Rehabilitation）与疾病后的恢复（Recovery）是同义的，恢复一般是指患病后健康水平下降，治疗和休息后健康恢复到病前水平，亦即达到了100％的恢复。但 Rehabilitation 所指的康复却是指伤病后健康水平下降，虽经积极处理，但已形成残疾，健康水平复原不到原先水平的情况，亦即达不到100％的恢复。康复的目的不是治愈疾病，而是采取有效措施恢复残疾者的功能。在香港，Rehabilitation 译为“复康”，在台湾译为“复健”。

二、康复内容

康复的领域主要包括医学康复或医疗康复（medical rehabillta-tion），即利用医疗手段促进康复；教育康复（educational rehabilita-tion），主要促进残疾儿童、青少年上学受教育；职业康复（vocational rehabilitation），主要促进青壮年残疾人就业或自谋生计；社会康复（social rehabilitation），主要研究和协助解决残疾人重返社会时遇到的一切社会问题，使之能够有机会参与社会生活，不受歧视，并能履行力所能及的社会职责。上述四个方面的康复就是全面康复，在康复过程中，它们应互相支持和协调地进行。虽然在康复不同的阶段侧重点可能不同，但医学康复是全面康复的基础和前提。

全面康复包括

医疗康复
教育康复
职业康复
社会康复

第二节　残疾的定义和分类

康复的主要对象是残疾人和有身心功能障碍患者，因此，了解和掌握残疾的基本概念、分类及其对策十分重要。

一、残疾、残疾人

残疾（disability）是指因外伤、疾病、发育缺陷、人口老化、精神因素等各种原因造成身体上或精神上的功能障碍，以致不同程度地丧失正常人的生活、工作、学习的能力和担负其日常生活与社会职能的一种状态。残疾人（dis-abled person）是指具有上述残疾特征的人。

残疾的定义

是指因外伤、疾病等各种原因造成身体上或精神上的功能障碍，以致不同程度地丧失正常人的生活、工作、学习的能力和担负其日常生活与社会职能的一种状态。

二、残疾的分类

随着医学模式的转变，以及残疾人活动领域的不断扩大，人们对残疾人的认识不断深化，2001 年 WHO 将《国际损伤、残疾和残障分类》修改为《国际功能、残疾和健康分类》（International Classification of Functioning,

Disability and Health，简称 ICF）。它将“疾病的结局分类”转变为“健康的成分分类”，是以健康新概念为基础，即健康是功能状态，是个人作为个体和社会成员完成全部生活的能力，它把功能作为判断健康的主要因素。而功能又分身体功能和结构、活动与参与三个方面。当三者均为正常时为人健康状态；相反，当身体功能和结构受损或/和能力受限或/和参与局限时为残疾。因此，残疾可分为损伤、活动受限和参与局限三类或三个水平，即残疾是对上述三者的一个概括术语，具体描述如下：

损伤（impairments）指身体结构或生理功能（包括精神功能）的丧失或异常。

活动受限（activity limitations）指个体在进行活动时遇到困难。

参与局限（participation restrictions）指个体投入到生活情景中遇到的困难。是否参与局限要通过比较个体的参与和在相同的文化或社会中无残疾个体所期望的参与来决定。

ICF
身体功能和结构
活动
参与

根据 ICF 模式，将残疾理解为一种健康因素和情境性因素（即环境和个人因素）之间交互作用而出现的复杂联系的结果。这种交互作用是动态的，有其特殊的方式，在某一水平上进行干预可以使其他因素发生变化。举例说明：脑梗死早期的患者大脑组织受损，一侧身体力量减弱，此时为脑损伤阶段，但如早期溶栓成功，则肢体力量可恢复，不影响其活动能力，相反，如治疗不当，病情进一步发展可导致偏瘫、失语等功能障碍而造成活动能力受限。若在此时如能早期康复治疗，可改善其功能及活动能力，相反，如得不到及时康复，则可能影响其学习或工作及参与社会而发展为参与受限。同时，它们受背景性因素的正面或负面影响，这些因素与残疾人起互动作用，并且决定其在一定环境中的参与水平。背景性因素可以分为两类：环境因素和个人因素。环境因素是个人之外的因素，例如社会的态度或建筑物的特点、法律系统等；而个人因素区别于环境因素，对个体如何面对残疾会产生影响，个人因素包括性别、年龄、其他方面的健康状态、身体素质、生活方式、习惯、教养、应对方式、社会背景、教育、职业、过去和现在的经历、整体的行为方式和性格特点、个体的心理品质以及其他在残疾过程中发挥重要作用的特征等。因此，我们要改善环境和个人因素，有针对性地采取三级预防措施以预防或减轻残疾的发生和程度，促进健康。ICF 模式图见图 1-1。

第三节　康复医学定义、对象

现代康复医学自 20 世纪 40 年代从美国开始发展，迄今已有 60 多年的历史。康复医学改变了传统医学的生物学模式，强调以生物—心理—社会的医学模式为基础，以病、伤、残者的功能障碍为目标，应用主动、积极和有针对性的综合性康复措施，以团队合作为基本工作方式，致力于广大患者和残疾者的功能改善和提高，使他们能够追求品质生活，重返社会。

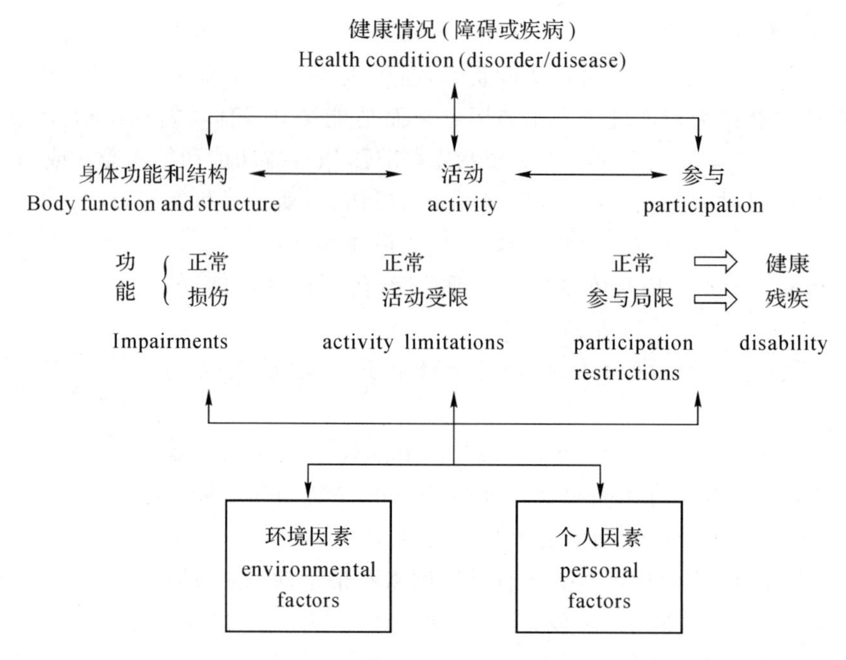

图 1-1 国际功能分类模式图

一、康复医学定义

康复医学(rehabilitation medicine)是具有基础理论、功能评定、治疗技能和规范的医学应用学科,旨在加速人体伤病后的恢复进程,预防和/或减轻其后遗功能障碍程度,是医学的一个重要分支,是促进病、伤、残者康复的医学。更具体地说,它是一门以消除和减轻人的功能障碍,弥补和重建人的功能缺失,设法改善和提高人的各方面功能,为了康复的目的而应用有关功能障碍的预防、诊断和评估、治疗、训练和处理的一门医学学科。康复医学在宏观上与预防医学、临床医学、保健医学平行,但是在医院内属于临床学科。

> **康复医学的定义**
>
> 是具有基础理论、功能评定、治疗技能和规范的医学应用学科,旨在加速人体伤病后的恢复进程,预防和/或减轻其后遗功能障碍程度。是医学的一个重要分支,是促进病、伤、残者康复的医学。

二、对象

(一)残疾者

据世界卫生组织统计,全世界目前约有占总人口 10%的各种残疾者,每年以新增 1500 万人的速度递增。我国 2006 年的抽样调查表明,我国有 8296 万残疾人,占人口总量的 6.34%,调查中将残疾分为视力残疾、听力残疾、言语残疾、智力残疾、肢体残疾、精神残疾、多重残疾等,未包括慢性病、内脏病、老年退行性病而致严重功能障碍者。由此可见,无论在全球范围,还是在我国,残疾人都是一个人数众多的群体,是一个特性突出、需要帮助和关怀的群体。

（二）老年人

据国家统计局2008年人口变动情况抽样调查，2007年中国65岁以上老年人口已达1.1亿，占世界老年人口的23%，占亚洲的38%。预测到2020年，中国65岁及以上老年人口所占比重将达到11.92%，比2000年提高4.96个百分点。到21世纪中叶，老年人口比重将达到25%。老年人体弱多病，特别是致残性疾病发病率高，而身体障碍与年龄老化成正比。

（三）慢性病患者

主要是指各种内脏疾病、神经疾病和运动系统疾病患者。这些患者往往由于疾病而减少身体活动，并由此产生继发性功能衰退，例如慢性支气管炎导致的肺气肿和全身有氧运动能力降低，类风湿性关节炎患者的骨关节畸形导致功能障碍等。

（四）疾病或损伤急性期及恢复早期的患者

许多疾病和损伤需要早期开展康复治疗，包括理疗，以促进原发性功能障碍的恢复，并防治继发性功能障碍。

康复医学对象

残疾者；
老年人；
慢性病患者；
疾病或损伤急性期及恢复早期的患者；
亚健康人群。

（五）亚健康人群

世界卫生组织的一项全球性调查表明，真正健康的人口占5%，患有疾病的人占20%，而其余75%左右处于非健康、非疾病的中间状态。以慢性疲劳为主要症状的亚健康问题是21世纪威胁人类健康的重大问题，发生率呈逐年增加的趋势。亚健康的处理和中医“治未病”思想一致，而康复医疗是“治未病”的基本措施之一。康复治疗的主要病种如表1-1所示。

表1-1　康复治疗的主要病种

分类	疾病	分类	疾病
1. 神经系统疾病	脑卒中 脑外伤 脊髓损伤 脑瘫 小儿麻痹后遗症 周围神经疾病和损伤 运动神经元病 多发性硬化症 帕金森病	2. 内脏疾病	冠心病 高血压 心衰 糖尿病 肥胖症 慢支肺气肿 哮喘 周围血管病变
3. 骨关节伤病	骨关节炎 运动损伤和软组织损伤 颈肩腰腿痛 截肢、断肢再植术后 手外伤 骨关节手术后 骨折后 脊柱侧弯	4. 其他	慢性疼痛 烧伤 癌症 麻风病 精神疾病 老年性痴呆 视力、听力障碍 儿童康复

第四节　康复医学工作内容和模式

一、工作内容

康复医学的主要内容包括康复基础学、康复机能评定、康复治疗学、康复临床学和社会康复。

（一）康复基础学

康复基础学指康复医学的理论基础，重点是与主动功能训练有关的运动学和神经生理学，以及与患者生活密切相关的环境改造学等。

1. 运动学（kinesiology）　包括运动生理、运动生化、生物力学等。
2. 神经生理学（neyro-physiology）　包括神经发育学、运动控制的神经学基础等。
3. 环境改造学（ergonomics）　涉及康复工程、建筑、生活环境设计等。

（二）康复机能评定

康复机能评定包括
躯体功能
电生理学
心肺功能
有氧运动能力
平衡和协调能力
步态分析
医学心理学
脑高级功能
言语和吞咽功能
日常生活能力
生活质量
就业能力
ICF

包括器官和系统功能的评定，个体生活自理和生活质量的评定，以及患者进行工作和社会活动能力的评定。器官和系统功能的评定与临床评定关系密切，在形式上基本相同或互相交叉，而个体生活自理和生活质量评定以及社会能力的评定则是康复医学比较独特的评定内容。

1. 躯体功能　包括肌力评定、关节活动范围评定、体脂测定等。
2. 电生理学　包括肌电图、诱发电位、神经传导速度、电诊断等。
3. 心肺功能　包括心电图分级运动试验、肺功能测试等。
4. 有氧运动能力　包括能量消耗、最大吸氧量、代谢当量测定等。
5. 平衡和协调能力　包括静态和动态平衡和协调功能评定等。
6. 步态分析　包括三维运动分析、力学分析、动态肌电图、气体代谢测定等。
7. 医学心理学　包括精神、心理和行为评定。
8. 脑高级功能　包括感知和认知功能评定等。
9. 言语和吞咽功能。
10. 日常生活能力。
11. 生活质量。
12. 就业能力。
13. 国际功能、残疾和健康分类（ICF）。

（三）康复治疗学

主要包括物理治疗、作业治疗和言语/吞咽疗法，另外心理治疗、康复工程、传统康复治疗等。

1. 物理治疗(physical therapy)　包括运动疗法和理疗，是康复治疗最早开展的治疗方法，也是目前应用最多的康复治疗。例如各种主动和被动运动(有氧训练、肌力训练、关节活动训练等)和声、光、电、热、磁等理疗技术。

2. 作业治疗(Occupational therapy)　包括木工、金工、各种工艺劳动(编织、陶土、绘画)和日常生活功能(衣食住行和个人卫生)的基本技能；职业性劳动包括修理钟表、缝纫、车床劳动等；文娱治疗包括园艺、各种娱乐和琴棋书画等。作业疗法特别注重患者独立生存能力的训练。

3. 言语治疗(speech therapy)　对因听觉障碍所造成的言语障碍、构音器官的异常、脑血管意外或颅脑外伤所致的失语症、口吃等进行治疗，尽可能恢复其听、说、理解能力。吞咽治疗近年来得到很大的重视，目前暂时归类在言语治疗范畴。

4. 心理治疗(rehabilitation psychology)　对心理、精神、情绪和行为有异常的患者进行个别或集体的心理治疗，有时这种心理治疗可与咨询教育相结合进行。心理疗法在各种疾病或功能障碍的康复治疗时都需要介入，是涉及面最广的康复治疗措施。

> **康复治疗学包括**
>
> 物理治疗
> 作业治疗
> 言语治疗
> 心理治疗
> 康复工程
> 中国传统康复治疗
> 康复护理
> 康复咨询

5. 康复工程(rehabilitation engineering)　指矫形器和辅助工具的应用，以弥补残疾者生活能力的不足，包括假肢、矫形器、助听器、导盲杖等各种辅助工具、特殊用具及轮椅等。

6. 中国传统康复治疗(traditional Chinese 要 medicine for rehabilitation)　最常用的有按摩、针灸、拳、功、操等。中国传统治疗方法已经有数千年的历史，是中国医药宝库的组成部分，有独特的疗效。

7. 康复护理(rehabilitation nursing)　根据总的康复治疗计划，在对残疾者的护理工作中，通过体位处理、心理支持、膀胱护理、肠道护理、辅助器械使用指导等，促进患者康复，预防继发性残疾。

8. 康复咨询(rehabilitation counseling)　对残疾人或伤病员提供有关职业、社会及家庭等方面适应外界环境、参与社会生活的咨询意见，协助解决其在学习上、职业上、婚姻或家庭生活上、心理情绪上的困难和问题。

(四) 康复临床学(clinical rehabilitation)

指综合采用各种康复手段，对各类伤、残、病患者的病理和病理生理异常以及相应的功能障碍进行的针对性康复医疗实践，包括：神经瘫痪康复、骨关节疾病康复、脏器病康复、慢性疼痛康复等。

(五) 社区康复(community based rehabilitation)

指在社区层次上采取综合性的康复措施，利用和依靠资源，使残疾人能得到及时、合理和充分康复服务，改善和提高躯体和心理功能，提高生活质量和回归正常的社会生活。

二、工作模式

(一)团队模式(team work)

指多学科和多专业合作，共同致力于患者功能康复的方式。康复医学是一门涉及多个学科的应用学科，要靠多个相关学科的配合和协作才能完成整体康复的目标。在患者康复的全过程中，都应用团队的工作模式。

（二）团队组成（team member）

1. 学科间团队　指与康复医学密切相关的学科，包括：神经内科和神经外科、骨科、风湿科、心血管内科和心血管外科、内分泌科、老年医学科等。

2. 学科内团队　指康复医学机构内部的多种专业，包括物理治疗师、作业治疗师、言语治疗师、假肢/矫形师、康复护师、康复医师、运动医学师、康复心理医师、社会工作者、营养师等。核心是康复医师，康复医师定期召开团队成员会议，各成员从各自专业角度讨论患者的主要功能障碍、治疗情况、下一步治疗计划等。

第五节　康复医学基本途径和原则

一、基本途径

（一）改善

通过训练和其他措施改善患者生理功能。例如肌力训练、关节活动训练、平衡训练、心肺功能训练等。

（二）代偿

通过各种矫形器和辅助具，使减弱的功能得到放大或增强。例如助听器、各种矫形器、拐杖、助行器等。

（三）替代

通过某些器具，替代丧失的生理功能。例如轮椅、假肢等。

康复基本途径

改善
代偿
替代

二、基本原则

（一）因人而异

因人而异的原则就是个体化原则，即根据各个功能障碍的特点、疾病情况、康复需求等制订康复治疗目标和方案。

（二）循序渐进

康复治疗的难易程度、强度和总量都应该逐步增加，避免突然改变，以保证身体对运动负荷或相关治疗的逐步适应。

（三）持之以恒

以功能锻炼为核心的康复治疗需要持续一定的时间才能获得显著效应，停止治疗后治疗效应会逐步消退。因此，许多康复治疗需要长期持续，甚至维持终身。

（四）主动参与

运动时患者的主观能动性或主动参与是运动疗法效果的关键。

康复基本原则

因人而异
循序渐进
持之以恒
主动参与
全面康复

（五）全面康复

人体的功能障碍是多器官、多组织、多系统功能障碍的综合，康复的目标应包括心理、职业、教育、娱乐等多方面，最终目标是重返社会。因此，康复治疗应该全面审视，全面锻炼。

第六节　现代康复医学与其他医学学科的关系

世界卫生组织将康复医学、临床医学、预防医学、保健医学作为现代化医院的基本功能。这四个学科的关系不是以时间划分的阶段关系，而是互相关联、互相交错、环环相扣的关系。

一、康复医学与预防医学

通过积极的措施，例如健身锻炼和合理的生活习惯，防止各种疾病的发生，从而减少功能障碍的可能性，这是康复医学的一级预防；许多疾病在发病后，需要积极的康复介入，以预防继发性功能障碍或残疾的发生，这是康复医学的二级预防；已经发生功能障碍后，可以通过积极康复锻炼，防止功能障碍的加重或恶化，这是康复医学的三级预防。康复预防与预防医学三级预防的概念一致。

二、康复医学与临床医学

其关联不仅在于康复治疗过程经常需要同时进行临床治疗，而且临床治疗过程也需要康复治疗积极介入。例如心肌梗死、脑卒中、脑外伤、脊髓损伤等，患者均需要早期活动和功能锻炼，以缩短住院时间，提高功能恢复的程度。综合医院康复医学科的生命力就在于积极渗透到疾病早期治疗，使其成为医院工作的基本组成，临床医学与康复医学在疾病急性期和亚急性期总是相互交织（表 1-2）。

表 1-2　康复医学与临床医学的关联

	临床医学	康复医学
核心理念	以人体疾病为中心	以人体运动障碍为中心
医学模式	强调生物学模式	强调生物、心理、社会模式。
工作对象	各类伤病患者	各类病伤残者
临床评估	强调疾病诊断和系统功能	强调躯体、心理、生活/社会独立功能
治疗目的	以疾病为核心，强调去除病因、挽救生命，逆转病理和病理生理过程。	以功能障碍为核心，强调改善、代偿、替代的途径来改善躯体/心理功能，提高生活质量，回归社会
治疗手段	以药物和手术为主，强调医护者的作用	以非药物治疗为主，强调患者主动参与和合理训练
工作模式	专业化分工模式	团队模式

三、康复医学与保健医学

保健医学强调通过主动锻炼，提高人们的机体对于外界环境的适应力和对疾病的抵抗力，这与康复医学的措施一致，当然保健对象同时也需要临床、预防和康复医学的综合服务。

（王元姣）

思考题

一、单选题

1. 英文“Rehabilitation”在我国翻译为 （　　）

A. 康复　　B. 复健　　C. 恢复　　D. 复康

2. 关于康复与康复医学的概念 （　　）

A. 两者是相同的

B. 前者以残疾人为对象，后者以病人为对象

C. 前者限于康复治疗，后者还包括评定和预防

D. 前者是全面康复的一个侧面，后者是医学的一个分支

3. 康复的主要对象是 （　　）

A. 患者　　B. 病伤残者　　C. 有功能障碍者　　D. 疼痛患者

二、多选题

1. 全面康复包括： （　　）

A. 医疗康复　　B. 教育康复　　C. 职业康复　　D. 社会康复

E. 缓慢呼吸

2.《国际功能、残疾和健康分类》将残疾分为 （　　）

A. 身体功能和结构　　B. 活动　　C. 参与　　D. 日常生活能力

E. 病损

3. 康复基本原则包括 （　　）

A. 因人而异　　B. 循序渐进　　C. 持之以恒　　D. 主动参与

E. 全面康复

4. 康复基本途径 （　　）

A. 改善　　B. 代偿　　C. 完全恢复　　D. 替代

E. 失代偿

三、名词解释

1. 康复医学

2. 残疾

四、简答题

1. 简述康复医学基本途径。

2. 康复医学与临床医学的关联怎样？

第二章 康复护理学概述

学习目标

1. 掌握康复护理学的概念及特点
2. 掌握康复护理评定、基本技术
3. 熟悉康复病区环境设施及护士在康复中的作用
4. 了解康复护理的发展现状和发展前景

第一节 康复护理定义和特点

一、康复护理学定义

康复护理学是以康复医学和护理学理论为基础的、研究促进伤、病、残者的生理、心理康复的护理理论、知识、技能的一门学科。康复护理学是康复医学的重要组成部分，是在总的康复医疗计划下，为达到全面康复的目标，与其他康复专业人员共同协作，利用康复护理特有的知识和技能对康复对象进行护理，使其减轻残疾对患者的影响，最终使他们重返社会。

> **康复护理学的定义**
>
> 是以康复医学和护理学理论为基础的、研究促进伤、病、残者的生理、心理康复的护理理论、知识、技能的一门学科。

二、康复护理特点

（一）对象特点

主要是指残疾人（先天性和后天性）和有功能障碍而影响正常生活、学习、工作的慢性病患者和老年病患者，近年来一些伤、病者急性期及手术前后（包括器官移植）的患者也列入康复对象的范畴。另外，以慢性疲劳为主要症状的亚健康人群也将成为康复护理的对象。

（二）目的特点

康复护理主要通过实施各种康复护理技术和护理过程，使康复护理对象残余功能得到维持和强化，替代功能得到开发和训练，帮助康复对象提高和改善生活自理能力，提高生活质量；预防并发症和继发性损害，为康复功能锻炼打下良好的基础；重建患者心身平衡，尽早以与常人平等的资格重返家庭和社会。

（三）方法特点

> **康复护理方法特点**
>
> 1. 强调自我护理为主。
> 2.“功能评估”和“功能锻炼”贯穿护理过程的始终。
> 3. 高度重视心理护理。
> 4. 注重团队协作和配合。
> 5. 加强健康教育和指导。

1. 强调自我护理为主　康复护理的服务对象是伤残者或疾病而致生活自理能力缺失者，这些功能障碍有些是暂时的，但更多的是长期的，甚至伴随终生，康复护理更强调患者自我护理。自我护理是指在患者病情允许的情况下，通过护理人员的指导、鼓励、帮助和训练，充分发挥其身体残余功能和潜在功能，以达到功能代偿、功能补偿、功能替代，最终使患者部分或全部照顾自己，为重返社会积极创造条件。当由于患者病情的缘故，不能进行自我护理时，护理人员给予必要的“护理援助”。它和临床护理所采取的“替代护理”截然不同，康复护理在锻炼患者的功能的同时，又充分发挥患者的主观能动性，最大限度地改善患者的功能障碍。

2. “功能评估”和“功能锻炼”贯穿护理过程的始终　对康复对象的功能障碍和功能残存的程度、身体和心理的一般状况、康复训练的效果及其反应等一系列问题的全面评估和判定，其目的在于了解功能障碍的性质、部位、范围、严重程度、发展趋势、康复疗效等，为制订康复护理计划提供客观的依据。康复护理的“功能评估”分为初期、中期和末期三个阶段进行数次。功能锻炼贯穿护理的全过程，在病程的早期，功能锻炼可以预防残疾的发展和继发性残疾发生；在病程的后期，进行功能锻炼可最大限度地保存和恢复机体的功能。康复护理人员应了解持续功能锻炼的作用，根据功能评估的情况，紧紧围绕总的康复治疗计划，积极争取患者和家属的配合，坚持不懈地对患者进行功能锻炼，最终达到康复的目的。

3. 高度重视心理护理　现代医学模式认为患者是生物一心理一社会的人，心理不健康直接影响到生理的健康，对于残疾人的康复影响更为重大。因为在整个康复护理过程中，患者所起的作用极其重要，相当多的护理要通过患者的主动参与完成，强调患者的自我护理，要充分发挥患者的主观能动性，所以进行心理护理尤为重要，要高度重视心理护理。

4. 注重团队协作和配合　康复治疗强调的团队治疗，它包括学科间团队和学科内团队，它是由临床各个科室的通力合作和康复治疗小组整个团队共同努力完成的。康复护理人员作为康复小组的重要成员，全面负责治疗计划的落实和生活活动的管理，了解各项康复治疗的时间安排，掌握康复对象接受治疗后的反应。康复护士可及时把观察到的有关信息与康复治疗小组的成员进行沟通，及时修订康复计划，共同实施对患者的康复训练和康复指导，使康复更有效、更迅速。

5. 加强健康教育和指导　康复知识渗透到家属，生活指导延续到家庭。通过有关康复知识与康复技术讲解，把康复护理技术传授给康复对象和家属，帮助和指导康复对象和家属，掌握生活自理能力技巧，提高自我健康管理能力，预防并发症及二次残疾的发生，利用和创造各种条件，将功能训练内容应用到日常生活活动中。例如，使他们掌握压疮的预防、身体移动的方法，支具、矫形具的使用方法以及自我导尿的操作技术等等，促进和提高患者生活质量。康复对身体功能障碍者来说，一生都是需要的。康复对象虽然在住院期间已逐步掌握了一些康复护理知识和技术，但在康复对象出院前，还应对他们进行一系列的生活指导和就业培训；对家庭环境进行评估并加以改造，提高康复对象的自我健康管理能力和家庭环境中日常生活适应能力，帮助他们重返家庭和社会。

第二节　护士在康复中的作用

护士在康复医疗活动中是患者病情观察者、治疗协调者、护理实施者、健康教育者、病房管理者、心理护理先导者。

一、病情观察者

在康复治疗体系中，康复护理与患者接触机会最多，与患者接触的时间最长，护理人员对患者功能障碍的情况，患者的心理状况及其能影响康复治疗进程的各种因素了解最清楚。护理人员对患者的病情观察为康复评定、制订康复计划和实施提供了非常重要的依据。

二、治疗协调者

康复治疗强调的是整体康复，它是由康复治疗小组整个团队共同完成的。患者进行康复同时由康复医生、康复护士和各种康复治疗师共同进行，需要接受运动、言语、作业、心理、支具装配等多种治疗。康复护士将根据患者的病情、治疗项目、训练时间等与其他康复组成人员进行沟通、交流、协调，使康复过程做到合理、有序、统一、完善。

三、护理实施者

康复护理人员围绕总的康复治疗计划，从患者的整体需要出发，通过对患者康复护理评估，对患者存在的各种健康问题作出判断，根据康复护理程序制订的康复护理计划，有目的、有步骤地实施一系列符合康复要求的各种专门护理活动和功能训练措施。

四、健康教育者

健康不仅是没有疾病和衰弱，而且是保持体格方面、精神方面和社会方面的完美状态。健康教育必须是有计划地进行增进健康行为的建立，提供知识、技能与服务以促进行为的改变，使康复对象实行机体上的自我保护、心理上的自我调节、行为生活方式上的自我控制、人际关系上的自我调整，为患者出院做好精神、物质、技术方面的准备工作，以便使康复目标全面实现。

五、病房管理者

护士不仅要为患者提供安静、整洁、舒适、安全的住院环境，而且要在护患之间、医患之间、患者之间、患者与陪护之间营造和谐平等的社会环境，维护患者的尊严，充分调动患者的主观能动性，为重返社会打下良好的基础。

六、心理护理先导者

心理护理是以心理学基本理论为指导的心理康复工作。心理学指出，人的心理现象包括心理过程和个性心理特征。心理过程，即指人的意志过程、情感过程、认识过程；个性心理特征，即指人的性格、气质、能力、兴趣等。康复心理护理应把握其心理过程和个性心理特征，因人而异地实施康复护理措施，临床实践证明，在积极的情绪下进行训练，能产生良好的康复效果；相反，在消极的情绪中进行训练，就不能获得满意的康复效果。因此，在康复护理中要充分发挥心理护理的主导作用，以心理康复促进机体功能康复，最后达到全面康复的目的。

护士在康复中的作用

1. 病情的观察者。
2. 治疗的协调者。
3. 护理实施者。
4. 健康教育者。
5. 病房管理者。
6. 心理护理的先导者。

第三节　康复护理的发展现状和发展前景

一、我国康复护理发展现状

康复护理是康复医学不可分割的重要组成部分，随着康复医学的发展而发展。现代康复医学是20世纪的产物，它的确立起源于两次世界大战，大量伤兵进行康复的实践和经验，促进了康复医学的兴起。20世纪60年代以来，随着交通事故和其他意外损伤的增多，老年人口比例上升，社会残疾人口相应增加，客观的需要推动康复医学有了较大的发展。同时，由于现代神经生理学、行为医学、生物医学工程学的进步，用于功能检查和康复的新仪器不断涌现，使康复医学的发展获得了新的动力。

20世纪80年代，我国引进现代康复医学的理论和方法，并与我国传统康复医学结合，促进了我国康复医学事业蓬勃发展。1983年“中国康复医学研究会”成立，同年，卫生部发出文件要求有条件的医学院校要开设康复医学课程。1987年10月，国家科委批准“中国康复医学研究会”更名为“中国康复医学会”。各地相继建设起一批康复中心、康复医院、康复医学门诊，向残疾者、慢性病者和老年病者提供康复医疗服务。

康复护理只有十余年的发展历史，随着康复医学事业的蓬勃兴起，康复护理的地位日益凸显。国内专业人士已逐渐认识到康复护理是康复医学的重要组成部分，是为了适应康复治疗的需要，从基础护理中发展起来的一门专科护理技术。1987年6月11～15日，在北京召开了由中国残疾人福利基金会康复协会举办的“康复护理研究会”成立大会，大会进行了康复护理方面的学术交流。该研究会旨在致力康复护理研究，是全国康复护理工作者的学术团体。1997年中国康复护理学会的成立标志着我国康复护理进入一个新的台阶。随着中国康复医学会及各省康复护理专业委员会的成立，在学会的积极努力下，在康复医学界领导、专家对康复护理学的重视、关怀、支持下，康复护理理论、知识、技能以及康复护理科研方面取得了显著成绩。

二、我国康复护理发展前景

任何学科的产生和发展都源于社会需要。随着社会发展、经济繁荣、医疗卫生事业进步,各种传染病得到控制和消灭,平均寿命延长和人口老龄化,慢性病、老年病比例增加,各种意外伤害发生率增高,使康复医学的重要性随之增加;物质文化生活及医疗水平的提高,病人及医务人员都不能仅满足于单纯治疗疾病和抢救生命,而要求功能也得到恢复,这些都是康复护理学迅速发展并日益为社会所重视的基础。

(一) 满足广大群众对生活质量的追求

康复护理正在不断推广、发展和完善。中国传统观念"好死不如赖活"已经被唾弃,现在的要求是活着就要有生活质量,追求品质生活已经成为广大病伤残者的共同心愿。未来的康复护理服务范围应当扩大到包括精神卫生、心理咨询等方面。至于艾滋病患者的康复、器官移植病人的康复、职业性康复医学、儿科康复等都将是 21 世纪康复护理的新领域。

(二) 适应医疗卫生制度改革需要

政府的宏观调控及组织管理、政策及制度在不断完善。中共中央国务院关于深化医疗卫生制度改革意见于 2009 年 4 月 6 号颁布,在文件中明确提出预防、治疗、康复并举的医院功能定位,以及人民群众的基本医疗包括慢性病防治和康复等,将进一步推动康复事业的发展。

(三) 应对各种突发性灾害

许多疾病不再是细菌、病毒和各种理化因素引起,而源于人为的灾害(战争、交通事故、意外伤害)和自然灾害(地震、海啸等),因此生物—心理—社会医学模式是对健康和伤病的重新定位。医学的基本理论在变,健康观、疾病观、预防观、诊断治疗观都在变,康复护理服务内涵也随之变化。

(四) 发展社区康复护理和家庭康复护理

根据《国务院关于发展城市社区卫生服务的指导意见》要求,社区卫生服务要以社区、家庭和居民为服务对象,以妇女、儿童、老年人、慢性病人、残疾人、贫困居民等为服务重点,以主动服务、上门服务为主,开展健康教育、预防、保健、康复、计划生育技术服务和一般常见病、多发病诊疗等全方位社会化医疗服务,社区康复医疗工作对象,除了残疾者,更多的还是心血管疾病、脑血管疾病、高血压、糖尿病、慢阻肺、癌症等患者,以及其他老年病患者等。对上述人员实行家庭康复医疗、康复护理、生活指导,健康教育等,这将成为社区康复护理发展的趋势。

> **我国康复护理发展前景**
>
> 1. 满足广大群众对生活质量的追求。
> 2. 适应医疗卫生制度改革需要。
> 3. 应对各种突发性灾害。
> 4. 发展社区康复护理和家庭康复护理。
> 5. 普及康复护理教育,康复护士朝着专科护士方向发展。

（五）普及康复护理教育，康复护士朝着专科护士方向发展

康复护理教育现已纳入全日制大专、本科院校护理专业的教育课程，且已在成人继续教育如远程教育中开设康复护理课程。随着伤、残、病患者对康复护理需求增加及社会人口老龄化的凸显，康复护士的要求将越来越高，康复护士培训逐步向专科护士的方向发展。

第四节　康复护理基本技术

康复护理是在病伤残者身体、精神的整体康复过程中，使他们残余功能和能力得到最大限度的恢复，所采用的专门护理理论、技能与方法。它包括康复护理评定、创建良好康复环境，帮助患者体位转移、恢复日常生活活动的独立，早期并发症预防、假肢矫形器和辅助器具的使用训练与指导以及康复的综合治疗技术等等。

一、康复环境与护理

康复环境包括设施环境、心理环境和社会环境，前两者与康复护理直接相关，理想的环境是有利于康复的重要措施之一，康复护士应重视病房环境的创造和选择。

（一）设施环境要求

康复环境设施的基本要求应做到无障碍设施，对出入口、阶梯、电梯、房门以及门把手、开关、窗户和窗台的高度等均应本着这个原则建设和改造。

1. 病房要求　室内应宽敞，病床之间的间隙应不小于1.5m，出入口宽度应大于1m，以方便轮椅出入；病区最好设置活动室、餐厅，方便患者平时交流和活动；病房内应有较大的存放衣物柜，因住院康复时间较长，患者大小便失禁，换洗衣服较多；室内光线和通风良好，居住环境适宜。

2. 地面要求　地面应防滑，有弹性，防止患者练习支具站立时滑倒骨折。

3. 走道要求　以坡道设施或电梯代替，电梯空间不小于1.5 m×1.5 m，电梯出入口不小于85cm，除掉门槛的障碍，解决使用轮椅者或其他代步器（拐杖、助行器等）活动困难者的行走障碍。

4. 卫生间要求　厕所的房门采用以轨道推拉式门，方便偏瘫、截瘫或视力障碍者进出；厕所应宽大，均以坐式马桶为主，两侧要有扶手。

5. 病床要求　高度不超过45cm，床脚要能制动或无滑轮，床应有护栏，可摇起，床垫应有弹性，必要时配备防压疮垫。

6. 普通设施　门把手、电灯开关、水龙头、洗脸池等的高度均以80 cm为宜，以利于长期乘坐轮椅进行日常生活活动者的使用；房间的窗户和窗台的高度略低于一般病房的高度，以不影响坐轮椅者的视线为宜，利于其直接观望户外景色，减轻心理障碍因素；走廊墙上应安装85cm高的扶手，以利于患者站立行走训练时扶持，防止滑倒。

7. 感应设施　高位截瘫者可用“电子环境控制系统”装置，通过用口吹的气控方法来协助解决开关灯、电视、窗帘等日常生活活动环境的控制。

（二）心理康复环境的要求

人的心理状态影响着人的情绪，情绪的好坏在很大程度上又影响者康复的效果。突发事件造成的伤残（如脊髓损伤、截肢等）和疾病造成的后遗症（如偏瘫、失语等）极易产生心理问题，良好的心理康复环境对康复者十分有利。

1. 康复护士心理品质　对康复对象要做到真诚的理解、热情的帮助、积极的鼓励，给康复对象以积极向上的心理影响和心理支持。

2. 病室和床位的选择　情景感染的影响作用对心理康复波及很大，因此要创造一个积极的情绪环境和情景氛围，不将情绪低落的康复对象安排在同一病室内；遇有康复对象心态不好时，在其周围有意安排一些康复成功的典型病例，以情景感染而激发产生积极的心理状态。

3. 语言障碍者　选择对方容易接受的语言方式进行交流，交流时避免操之过急，尽量减少对方的心理负担。

4. 家庭和社会支持　随着康复对象对病情的深入了解，面对自己终身残疾的现实，面对家庭、生活、工作、经济等压力，将表现出心情压抑、沉默，对生活失去信心，失眠等，出现明显的孤独感，对外界反应高度敏感，此时，亲人的关心、帮助、理解，社会团体及朋友的关怀、支持，在恢复患者心理平衡中，将起到关键性作用。

二、康复护理评定

（一）评定过程

康复护理评定是康复医学评定的重要组成部分，是康复护理工作的重要内容。康复护理评定从初期评定开始，至末期评定结束，始终贯穿于康复护理全过程。康复护理前的评定是为了判断残疾的性质、种类、范围、程度，为估计预后、制订康复护理措施提供依据；康复护理中期的评定是为了估计护理效果、调整康复护理计划提供依据；康复护理后期的评定是为了评估总的疗效及提出进一步全面康复（康复护理、家庭生活、上学或职业培训、社会生活等）计划提供依据。（康复护理评定流程图见 2-1）

初期评定→康复护理诊断→护理目标→制订护理计划→实施护理方案→中期评定→调整改进护理计划→实施新护理方案→末期评定→确定出院后护理目标→社区评定→社区康复护理计划→实施社区康复护理→康复

图 2-1　康复护理评定流程图

（二）评定内容

包括生理状况（肌力、关节活动范围、步态、平衡功能）、精神心理状况、言语功能、认知能力、日常生活能力（ADL）、皮肤状况、营养状况、排泄情况及社区环境等九方面内容。本节主要介绍压疮评定、营养评估、膀胱和直肠功能评定，其他内容参见本书的其他章节。

1. 压疮评定　压疮是指由于压力，或由剪切力和/或摩擦力形成的复合作用力作用于局部组织，通常是骨突出部位，而造成的局部皮肤损伤和/或深部组织损伤。依据美国压疮顾问委员会（NPUAP）2007 年压疮分期法将压疮分成六期：

可疑深部组织损伤期：局部皮肤完整，呈紫色或深紫色，或有血疱。伴有疼痛，局部硬结，热或凉等表现。可能会发展为被一层薄的焦痂覆盖，即便接受最好的治疗，也可能会快速发展成为深层组织的破溃。

Ⅰ期：局部皮肤完整，有指压不变白的红肿。与周围组织比，可能有疼痛、硬结、松软、热或凉等表现。肤色较深者不易判断，可归为高危人群。

Ⅱ期：真皮层部分缺损，表现为有光泽或干的浅表，开放的溃疡，伤口床呈粉红色，没有腐肉或瘀肿(瘀肿显示可疑深部软组织损伤)。可表现为一个完整或破溃的水疱。

Ⅲ期：全皮层缺损，可见皮下脂肪，但没有骨骼、肌腱或肌肉暴露；有腐肉，但未涉及深部组织；可有潜行和窦道。鼻梁、耳、枕部和踝部没有皮下组织，因此Ⅲ期溃疡较为表浅，而一些肥胖的部位会非常深。

Ⅳ期：全皮层缺损，伴有骨骼，肌腱或肌肉的暴露。伤口床可能会部分覆盖腐肉或焦痂，常常会有潜行和窦道，可能深及肌肉和或支撑组织(如：筋膜，肌腱或关节囊)，有时伴有骨髓炎。鼻梁、耳、枕部和踝部没有皮下组织，因此Ⅳ期溃疡会比较表浅。

不可分期：全皮层缺损，伤口床被腐肉(黄色、棕褐色、灰色或褐色)和/或焦痂(棕褐色、褐色或黑色)覆盖。只有彻底清创后才能测量伤口真正的深度，否则无法分期。

2. 营养评估　营养不足常能延迟疾病的痊愈和功能恢复，并使功能康复过程复杂化。此外，各种各样的营养缺乏症多可能发生。表示营养耗损的常用指标有：

① 近来体重下降>10%；② 血清白蛋白<35g/L；③ 血清转铁蛋白<2 g/L

④ 肱三头肌部位皮肤皱褶厚度<10mm(男)；<13 mm(女)；⑤ 上臂中段臂围<23cm(男)；(女)22cm；⑥ 淋巴细胞<1.2×10^9/L。

临床判断：①良好：黏膜红润、皮肤光泽、弹性良好、皮下脂肪丰满有弹性、肌肉结实，指甲、毛发润泽，肋间隙及锁骨上窝深浅适中，肩胛部和股部肌肉丰满；② 不良：皮肤干燥、弹性减低、皮下脂肪菲薄，肌肉松弛无力，指甲粗糙无光泽、毛皮稀疏，肋间隙、锁骨上窝凹陷，肩胛骨和髂骨嶙峋突出；③ 中等：介于两者之间。

3. 膀胱功能评定　一般成人膀胱的储尿量为 300～500ml，最多可存 1000～2000 ml。当膀胱内有 250 ml 的尿量时，膀胱内压力上升，即会有轻度尿意感；当储尿量超过 300 ml 时，膀胱内压力上升，便会产生排尿反射而将尿排出。影响正常排尿的因素：年龄、液体摄入与饮食、心理因素、药物、手术、激素、疾病等。膀胱功能评定可以通过尿流动力学检查测定残余尿量、膀胱容量及压力、尿流率及逼尿肌和括约肌的协调情况等指标。

(1) 膀胱容量测定：留置导尿患者先开放导尿管，使膀胱排空，再向膀胱内缓慢注入生理盐水(温度 37℃)，直到生理盐水停止滴入或尿液从尿道口渗出，所灌入盐水体积即为膀胱容积(图 2-2)。

(2)膀胱压力：膀胱容量测定后，然后开通膀胱与水柱的通路，所得水柱即为膀胱压力。

(3)残余尿量的测定：测量前嘱患者饮水 300～500ml，待膀胱充盈后患者取坐位自行排尿后，记录排出尿量立即导尿，导出尿量即为残余尿量 。

结果判断：

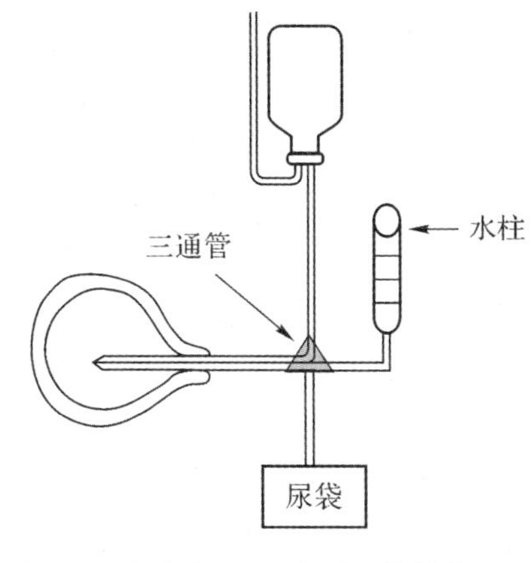

图 2-2　膀胱容量、压力测量简易装置

残余尿量大于 150ml，说明膀胱功能差。

残余尿量在 80～150ml 之间，膀胱功能中等。

残余尿量小于 80ml，说明膀胱功能满意。

(4)冰水试验：开放导尿管，排空膀胱，用注射器注入 4℃无菌生理盐水 50ml 后，立即拔除尿管，若尿液随之流出，证明膀胱括约肌和逼尿肌协调功能良好。

(5)平衡膀胱：开放导尿管，使膀胱排空然后喝水 500ml，一小时后让患者试行排尿，分别测定排尿量及残尿量，当患者自解尿量与残尿量之比接近 3∶1 时，称为平衡膀胱。

4. 直肠功能评定　大肠位于消化道的后段，成人大肠的长度约为 1.5m。始自盲肠、升结肠、横结肠、降结肠、乙状结肠、直肠、终至肛门。排便过程：食物进入胃约 4h，盲肠中就有废物出现，食物进入大肠后只含有极少的营养物质，且在大肠内停留 3～10 h，此期间大肠把食物中大部分水分吸收掉，使食物变成固体或半固体，即粪便，随着肠壁交替收缩及放松的蠕动推进而进入直肠，直肠壁的感觉神经末梢受刺激而有便意，从直肠通过肛门排出粪便的过程即为排便。所以，排便时须直肠壁肌肉收缩，肛门括约肌放松，腹肌收缩，横膈膜下降使腹压上升，借这些器官的通力合作，才能顺利完成排便的程序。影响排便的因素有：年龄、饮食、活动、运动、习惯、心理因素、疾病等。

三、康复护理技术

康复护理技术包括基础护理技术和康复专业护理技术两个方面。基础护理技术与临床其他科护理基本相同，康复护理专业技术有体位的转移、放松训练、关节活动能力训练、吞咽训练、膀胱训练、肠道护理等。此外，康复护理技术还应包括教会患者自我护理的方法如帮助和训练患者独立完成 ADL 动作等。本节重点介绍轮椅转移、膀胱训练、肠道护理，其他技术参考相关章节内容。

(一) 轮椅转移

轮椅是康复患者很重要的代步工具，日常生活的许多动作都需要借助轮椅完成，如床—轮椅—如厕—训练台的转移等。护士要教会患者如何使用。

1. 床—轮椅之间的转移　轮椅与床之间的转移是一种复杂的转移动作，也是患者进行移动活动的第一步。这一动作要求患者能耐受轮椅坐位、没有不稳定骨折、体位性低血压等不安全因素的影响；如果要进行独立的转移，患者还必须有一定的躯干、肢体控制能力，同时轮椅与床之间落差要尽可能小。在参与轮椅—床转移的护理过程中应遵循安全、快捷、实用的原则来指导、帮助患者完成这一动作。

(1) 两人帮助的轮椅与床之间的转移：这一方法一般应用于体力极弱、过于肥胖无法移动到轮椅上或高级脑功能低下、肢体活动能力丧失的患者。由两位护理人员协同将患者从床上移到轮椅上或从轮椅到床上，具体有两种方法：

① 侧方转移法。轮椅锁定置于床边与床成 20°。患者取坐位，躯干前屈，两臂交叉于肋下。一位护理者站在患者身后，两腿夹住轮椅的一侧后轮，双手从患者腋下穿过，抓住患者交叉的前臂，两臂环绕患者胸前部并夹紧其胸廓下部。另一位护理者面向床，双脚前后站立，双臂托住患者的下肢，一手在大腿部，另一手在小腿部，患者越重手的部位越高。在这一过程中手要夹紧，将臂部抬高避免碰到轮椅。如果护理者力量较弱，可以通过向两边微微牵拉的方法使臀部稍微抬高一点。

② 垂直转移法。轮椅垂直锁定于床边，正面尽可能贴近床边。患者取坐位，躯干前屈，背向轮椅，身体尽可能地接近床边。两护理者前后分开，站在患者两边，用肩顶住患者的胸廓下部；护理者一手托住患者臀部，如果患者较重则可以抓住患者的裤腰，一手置于患者的大腿下面握紧对方护理者的手。患者的上肢放在两护理者的肩上。两位护理者按约定的信号，同时抬起患者，向后移动身体重心将患者放在轮椅上。

(2) 单人帮助的轮椅与床之间的转移：单人帮助的轮椅与床之间的转移是在患者能独立转移最常见的移动方法，这方法要求患者有一定的躯干控制能力，在护理者的帮助下支撑身体，完成转移动作。一般常用的方法有：

①站立位的转移法。轮椅斜置于床边 30°，患者在床边挪动，使双脚着地，躯干前屈；护理者直背屈髋，面向患者，如果患者的肱二头肌有力则可以用双臂抱住护理者的颈部，如上肢无力则垂直挂于膝前；护理者的双手抱住患者臀部，如果患者较重则可以抓住患者的裤子或腰带，但要注意避免造成患者的皮肤损伤。护理者的双脚和双膝抵住患者的双脚和双膝外面将膝关节锁住，然后挺直后背并后仰患者拉起呈站立位；此时一定要注意护理者双膝要将患者双膝关节夹紧锁定，同时利用自己的重心而非腰部力量来平衡患者的体重。在患者站稳后，护理者慢慢转身使患者背向轮椅正面，将一只手移到患者的肩胛部使其胸部稳定，然后护理者慢慢屈髋，将患者轻轻放在轮椅上。如果患者下肢有痉挛则必须在充分缓解痉挛后才能进行站立位的转移活动。同时护理者必须注意自我保护，充分利用自己的重心来控制患者的活动。如果为偏瘫患者，则护理者只需用一只脚顶住患者膝部防止其屈曲，然后拉起患者进行转移。

②床上垂直转移法。对于一些有一定的躯干控制能力，双手或单手部分支撑身体的患者可以在轮椅与床落差较小的情况下应用此法。轮椅正面向床，垂直贴紧床边；患者挪动躯体靠近床沿，背对轮椅，躯干前屈，一手或双手向后伸抓住轮椅扶手；护理者站在轮椅的一边，一手扶住患者的肩胛部，一手置于患者的大腿根部；然后患者和护理者同时用力，患者尽可能将躯体撑起并将臀部向后上方移动；护理者将患者的躯干向后托，使患者的臀部从床上移动到轮椅上。

(3) 独立的床与轮椅之间的转移：要进行独立的床与轮椅之间的转移需要有三个基本条件：①有较好的双上肢或双下肢肌力；②要有良好的躯干控制能力；③要有一定的转移技巧，必要时还需要辅助具的帮助。

截瘫及双下肢神经麻痹患者主要依靠双上肢力量进行转移。它要求床与轮椅间的落

床与轮椅独立转移基本条件

1. 有较好的双上肢或双下肢肌力。
2. 要有良好的躯干控制能力。
3. 要有一定的转移技巧，必要时还需要辅助具的帮助。

差不能太大，患者的双上肢肌力能够支撑起体重且患者能控制躯干进行转移。其具体方法是：轮椅靠床 30°锁定；患者坐位，双下肢挂在床边，挪动身体尽可能接近轮椅，一手抓住轮椅远侧的扶手，另一手抵住床边或床面，躯干尽可能前屈；然后双手用力将身转动躯干并将臀部从床面转移到轮椅上。如果患者上肢力量较弱，可以在床和轮椅之间放一块滑板，患者将臀部放在滑板上，然后通过手的一推一拉完成转移。由于在完成这个转移动作时可能有跌倒的危险，因此，需要患者在反复熟悉后才能独立进行。

2. 使用轮椅的注意事项

(1) 根据患者的不同年龄、不同体型、不同疾病来正确选择适合患者自己使用的轮椅。

(2) 使用前全面检查轮椅各个部件的性能，以保障使用患者的安全。

(3) 要保证患者乘坐轮椅的姿势正确：可采用身体重心落在坐骨结节上方或后方(后倾坐姿)或相反的前倾坐姿。前倾坐姿的稳定性和平衡性更好，而后倾姿势较省力和灵活。要注意防止骨盆倾斜和脊柱侧弯，应系安全带，以保证患者的安全。

(4) 乘坐轮椅的患者在站立前，应先将轮椅的闸制动，以防轮椅移动跌伤。

(5) 推乘坐轮椅患者下坡时，应倒向行驶，以保证安全。

(6) 长时间乘坐轮椅者，要特别注意压疮的预防。应保持轮椅座面的清洁、干燥、柔软、舒适，定时进行臀部的减压，每 30min 抬臀一次，每次 3～5s。

(7) 长时间使用轮椅者，应配戴无指手套，以防止轮圈对手掌的摩擦。

(8) 高位截瘫乘坐轮椅者，必须有专人保护。

(二)膀胱训练和护理

神经性膀胱功能失调主要表现为尿潴留和尿失禁，如不采取有效的护理措施，则会因此而延缓康复进程，降低患者的生存质量，甚至继发严重的并发症，导致患者死亡。膀胱功能训练方法有留置导尿、间歇清洁导尿、膀胱训练等。

1. 留置导尿　留置导尿是一种非常简便的护理措施，对急性期患者或尿潴留而又无法接受间歇导尿的患者可以采用此方法。实施留置导尿后，应对留置尿管进行严格的管理。定时开放导尿管，一般 4h 开放一次，夜间 4～6h 开放一次，一般认为膀胱储尿在 300～400 ml 时有利于膀胱自主收缩功能的恢复，因而要记录液体的出入量，以判断放尿的时机。在留置导尿期间，每天的进水量必须达到 2500～3000 ml，使尿液引流充分，以免尿液中细菌的繁殖增长。尿道口注意清洁护理 2 次/日，每周应更换导尿管。尿袋应用防反流袋，如果不是防反流袋，应注意翻身时尿袋不能高于膀胱位置(即不能从身体上方转移)，要从尿袋接口处拔掉尿管，翻身后对接，防止反流，否则会引起尿路感染。同时，指导患者进行排尿动作的指导，训练时应注意预兆式信号。

2. 间歇清洁导尿　对病情稳定，可以适当限制饮水量，无泌尿系感染和尿液反流的患者可以实施间歇导尿。

(1)间歇清洁导尿目的：① 保持有规律的排尿 ；② 减少膀胱残余尿量；③ 维护膀胱输尿管的瓣膜功能、避免产生反流；④ 避免泌尿系感染率，保护肾脏功能。

(2)间歇导尿的优点：① 间歇导尿使患者摆脱了长期留置导尿管，降低了由此引起的尿路感染发生率；② 膀胱周期性扩张促进逼尿肌反射的恢复；③ 减少了由于膀胱内压增高引起的自主神经反射障碍；④ 改善了留置导尿管所致的心理障碍；⑤ 更方便患者进行其他康复治疗训练。

(3)间歇清洁导尿方法：可采用一次性“润士”间歇清洁导尿管，第一步是操作者洗手，清洁会阴及尿道口；第二步是打开导尿包并向导尿管内灌入生理盐水或蒸馏水，待30秒导尿管润滑后将导管轻轻插入尿道，彻底排空尿液。这种方法在发达国家已经普遍采用，特别是对手功能尚可的患者，操作方便，效果良好，很少发生感染。具体要求如下：

① 饮水量　每日控制饮水在2000ml以内，膀胱安全生理容量为400 ml，故每次导出尿量应小于500ml，导尿间隔时间为4～6h，随着膀胱功能恢复，残余尿量逐渐减少，导尿时间逐步延长至q8h或更少。饮水和排尿的间隔一般在1～3 h，与体位和气温有关。卧位和气温低时排尿间隔缩短，反之延长。

日饮水安排：

上午	8:00	400ml	下午	14:00	200ml
	10:00	200ml		16:00	200ml
	12:00	400ml		18:00	400ml

（每天晚上8点至次日晨6点不饮水）

② 间歇清洁导尿时间安排 按照上述饮水量，患者每天的排尿量一般在1400ml左右。因此，可以保证按照每天q6h间歇导尿，分别在6AM、11AM、4PM、9PM导尿，为保证患者夜间睡眠，9PM～6AM不导尿。每次导尿的尿量可以控制在300～400ml左右，导尿频率可根据残余尿量来调整。

3. 膀胱训练技术

(1) 膀胱括约肌控制力训练：常用盆底肌练习法：主动收缩耻骨尾骨肌（肛门括约肌），每次收缩持续10 s，重复10次，每日3～5次。

(2) 肛门牵拉技术：肛门缓慢牵拉，使盆底肌痉挛缓解，促使尿道括约肌痉挛缓解，改善流出道阻力。

膀胱训练技术

1. 膀胱括约肌控制力训练。
2. 肛门牵拉技术。
3. 排尿反射训练。
4. 代偿性排尿训练。
5. 排尿意识与体位的训练。

(3) 排尿反射训练：发现或诱发“触发点”，促进反射性排尿。常见“触发点”：叩击/触摸耻骨上区、牵拉阴毛、摩擦大腿内侧，挤压阴茎龟头等。听流水声、热饮、洗温水浴等均为辅助性措施。叩击时宜轻而快，避免重叩，击频率50～100次/min，扣击100～500次。高位SCI患者一般都可以恢复反射性排尿。

(4) 代偿性排尿训练：Valsalva法：患者取坐位，放松腹部身体前倾，屏住呼吸10～12 s，用力将腹压传到膀胱、直肠和骨盆底部，屈曲髋关节和膝关节，使大腿贴近腹部，防止腹部膨出，增加腹部压力。Crede手法：双手拇指置于髂嵴处，其余手指放在膀胱顶部（脐下方），逐渐向内下方施力，也可用拳头由脐部深按压向耻骨方向滚动。加压时须缓慢轻柔，避免使用暴力和耻骨上直接加压，过高的膀胱压力可导致膀胱损伤和尿液反流到肾脏。

(5) 排尿意识与体位的训练：指导患者于每次排尿时，有意识地做正常排尿动作，使协同肌配合，以利于排尿反射的形成，指导能站立的患者站立排尿意识训练，易于将膀胱内沉淀排出，并可减少残余尿量。

膀胱训练注意事项：

①开始训练时必须加强膀胱残余尿量的监测，避免发生尿潴留。

②避免由于膀胱过度充盈或者手法加压过分，导致尿液反流到肾脏。

③膀胱反射出现需要一定的时间积累，因此训练时注意循序渐进。

④合并痉挛时需要注意排尿和解除肌肉痉挛的关系。

（三）肠道训练和护理

1. 排便习惯训练，保持大便通畅，养成定时排便的习惯。养成定时排便的习惯 不论患者是否有便意，晨起或早餐后定时上厕所或床上排便，也可按照个人平时排便的习惯时间进行排便。每次 5～10min，同时指导患者使用腹压和进行缩肛松肛练习。

2. 调整膳食结构。对有习惯性便秘的患者，应多食用含粗纤维食物（如芋艿、芹菜、萝卜、茭白等）、新鲜水果（如香蕉、梨、西瓜等）、含油脂丰富的食物（如花生、芝麻、核桃仁等）。

3. 安排适当运动。如早期床上运动（如翻身、移动、等长肌肉训练等），后期的站立床训练、行走训练、医疗体操等。

4. 腹部按摩。环绕着肚脐眼按顺时针方向做按摩，每日 3 次，每次按摩 20 分钟。

5. 腹肌和盆骶肌训练。可做仰卧起坐 20 次/日，直腿抬高并在空中停留 20 秒等措施，以此增加腹压。提肛练习 10～20 次/日，逐渐增加练习次数，调节肛门括约肌的功能。

6. 肛门牵张技术。操作人员戴指套蘸润滑油，插入肛门按时针“12 点”“3 点”“6 点”“9 点”各个方向牵拉数次，刺激直肠，引发排便反射。

7. 手法摘便。对无力排便者可采取“手法摘便”，即操作人员戴指套蘸润滑油，在肛门内做环状刺激将大便掏出，动作要轻柔，以免损伤肛门黏膜。

8. 药物辅助。采用口服和外用的方法，如苁蓉通便液口服，在肛内注入润滑剂如甘油等。

9. 对大便失禁者应及时清洁，保持床单整洁，同时做好心理安慰与支持。

（王元姣、蔡学联）

思考题

一、单选题

1. 全皮层缺损，伴有骨骼、肌腱和肌肉暴露；创面局部可能出现腐肉或焦痂，常出现潜行和窦道，见于压疮哪个期　（　　）

A. Ⅰ期　B. Ⅱ期　C. Ⅲ期　D. Ⅳ期

2. 长时间乘坐轮椅的患者多少时间应抬起臀部进行减压一次　（　　）

A. 1h　B. 2h　C. 30min　D. 3h

二、多选题

1. 护士在康复中的作用 (　　)

A. 病情的观察者　B. 治疗的协调者　C. 护理实施者　D. 健康教育者

E. 病房管理者

2. 康复环境设施的基本要求应做到 (　　)

A. 出入口宽度应大于 1m,病床高度不超过 45cm

B. 电灯开关、水龙头、洗脸池等的高度均以 80 cm 为宜

C. 室内应宽敞,病床之间的间隙应不小于 1.5 m

D. 地面应防滑,有弹性

E. 走廊墙上应安装 85cm 高的扶手

三、名词解释

康复护理学

四、简答题

1. 简述康复护理方法和特点。

2. 简述使用轮椅的注意事项。

3. 简述残余尿量的测定方法及意义。

第三章　神经系统疾病的康复护理

第一节　脑卒中的康复护理

学习目标

1. 掌握脑卒中的康复护理措施及健康教育指导。
2. 熟悉脑卒中的功能障碍及评定。
3. 了解脑卒中的临床分类。

一、概　述

脑卒中即脑血管意外(cerebral vascular accident,CVA),又称卒中(stroke)。是一组由不同病因引起的急性脑血管循环障碍(痉挛、闭塞或破裂)导致的持续性(>24h)、局灶性或弥漫性神经功能缺损为特征的临床综合征。

本病主要病因为高血压、动脉粥样硬化、心脏病、糖尿病、高血脂、血液流变学异常,吸烟、过度饮酒、过度疲劳、过度紧张是本病的危险因素,年龄、性别、家族史和地理分布等也与脑卒中发病有关。

按其病理机制和过程可分为出血性和缺血性两大类。出血性脑血管病包括脑出血(cerebral hemorrhage)和蛛网膜下腔出血(subarachnoid hemorrhage),约占总发病率的20%;缺血性脑血管病包括短暂性脑缺血性发作(transient ischemic attack TIA)和脑血栓形成(cerebral thrombosis)和脑栓塞(cerebral embolism)约占总发病率的80%。

脑卒中是我国的常见病、多发病,死亡率、致残率高。中国城乡发病率为120/10万～180/10万,年死亡率为60/10万～120/10万,2000年在我国城乡位居第二位死因。脑卒中的存活者中约有70%～80%留有不同程度的功能障碍。对脑卒中患者进行康复治疗和护理,在改善脑卒中患者的运动、感觉、言语、认知功能及吞咽功能障碍,改善和恢复其日常生活自理和工作能力,减轻社会及家庭负担,使其最大限度的回归社会具有重要意义。

二、主要功能障碍评定

脑卒中患者可出现各种各样的功能障碍,与病变的性质、部位、范围等因素密切相关。康复评定包括:

（一）躯体功能评定

高级功能（认知和言语）；感觉、知觉功能；运动功能；平衡功能；性功能、排泄功能；吞咽功能；心肺功能；步态分析；神经心理功能等。

（二）日常生活功能和工作能力评定

包括个人日常生活功能，工具性日常生活功能，工作能力评定。

（三）社会参与方面

包括生活质量和生活满意度评定。

其主要评定内容有：

1.认知功能评定　评估患者的意识状态及对事物的注意、识别、记忆、理解和思维的执行能力是否出现障碍。

（1）意识障碍评定：指大脑皮质的意识水平受损，认识活动的完整性降低。临床上可通过患者的睁眼反应、言语反应，对运动的反应、瞳孔对光反射等来判断意识障碍的程度。根据临床表现可分为嗜睡、昏睡和昏迷。意识状态是更高级的精神活动和认识活动的基础，意识状态的下降会降低认识活动的完整性。意识状态的评定常用 Glasgow 昏迷评价量表见表 3-5。

（2）智力障碍评定：智力也称智能，是学习能力、保持知识、推理和应付新情景的能力，它表征了人的认识事物方面的各种能力，即观察力、注意力、记忆力、思维能力及想象能力的综合，其核心成分是抽象思维能力和创造性解决问题的能力。脑卒中可引起记忆力、定向力、计算力等思维能力的减退和智力低下。智力障碍评定的方法常用 Wechsler 成人智力评论表（WAIS-RC），它广泛用于心理学领域，除评价一般的智能外，还能评价言语智商和行为智商，WAIS-RC 能够为临床诊断提供依据。对成人智力残疾者，难以完成韦氏成人智力测验，可用简易精神状态量表（minimental state examination，MMSE）（表 3-1）对痴呆进行筛选。MMSE 简便、实用、有效，须专业人员操作。

表 3-1　简易精神状态量表（minimental state examination，MMSE）

项目		评分
1.定向力（10分）	星期几	0　1
	几号	0　1
	几月	0　1
	什么季节	0　1
	哪一年	0　1
	省市	0　1
	区县	0　1
	街道或乡	0　1
	什么地方	0　1
	第几层楼	0　1
2.记忆力（3分）	小狗	0　1
	梅花	0　1
	汽车	0　1

续表

项 目			评 分
3.注意力和计算力（5分）	100－7		0　1
	－7		0　1
	－7		0　1
	－7		0　1
	－7		0　1
4.回忆能力（3分）	小狗		0　1
	梅花		0　1
	汽车		0　1
5.语言能力（9分）	命名能力	手表	0　1
		铅笔	0　1
	复述能力	众人拾柴火焰高	0　1
	三步命令	右手拿纸	0　1
		两手对折	0　1
		放在大腿上	0　1
	阅读能力	请闭上你的眼睛	0　1
	书写能力		0　1
	结构能力		0　1
总　分	30分		

（3）记忆力障碍评定：记忆功能是人脑的基本认知功能之一，可分为形象记忆、逻辑记忆、情绪记忆和运动记忆四种；按储存时间的长短又可分为长时记忆、短时记忆和瞬时记忆三种。脑损伤、情绪及人格障碍患者常出现记忆功能障碍。记忆功能的测验方法有多种，其中韦氏记忆量表（Wechsler memory scale，WMS）是目前应用较多的成套记忆测验，可用于7岁以上的儿童及成人。它包括7个分测验：个人的和当前的常识、定向、精神控制能力、逻辑记忆、数字广度、视觉记忆、成对联想学习。中国的标准化量表已由龚耀先教授等再次修订，修订后的WMS增加了3个分测验：记图、再认、触摸，连同上述7个分测验，合计10个分测验，有助于鉴别器质性和功能性记忆障碍。

（4）失认症评定：失认症是指由于大脑半球中某些部位的损害，使病人对来自感觉通路中的一些信息丧失正确分析和鉴别的一种症状。常见的失认症有半侧空间失认（单侧忽略）、疾病失认等。

①单侧空间失认：它是指患者对大脑损害部位对侧的一半空间内物体不能辨认。可以用平分直线法或字母删除试验进行评定。平分直线法是在1张长和宽分别为21.5cm和28cm的纸上画有20条不同长度的水平线段，要求患者划出线段的中点，如果划不出或中点偏向健侧为阳性。

②疾病失认：患者意识不到自己所患的疾病及程度，对自己不关心、淡漠、反应迟钝。评价靠临床表现进行。

③手指失认：患者不能按指令伸出自己的手指和指出检查者的手指。评定时可直接给相应的指令，回答错误的为阳性。

④左右失认：患者不能区分左右，不能完成带“左”或“右”的指令。评定时可直接给

相应的指令，回答错误的为阳性。

⑤空间关系及位置障碍：不能察觉两件物品之间或物品与自己之间的空间关系，如上、下、左、右等。评定时可给出与空间位置有关的指令，不能回答和回答不正确为阳性。

(5)失用症：失用症是患者在执行器官无异常的情况下，不能按指令完成以前能完成的有目的的动作行为。传统失用症有意念运动性失用、意念性失用、肢体运动性失用。其他有结构失用、穿衣失用、口-面失用、步行失用、发音失用等。

①意念运动性失用：运动记忆的贮存受到破坏，导致运动记忆的计划和编辑障碍。患者不能执行运动口令，不能按口令徒手表演使用某一工具的活动，但如果交给患者某一常用工具，则可自动做出使用该工具的动作。

②意念性失用：是由于意念中枢受损产生的失用，使意念或概念形成障碍，此时患者即使肌力、肌张力、感觉、协调能力正常，也不能产生运动。特点是对复杂精细动作失去应有的正确观念，导致各种基本动作的逻辑顺序发生紊乱，患者能完成一套动作中的一些分解动作，但不能将各个组成部分合乎逻辑地连贯成一套完整的动作。可让患者做点烟、刷牙等动作进行评定。

③肢体运动性失用：是指在排除麻痹、肌张力异常、共济失调、不随意运动、听力障碍、理解力障碍等情况下，出现的病灶对侧肢体（特别是手部）的精细动作笨拙、缓慢等症状。可用手指（足尖）敲击试验、手指模仿试验、手的轮替试验、手指屈曲试验等评定。

④结构性失用：是指特定的与构图、结构有关的作业活动障碍，患者表现为不能描绘或拼接简单的图形。可用画空心十字、火柴棒拼图试验、积木拼图试验等方法检查评定。

2.运动功能评定　运动功能评定是评定重点，目前有许多有关偏瘫运动能力的评价方法，常用的有：Bobath 法、Brunnstrom 法、Fugl-Meyer 法、SIAS 评估、上田敏法等。在临床上应用最多的是 Brunnstrom 法（表 3-2），它是评定运动模式的一种方法，Brunnstrom 根据运动恢复阶段评定屈伸肌协同运动的出现，以及从协同运动模式中出现的选择性肌肉活动程度，进行运动功能分级。该测定省时，尽管分级粗略，但这些分级与功能恢复的进展相关。

表 3-2　Brunnstrom 偏瘫运动功能评估表

	阶段	评定标准
上肢	Ⅰ	无任何运动
	Ⅱ	仅出现协同运动模式
	Ⅲ	可随意发起共同运动
	Ⅳ	手臂可触及腰骶部 肘伸直的情况下，肩可前屈 90° 肩 0°，肘屈 90°的条件下，前臂可旋前、旋后
	Ⅴ	肘伸直，肩可外展 90° 肘伸直，前臂中立位，上肢可举过头 肘伸直，肩前屈 30°～90°时，前臂可旋前、旋后
	Ⅵ	运动协调近于正常，指鼻无明显辨距不良，但速度比健侧慢

续表

	阶段	评定标准
手	Ⅰ	无任何运动
	Ⅱ	仅有极细微的屈曲
	Ⅲ	可有勾状抓握，但不能伸指
	Ⅳ	能侧捏及松开拇指，手指有半随意的小范围伸展
	Ⅴ	可作球状和圆柱状抓握，手指同时伸展，但不能单独伸展
	Ⅵ	所有抓握均能完成，但速度和准确性比健侧差
下肢	Ⅰ	无任何运动
	Ⅱ	仅有极少的随意运动
	Ⅲ	坐位或站立位，有髋、膝、踝的协同性屈曲
	Ⅳ	坐位，可屈膝90°以上，足可向后滑动 坐位，在足根不离地的情况下踝能背屈
	Ⅴ	健腿站，伸膝下，踝可背屈 健腿站，病腿可先屈膝，后伸髋 可将踵放在向前迈一小步的位置上
	Ⅵ	坐位下伸直膝可内外旋下肢，合并足内外翻 站立位下可使髋外展到抬起该侧骨盆所能达到的范围

Fugl-Meyer 等人在 Brunnstrom 法的基础上设计了更细致和全面的运动分级、测试运动和能力的50个不同方面，包括肌力、反射和协调性，评分0～100。本测试方法可靠、有效，重复测试可反映运动功能恢复情况。但在临床中应用较费时，在科研中应用较多。

3. 肌张力评定　肌张力是指在肌肉组织在静息状态下的一种不随意的、持续的、微小的收缩。正常肌张力有赖于完整的中枢和外周神经系统调节机制以及肌肉本身的特性如肌肉的弹性、收缩能力和延展性等。

> **肌张力的定义**
>
> 肌肉组织在静息状态下的一种不随意的、持续的、微小的收缩。

(1) 肌张力分类

正常张力 被动活动肢体时，具有一定的弹性和轻度的抵抗感。

高张力　肌肉张力增加，高于正常静息水平下的肌张力。

低张力　肌肉张力降低，低于正常静息水平下的肌张力。

张力障碍　是一种以张力损害、持续的和扭曲的不自主运动为特征的运动功能亢进性障碍。肌肉收缩可快可慢、且表现为重复、模式化(扭曲)；张力以不可预料的形式由低到高变动。

(2) 肌张力分级　常用的有神经科分级和改良 Ashworth 分级。神经科分级根据被动活动肢体时所感觉到的肢体反应或阻力将其分为0～4级。康复科现大多应用改良 Ashworth 量表(表3-3)。

表 3-3 Ashworth 量表

等级	标 准
0	肌张力不增加或低下，被动活动患侧肢体在整个范围内均无阻力
1	肌张力略微增加：受累部分被动屈伸时，在关节活动范围之末时呈现最小的阻力或出现突然卡住和释放
1+	肌张力轻度增加：在关节活动范围后50%范围内突然卡住，然后在关节活动范围的后50%均呈现最小的阻力
2	肌张力较明显地增加：通过关节活动范围的大部分时，肌张力均明显地增加，但受累部分仍能较容易地被移动
3	肌张力严重增加：被动活动患侧肢体比较困难
4	肌张力极度增加：患侧肢体不能被动活动，肢体僵硬于屈曲或伸展位

4.感觉功能评定　多表现为浅感觉（痛觉、温度觉、触觉）、深感觉（运动觉、位置觉、振动觉）和复合（皮层）感觉（定位觉、两点辨别觉、图形觉、实体觉、重量觉）减退或丧失，也可出现感觉过敏或异常感觉，有时可出现剧烈疼痛。

感觉评定的目的是发现被检查者有无感觉障碍及感觉障碍的分布、性质和程度。

（1）感觉障碍的评定：根据被检查者对感觉检查反应的速度和准确性分为：

正常：患者反应快而准确；

减退：对外界刺激有反应，但敏感性减弱，反应迟钝，回答结果与检查不完全符合。

消失：刺激无反应。

过敏：轻微的刺激而引起强烈的感觉。

倒错：对刺激的认识完全倒错，如轻微触觉刺激即有痛感、冷刺激却有热感。

（2）检查方法

①浅感觉。

痛觉：用大头针轻刺皮肤，询问针刺时有无痛觉及其程度。检查应从痛觉减退区开始移向正常感觉区，不要反复刺激一个部位，用力均匀，针刺频率每秒一次。

触觉：用棉签或软纸片轻拭患部皮肤，询问有无触觉。

温度觉：用盛有冷水（0～10℃）、热水（40～50℃）的试管接触皮肤，询问有无冷热感，如痛、触觉无改变，一般可不必再查温度觉。

②深感觉。

振动觉：将振动的C128Hz音叉置于体表骨性标志突起处，询问有无振动感及持续程度。

运动觉：患者闭目，检查者轻轻地活动患者手指、足趾，上下移动50°左右，让患者辨别“向上”、“向下”移动感觉。

位置觉：患者闭目，检查者将其肢体置于一定位置，让患者说出所在位置，或用对侧肢体模仿。

③复合感觉。

定位觉：患者闭目，检查者用手指或棉签轻触患者的皮肤后，嘱患者说出刺激部位，正常误差手部不超过 3.5mm，躯干部不超过 1cm。

两点辨别觉：患者闭目，用两个大头针检查，先将大头针分开一定距离刺激皮肤，如患者感到是两点受刺激时，逐渐缩小两针尖距离，至不能分辨两点时，记录该最小距离。检查躯干和四肢时，检查者也可用双手指来粗试。正常人舌尖、鼻尖最灵敏，为 1～2cm；指尖 2～4cm ；躯干敏感性差，约为 6～7cm。

实体觉：患者闭目，让其用单手触摸一些常用物品，如钥匙、笔、硬币等，令其说出所触物体名称。

图形觉：患者闭目，在患者肢体、躯干皮肤上划三角、圆形或 1、2、3 等数字，让其说出是何种图形或数字。

重量觉：给患者重量相差 50％的两种物品，请其用手掂量后，比较、判断各物品的轻重。

(3)感觉评定的注意事项　感觉评定时应从感觉障碍区域向健康部位，左右双侧、远近、前后对照比较，反复多次交替进行，详细记录感觉障碍的平面和范围。检查时，让患者闭目以防止视觉的干扰，并避免暗示性语言的诱导。在感觉检查中，检查者应熟悉和掌握脊髓对皮肤感觉的支配节段性特征。

5.言语功能评定　脑卒中患者常发生言语障碍，表现为似乎失去语言或语言功能不能发挥的状态。言语障碍包括失语症、构音障碍和言语失用。失语症是指正常获得语言能力后，由于大脑半球(多见于优势半球)言语区损伤所致，表现为听理解、表达、阅读、书写的能力障碍。构音障碍是由于构音器官神经肌肉的器质性病变而引起发音器官的肌力减退、协调不良或肌张力改变所致，表现为发音不清、音量小等。言语障碍可通过评定进行判断。言语失用是指构音器官本身没有肌肉麻痹、肌张力异常、失调、不随意运动等症状，但患者在语言表达时，随意说话的能力由于言语运动器官的位置摆放及按顺序进行发音的运动出现障碍而受到影响。

(1)失语症。

①常见的失语症类型包括以下种类。

Ⅰ.外侧裂周失语综合征：包括 Broca 失语(又称运动性失语)，Wernicke 失语(又称感觉性失语)和传导性失语。

Ⅱ.分水岭区失语综合征：包括经皮质运动性失语、经皮质感觉性失语和经皮质混合性失语。

Ⅲ.命名性失语。

Ⅳ.完全性(球性)失语。

Ⅴ.皮质下失语综合征：包括丘脑性失语和基底节性失语。

②失语症比较常用的评定方法。

Ⅰ.波士顿失语检查法(Boston diagnositic aphasia examination，BDAE)：此方法是目前英语国家普遍采用的一种标准失语症检查方法。包括言语和非言语功能。它由 5 个项目 26 个分测验组成。每个项目各针对语言行为的一个主要功能侧面。该检查有一套标准化的评分方法，检查结果按所属检查的计分，排列在语言特征检查图上，既可对患者语言交流水平进行定量分析，又可对患者语言特征进行分析，确定失语程度，进行失语症分类和诊断，但检查时间较长。后经修改使之适用我国临床。

Ⅱ.西方失语症套表(western aphasia battery, WAB):它是目前广泛应用的定量失语症检查方法。包括BADE的大部分项目，对患者进行自发言语、理解、复述、命名4个项目检查。其优点是除了评定失语外，还可评定运用能力、视空间功能、非言语性智能、结构能力、计算能力等内容，可作出失语症以外的神经心理学方面的评价；同时还可测试大脑的非语言功能，并可计算出失语商(aphasia quotient, AQ)、操作商(performance quotient,PQ)和皮质商(cortical quotient,CQ)。以最高为100%来表示，正在全国推广应用。

Ⅲ.汉语失语检查法(aphasia battery of Chinese,ABC):此方法由北京医科大学神经心理研究室高素荣等参考WAB并结合汉语的特点编制，已规范化和标准化。检查内容包括口语表达、听理解、阅读、书写、其他神经心理学检查(意识、视空间、运用能力、计算等)及利手等6项。可对失语症类型作出初步诊断，并可估计失语症的严重程度。

(2)构音障碍:构音是把语言符号通过声音表达出来的过程。正常的构音由呼吸运动、发声运动和调音运动3部分共同协调完成。上述过程出现障碍而表现出的发声困难，发音不准，吐字不清，声响、音调、速度及节律异常，鼻音过重等言语特征改变，即为构音障碍。

①常见的构音障碍包括以下种类。

Ⅰ.弛缓型构音障碍，言语异常特征表现为:呼吸音、鼻音过重，辅音不准，单音调音量降低，气体由鼻孔逸出而语句短促

Ⅱ.痉挛型构音障碍，言语异常特征表现为:辅音不准、单音调，刺耳音、紧张窒息样声音、鼻音过重、偶尔音调中断，言语缓慢无力、音调低、语句短

Ⅲ.共济失调型构音障碍，言语异常特征表现为:不规则的言语中断，音调和响度辅音不规则、不正确，发元音变调，刺耳音，音节重音相同，音节与字间隔延长

Ⅳ.运动减少型构音障碍，言语异常特征表现为:单音调，重音减弱，辅音不准，不适当的沉默寡言，刺耳音、呼吸音、语音短促，速率缓慢

Ⅴ.运动过多、快速、缓慢型构音障碍，言语异常特征表现为:语音不准、拖长，说话时快时慢，刺耳音。辅音不准，元音延长，变调、刺耳音，语音不规则中断，音量变化过度和声音终止

Ⅵ.混合型(痉挛型与弛缓型，痉挛型、弛缓型与共济失调型)构音障碍，言语异常特征表现为:速率缓慢，低音调，紧张窒息音，鼻音过重，气体由鼻孔逸出音量控制障碍，刺耳音，鼻音过重，不适当的音调和呼吸音，重音改变

②构音障碍检查与评定方法。

Ⅰ.Frenchay构音障碍评定:测验包括反射、呼吸、唇、舌、颌、腭、喉、言语等8个项目26个分测验，将各项检查结果分为9级，该法通过量表，能为临床动态观察病情变化、诊断分型和疗效评定提供客观依据，并对治疗预后有较肯定的指导。

Ⅱ.中国康复研究中心汉语构音检查法:该检查方法包括呼吸、喉功能、面部肌肉、口

部肌肉、硬腭、咽机制、舌、下颌、反射等28个分测验。

(3)言语失用：言语失用症是一种特殊的运动功能障碍，其特点是虽然患者没有运动和感觉方面的缺陷，但不能完成有目的的动作。言语失用症的评定包括言语可理解程度、说话速率、韵律三个方面。

6.吞咽功能评定

吞咽功能障碍是因临床上诸多疾病引起患者进食时的不便，或甚者会因食物误入肺部而引起吸入性肺炎。

吞咽功能障碍评定常用的有临床吞咽评估、吞钡吞咽测试及咽部敏感试验

(1)临床吞咽评估：患者对吞咽障碍的描述：吞咽障碍发生的时间、频率；在吞咽过程中呼吸情况；症状加重的因素(食物的性状，一口量等)；吞咽时伴随的症状(梗阻感、咽喉痛、鼻腔、反流、误咽等而不同)，患者的营养状况等。

(2)吞钡吞咽试验：它可以精确地显示食物的移动速度和声门的关闭时间，以了解吞咽过程中是否存在食物残留或误吸，并找出与误吸有关的潜在危险因素，帮助设计治疗饮食，确定安全进食体位及不同进食技巧。资料可以用录像保存，所得信息对于吞咽障碍的诊断和治疗至关重要。

(3)咽部敏感试验：用柔软纤维导管中的空气流刺激喉上神经支配区的黏膜，根据感受到的气流压力来确定感觉障碍的阈值和程度。脑卒中患者咽部感觉障碍程度与误咽有关。

7.平衡功能评定

平衡是指身体所处的一种姿势状态以及在运动或受到外力作用时自动调整并维持姿势的一种能力。

(1)人体平衡可以分为以下两大类：

1)静态平衡：人体处于某种特定的姿势，例如坐或站时保持稳定的状态。

2)动态平衡：包括两个方面：①自动动态平衡，是指人体在进行各种自主运动时能重新获得稳定状态的能力。例如，由坐到站或由站到坐的姿势转换，②他动动态平衡，是指人体对外界干扰，例如推、拉产生反应、恢复稳定状态的能力。

(2)评定方法包括主观评定和客观评定两个方面。主观评定以观察和量表为主，客观评定多由平衡测试仪评定。

1)观察法：观察被评定对象能否保持坐位和站立平衡，以及在活动状态下能否保持平衡。观察法虽然过于粗略和主观，缺乏量化，但由于其应用简便，可以对具有平衡功能障碍的患者进行粗略的筛选，至今在临床上仍广为应用。

2)量表法：信度和效度较好的量表主要有Berg平衡量表、Tinnetti量表以及“站起-走”计时测试。Berg平衡量表、Tinnetti量表既可以评定被测试对象在静态和动态下的平衡，也可以用来预测正常情况下摔倒的可能性。其中Berg平衡评分方法是把平衡功能从易到难分为14项，每一项分为5级，即0、1、2、3、4。最高得4分，最低为0分，总积分最高为56分，最低为0分，分数越高平衡能力越好，低于40分提示有摔倒的危险性。Tinnetti量表分为平衡(10项)和步态(8项)两个部分，满分44分，低于24分提示有摔倒的危险性。“站起-走”计时测试主要评定被测试者从座椅站起，向前走3米，折返回来

的时间以及在行走中的动态平衡。

3)平衡测试仪评定项目主要包括以下方面。①静态平衡测试:在睁眼、闭眼、外界视动光的刺激下,测定人体重心平衡状态,主要参数包括:重心位置,重心移动路径总长度和平均移动速度,左右向(x 轴向)和前后向(y 轴向)重心位移平均速度,重心摆动功率谱,睁眼、闭眼重心参数比值等等。②动态平衡测试:被测试者以躯体运动反应跟踪计算机荧光屏上的视觉目标,保持重心平衡;或者,在被测试者无意识的状态下,支撑面要突然发生移动(如前后水平方向,前上、后上倾斜),了解机体感觉和运动器官对外界环境变化的反应以及大脑感知觉的综合能力。

8. 日常生活能力评定

日常生活能力(activities of daily living, ADL)是指人们在每日生活中,为了照料自己的衣、食、住、行,保持个人卫生整洁和进行独立的社区活动所必需的一系列的基本活动。是人们为了维持生存及适应生存环境而每天必须反复进行的、最基本的、最具有共性的活动。

日常生活能力

是指人们在每日生活中,为了照料自己的衣、食、住、行,保持个人卫生整洁和进行独立的社区活动所必需的一系列的基本活动。

ADL 提出至今,已出现了大量的评定方法。常用的标准化 PADL 评定方法有 Barthel 指数、Katz 指数、PULSES、修订的 Kenny 自理评定等。常用的 IADL 评定有功能活动问卷(the functional activities questionary,FAQ)、快速残疾评定量表(rapid disability rating seale,RDRS)等。标准化的躯体 ADL 以 Barthel 指数为代表,见表 3-4。

表 3-4　Barthel 指数评定

项 目	评分标准	评 分
1. 大便	0=失禁或昏迷 5=偶尔失禁(每周<1 次) 10=能控制	
2. 小便	0=失禁或昏迷或需由他人导尿 5=偶尔失禁(每 24 小时<1 次,每周>1 次) 10=能控制	
3. 修饰	0=需帮助 5=独立洗脸、梳头、刷牙、剃须	
4. 用厕	0=依赖别人 5=需部分帮助 10=自理	

续表

项 目	评分标准	评 分
5. 吃饭	0＝依赖别人 5＝需部分帮助（夹菜、盛饭、切面包） 10＝全面自理	
6. 转移（床⇄椅）	0＝完全依赖别人，不能坐 5＝需大量帮助（2人），能坐 10＝需少量帮助（1人）或指导 15＝自理	
7. 活动（步行）（在病房及其周围，不含走远路）	0＝不能动 5＝在轮椅上独立行动 10＝需1人帮助步行（体力或语言指导） 15＝独立步行（可用辅助器）	
8. 穿衣	0＝依赖 5＝需一半帮助 10＝自理（系解纽扣，关、开拉锁和穿鞋）	
9. 上楼梯（上下一段楼梯，使用手杖算独立）	0＝不能 5＝需帮助（体力或语言指导） 10＝自理	
10. 洗澡	0＝依赖 5＝自理	
总分及评价		

8. 心理评定

各类心理评定可应用于康复的各个时期：① 初期进行心理评定，了解心理损害的方面与程度，为制订康复计划提供依据；② 康复计划执行过程中，重复心理评定，根据心理和行为的变化，可判断康复的效果以及估计预后，为修改康复计划提供依据；③ 在终期残疾评定中，心理评定可为全面康复提出建议。

康复医学中常用的心理测量方法包括智力测验、人格测验、神经心理测验和精神症状评定量表。其中精神症状评定量表被广泛应用于脑卒中对患者情绪状态、精神症状的评定。它能全面、客观、量化地评定患者的心理行为，有利于诊断、比较和研究。临床常用的自评量表为：90项症状清单（symptom checklist 90，SCL-90）、抑郁自评量表（self-rating depression scale，SDS）等。

三、康复治疗护理措施

脑卒中的康复应从急性期开始。一般在患者生命体征稳定、神经功能缺损症状不再发展后48小时开始康复治疗。对蛛网膜下腔出血（尤其是未行手术治疗者）和脑栓塞患者，由于近期再发的可能性大，应该注意观察，谨慎康复训练。在康复治疗的同时应对高血压、心脏病、高血脂、糖尿病等原发病症进行治疗。在脑栓塞患者康复训练前须查明栓子来源并给予相应处理，较稳妥的做法是向患者及家属交代有关事宜，特别是告知可能发生的意外情况并签署知情同意书后再开始康复治疗。

康复目标是通过以物理疗法、作业疗法为主的综合措施，最大限度地促进功能障碍的恢复，防止废用和误用综合征，减轻后遗症；充分强化和发挥残余功能，通过代偿和替代工具，以争取患者达到生活自理，回归社会。

（一）软瘫期的康复护理

软瘫期是指发病开始2～4周内(脑出血2～3周，脑梗死1～2周左右)，患者在接受神经内科常规治疗的同时，生命体征稳定后1周内应尽快开展康复治疗，以物理疗法为主。此期患者的偏瘫侧肢体主要表现为迟缓性瘫痪，无随意的肌肉收缩，个别仅出现细微的联合反应。早期康复的基本目的是防止日后出现严重影响康复进程的并发症及继发性损伤，如肿胀、肌肉挛缩、关节活动受限等，争取功能得到尽早的改善。

康复目标：防治并发症(如压疮、肺炎、尿路感染、肩手综合征等)、失用综合征(如骨质疏松、肌肉萎缩、关节挛缩等)和误用综合征(如关节肌肉损伤和痉挛加重等)；从床上被动活动尽快过渡到主动运动；独立完成仰卧位到床边坐位转换；初步达到Ⅰ～Ⅱ级坐位平衡；调控心理状态，争取患者配合治疗；开始床上生活自理训练，改善床上生活自理能力。

软瘫期康复目标

防治并发症、失用综合征及误用综合征。

本期康复治疗的重点是通过联合反应、原始反射、共同运动、姿势反射等手段，促进肩胛带和骨盆带的功能部分恢复。

主要康复治疗护理措施：保持良姿位；关节活动度训练；神经促进技术；物理治疗；作业治疗技术及心理疏导等。

1. 良姿位的保持　所谓良姿位摆放，是指为防止或对抗痉挛姿势的出现，保护肩关节及早期诱发分离运动而设计的一种治疗体位。偏瘫患者的典型痉挛姿势表现上肢为肩下沉后缩、肘关节屈曲、前臂旋前、腕关节掌屈、手指屈曲；下肢为外旋、髋膝关节伸直、足下垂内翻。早期注意并保持床上的正确体位，有助于预防或减轻上述痉挛姿势的出现和加重。通常选用以下体位：

(1)患侧卧位：即患侧在下，健侧在上。斜侧卧约40°～60°。头不用枕头舒适地支撑，背后用枕头塞稳，患侧上肢前伸，使肩部向前，确保肩胛带的内缘平靠于胸壁。上臂前伸以避免肩关节受压和后缩。肘关节伸张，前臂旋后，手指张开，掌心向上。手心不应放置任何东西，否则因受抓握反射的影响而引起手内收肌的痉挛。健侧上肢置于体上或稍后方，避免带动整个躯干向前而引起患侧肩胛骨后缩。患侧下肢在后，患髋微后伸，患膝略屈。健侧下肢屈曲置于前面的枕头上。患侧卧位可增加对患侧的知觉刺激输入，并使整个患侧被拉长，从而减少痉挛且健手能自由活动。

(2)健侧卧位：健侧在下，患侧在上，头部枕头不宜过高。患侧上肢下垫一个枕头，患侧肩胛带充分前伸，肩前屈90°～130°，肘和腕伸展，前臂旋前，腕关节背伸。双下肢间垫一枕头，患侧骨盆旋前，患侧髋、膝关节呈自然半屈曲位，置于另一枕上，患足与小腿尽量保持垂直位，注意足不能内翻悬在枕头边缘。足不要悬空。身后可放置枕头支撑，有利于身体放松。健侧下肢平放在床上，轻度伸髋，稍屈膝。

(3)仰卧位：头下置一枕头，但不宜过高，面部朝向患侧。患肩部垫一个比躯干略高的枕头，上肢稍外展置于枕上，防止肩胛骨后缩。前臂旋后，手掌心向上，手指伸展、张开，拇指指向外方。在患髋及大腿下垫枕，以防止患侧骨盆后缩。枕头外缘卷起可防止髋关节外展、外旋，枕头右下角支撑膝关节呈轻度屈曲位。足底不应放置任何东西，防止诱导不必要的伸肌模式的反射活动。应尽可能少用仰卧位，因为这种体位受颈紧张性反射和迷路反射的影响，异常反射活动增强。而且，这种体位下，骶尾部、足跟和外踝等处发生压疮危险性增加。

半卧位：患侧后背、肩部、手臂、下肢用枕头支撑，患侧下肢微屈。

2.肢体被动运动　肢体被动活动一方面可以预防关节活动受限，促进肢体血液循环和增强感觉输入的作用，还能预防压疮、肌肉萎缩、关节挛缩、关节疼痛和心、肺、泌尿系及胃肠道并发症的发生等等，另一方面，为即将开始的主动功能训练做些准备。而对于存在严重的肌肉无力的偏瘫患者，正确体位和被动的关节活动训练尤为重要。需要注意，脑卒中后患者卧床时期的康复治疗并非消极被动地进行患者的管理，而是积极地以预防继发性损害为主，并逐步帮助患者恢复主动训练，争取早日下地活动。

肢体被动运动应先从健侧开始，然后参照健侧关节活动范围活动患侧。一般按从大关节到小关节循序渐进，动作要轻柔缓慢。重点进行肩关节外旋、外展和屈曲，肘关节伸展，腕和手指伸展，髋关节外展、内收和屈、伸，膝关节伸展，足背屈和外翻等运动。在急性期每天做两次，以后每天做3次，每个关节需活动10～20遍。直到主动运动恢复。

在帮助患者进行患侧肢体的被动活动时，只需要维持患者的正常关节活动范围，但是需要遵循一定的原则：

(1)整体观念：关节的训练，不仅是患侧，而且健侧各关节活动度的维持也是非常重要。

(2)循序渐进：在不产生疼痛的范围内，在各关节正常生理活动范围内，慢慢扩大各关节活动的范围，最后做到尽可能大范围的活动各关节，以增加关节的活动范围。

(3)主动与被动运动相结合。

(4)频率与频度：各关节根据每个活动方向运动每次至少10～20下，每天2～3次；动作缓慢有节奏进行。避免使用暴力。

(5)注意事项：如果出现疼痛或者痉挛严重时，可用热水袋或冰水混合敷等做镇痛治疗和放松活动，有效后再进行各关节的被动活动的训练；对于已经出现肌腱缩的患者，可以轻柔牵伸肌腱；患肩注意保护，防止肩关节半脱位。

3.体位变换　主要是预防压疮和肺部感染。另外，由于仰卧位强化伸肌优势，健侧卧位强化患侧屈肌优势，患侧卧位强化患侧伸肌优势，不断变换体位可使肢体的伸屈肌张力达到平衡，预防痉挛模式出现。白天2小时变化体位一次，晚上3小时变化体位一次。体位变换包括被动、主动向健侧和患侧翻身，主动、被动向健侧和患侧横向移动。当主动变换体位出现时，体位变化的训练开始为进一步坐起打下基础。

(1)被动向健侧翻身训练：先旋转上半部躯干，再旋转下半部躯干。护理人员一手掌放在颈部下方，另一手掌放在患侧肩胛骨周围，将患者头部及上半部躯干转呈侧卧位，然后，一只手掌放在患侧骨盆将其转向前方，另一手掌放在患侧膝关节后方，将患侧下肢旋转并摆放于自然半屈位。

(2)被动向患侧翻身训练:护理人员先将患侧上肢放置于外展90°的位置,再让患者自行将身体转向患侧,若患者处于昏迷状态或体力较差时,则可采用向健侧翻身的方法帮助患者翻身。

(3)主动向患侧翻身训练:护理人员在患侧肩部给予支持,患者仰卧位,双手手指交叉在一起,上肢伸展,健侧下肢屈曲。两上肢左右侧向摆动,当摆向患侧时,顺势将身体翻向患侧

(4)主动向健侧翻身训练:患者仰卧位,双手交叉,患侧拇指置于健侧拇指之上,屈膝,健腿插入患腿下方。交叉的双手伸直举向上方,做左右侧方摆动,借助摆动的惯性,使双上肢和躯干一起翻向健侧。

4."桥式"运动　目的是训练伸髋,可有效地防止站位时因髋关节不能充分伸展而出现的臀部后突。

(1)双桥式运动:取仰卧位,上肢放于体侧,双腿屈曲,足踏床,然后将臀部主动抬起,并保持骨盆成水平位,维持一段时间后慢慢地放下(双桥式运动)。

(2)单桥式运动:在患者可较容易地完成双桥式运动后,让患者悬空健腿,仅患腿屈曲,足踏床抬臀。

(3)动态桥式运动:为了获得下肢内收、外展的控制能力,患者仰卧屈膝,双足踏住床面,双膝平行并拢,健腿保持不动,患腿做交替的幅度较小的内收和外展动作,并学会控制动作的幅度和速度。然后患腿保持中立位,健腿做内收、外展练习。

5.从仰卧位到床边坐起训练:采用仰卧位经侧卧位起坐训练法。

6.坐位平衡训练:正确坐姿,床边坐位平衡,包括前后左右各方向。还可使用坐位操以加强平衡训练。

7.神经促进技术:可酌情选用Bobath技术、Brunnstrom技术、Rood技术和PNF技术中的一些方法以诱发粗大运动、抑制异常运动。

8.功能性电刺激与生物反馈疗法:对促进血液循环、防止肌肉萎缩、维持关节活动度、促进正常运动模式形成都有一定的康复治疗效果。

9.床—轮椅(或椅)转移和渐进起立训练。

10.皮肤护理:对于那些可能较长时间地卧病在床的患者,帮助者务必要重视患者皮肤的保护,预防压疮发生,因为患者长时间卧床产生的压力会使血液循环变得异常缓慢,这样皮肤组织血供较差,皮肤的抵抗力减弱,容易压伤皮肤;或不良的搬动或转移方式产生剪力或摩擦力导致皮肤受损,而出现伤口。因此,患者皮肤损伤的机会很多,应从多方面去帮助患者,患者能坐轮椅的应该尽量少卧床,卧位时应该保持正确的体位,并保证白天每2小时翻身1次,夜间每3小时翻身1次,以改变皮肤的接触应力方向;床垫与被褥应该保持干燥、清洁;每天用热毛巾至少给患者擦洗全身一次,在搬动患者时,尽量不要使患者在床单上摩擦;坐在椅子上时,不管是轮椅还是靠背椅,均应该每半小时帮助患者分别抬高两侧臀部,以减轻躯体对臀部的压力;一旦发现皮肤上出现红肿、硬结,或擦伤,应该进行相应的处理。

（二）痉挛期的康复护理

一般在软瘫期 2～3 周开始，肢体开始出现痉挛并逐渐加重。一般持续 3 个月左右。此期的康复护理目标：抑制痉挛与共同运动模式、诱发分离运动、促进正常运动模式形成；促进和改善偏瘫肢体运动的独立性和协调性；达到Ⅲ级坐位平衡；初步达到Ⅲ级站位平衡；达到治疗性步行能力；改善床椅、如厕转移、室内步行、个人卫生等日常生活能力。

1. 抗痉挛训练　大部分患者其患侧上肢以屈肌痉挛占优势，下肢以伸肌痉挛占优势。表现为肩胛骨后缩，肩带下垂，肩内收、内旋，肘屈曲，前臂旋前，腕屈曲伴一定的尺侧偏，手指屈曲内收；骨盆旋后并上提，髋伸、内收、内旋，膝伸，足趾屈内翻。

抗痉挛训练方法包括：

（1）卧位抗痉挛训练：采用 Bobath 式握手上举上肢，使患侧肩胛骨向前，患肘伸直。仰卧位时双腿屈曲，Bobath 式握手抱住双膝，将头抬起，前后摆动使下肢更加屈曲。此外，还可以进行桥式运动，也有利于抑制下肢伸肌痉挛。

（2）被动活动肩关节和肩胛带：患者仰卧，以 Bobath 式握手，用健手带动患手上举，伸直和加压患臂。可帮助上肢运动功能的恢复，也可预防肩痛和肩关节挛缩

（3）下肢控制能力训练：卧床期间进行下肢训练可以改善下肢控制能力，为以后行走训练做准备。

1）屈曲动作训练：目的是抑制下肢伸肌异常运动模式的产生，促进下肢分离运动的出现，主要进行屈髋、屈膝动作的训练。取仰卧位，上肢置于体侧，或双手十指交叉举至头顶。护理人员一手将患足保持在背屈位、足底支撑于床面；另一手扶持患侧膝关节，维持髋关节呈内收位，令患足不离开床面而移向头端，完成髋、膝关节屈曲，然后缓慢地伸直下肢，如此反复练习。也可在坐位下完成屈膝练习。

2）踝背屈训练：患者取仰卧位，双腿屈曲，双足踏在床面上。护理人员一手拇指、食指分开，夹住患侧踝关节的前上方，用力向下按压，使足底支撑于床面，另一只手使足背屈外翻。当被动踝背屈抵抗消失后，让患者主动保持该位置，随后指示患者主动背屈踝关节。用冰、毛刷快速刺激趾尖、趾背和足背外侧容易诱发踝背屈。注意开始时要防止患者过度用力引起足内翻。

3）下肢内收、外展控制训练：方法见动态桥式运动。

2. 坐位训练　只要病情允许，应尽早采取床上坐位训练。长期在床上制动，尤其是老年人，可产生许多严重的并发症，如静脉血栓形成、坠积性肺炎、褥疮等。

（1）坐位耐力训练：开始坐起时可能发生体位性低血压，故应首先进行坐位耐力训练。取坐位时，不宜马上取直立（90°）坐位，可依次取 30°、45°、60°、90°，前一项体位能坚持 30 分钟且无明显体位性低血压表现，可过渡到下一项。如已能坐位 30 分钟，则可进行从床边坐起训练。

（2）从床边坐起训练：从患侧坐起时，仰卧位，患者将患腿置于床边外，使膝关节屈曲，开始时需康复护理人员促进这一动作，或用健腿把患腿抬到床边。然后健侧上肢向前过身体，同时旋转躯干，健手在患侧推床以支撑上身，并摆动健腿到床外，帮助完成床边坐位。若患者需要更多的帮助，助手可将其上肢环绕患者的头和患肩，通过身体扶持患者坐直。从健侧坐起时，先向健侧翻身，健侧上肢屈曲缩到体下，双腿远端垂于床边，

头向患侧(上方)侧屈,健侧上肢支撑慢慢坐起。患者由床边坐位躺下,运动程序与上述相反。

3.平衡训练　重点进行Ⅲ级坐位平衡训练和Ⅰ、Ⅱ、Ⅲ级立位平衡训练。对躯干肌和臀肌恢复较差的增加跪位和爬行位的训练。

(1)坐位平衡训练:静态平衡训练要求患者取无支撑下床边或椅子上静坐位,髋关节、膝关节均屈曲90°,踝关节中立位,足踏地或踏支持台,双足分开与肩同宽,双手置于膝上。护理人员协助患者调整躯干和头至中间位,当感到双手已不再用力时松开双手,此时患者可保持该位置数秒,然后慢慢地倒向一侧。随后护理人员要求患者自己调整身体至原位,必要时给予帮助。静态平衡完成后,让患者自己双手手指交叉在一起,伸向前、后、左、右、上和下方做离心性移动,此称自动态坐位平衡训练。一旦患者在受到突然的推、拉外力仍能保持平衡时,此称被动态坐位平衡训练;完成被动态平衡训练后就可认为已完成坐位平衡训练。此后坐位训练主要是耐力训练。

(2)坐位时身体重心转移训练:偏瘫患者坐位时常出现脊柱向健侧侧弯,身体重心向健侧臀部偏移。护理人员应立于患者对面,一手置于患侧腋下,协助患侧上肢肩胛带上提,肩关节外展、外旋,肘关节伸展,腕关节背伸,患手支撑于床面上;另一手置于健侧躯干或患侧肩部,调整患者姿势,使患者躯干伸展,完成身体重心向患侧转移,达到患侧负重的目的。

(3)起立训练:患者双足分开约与肩同宽,双手手指交叉,上肢伸展前伸,前额超过双膝前缘,重心前移,前额超过双膝前缘,骨盆上抬,慢慢站起,此时护理人员坐在患者面前,用双膝支撑患者的患侧膝部,双手置于患者臀部两侧帮助患者重心前移,伸展髋关节并挺直躯干,坐下时动作相反。要注意防止仅用健腿支撑站起的现象。

(4)站位平衡训练:静态站位平衡训练是在患者站起后,让患者松开双手,上肢垂于体侧,护理人员逐渐除去支撑,让患者保持站位。注意站位时不能有膝过伸及过屈。患者能独立保持静态站位后,让患者重心逐渐移向患侧,同时让患者双手交叉的上肢(或仅用健侧上肢)伸向各个方向,并伴随躯干(重心)相应地摆动,训练自动态站位平衡。如在受到突发外力的推拉时仍能保持平衡,说明已达到被动态站位平衡。

4.患侧下肢支撑训练　当患侧下肢负重能力提高后,就可以开始进行患侧单腿站立训练。患者站立位,身体重心移向患侧,健手可握一固定扶手以起保护作用,健足从足跟离地到足掌离地,最后到全足离地。

5.步行训练　一般在患者达到自动态站位平衡以后,患腿持重达体重的2/3以上,患肢分离动作充分后,开始步行训练。

(1)步行前准备:先练习扶持站立位,接着进行患腿前后摆动、踏步、屈膝、伸髋等活动,以及患腿负重、双腿交替前后迈步和进一步训练患腿的平衡。

(2)扶持步行:护理人员站在偏瘫侧,一手握住患手,掌心向前;另一手从患侧腋下穿出置于胸前,手背靠在胸前处,与患者一起缓慢向前步行。

(3)独立行走:包括监护下行走和持拐行走训练。

(4)改善步态训练:步行训练早期常有膝过伸和膝打软(膝突然屈曲)现象,应进行针对性的膝控制训练。如出现患侧骨盆上提的划圈步态,说明膝屈曲和踝背屈差,应重点训练。

(5)复杂步态训练:如高抬腿步,绕圈走,急转弯,跨越障碍,各种速度和节律地步行,闭目行走以及训练步行耐力,增加下肢力量(如上斜坡),训练步行稳定性(如在窄步道上步行)和协调性(如踏固定自行车)。

(6)上下楼梯训练:上下楼梯训练应遵照健腿先上、患腿先下的原则。护理人员站在患侧后方,一手协助控制患膝关节,另一手扶持健侧腰部,帮助将重心转移至患侧,健足先蹬上一层台阶,健肢支撑稳定后,重心充分前移,护理人员一手固定腰部,另一手协助患腿抬起,髋膝关节屈曲,将患足置于高一层台阶。如此反复进行,逐渐减少帮助,最终能独立上楼梯。下楼梯时,护理人员站在患侧,协助完成膝关节的屈曲及迈步。患者健手轻扶楼梯以提高稳定性,但不能把整个前臂放在扶手上。

6.上肢控制能力训练　包括臂、肘、腕、手的训练。

(1)前臂的旋前、旋后训练:指导患者翻动桌上的扑克牌,回旋器训练等。

(2)肘的控制训练:重点在于伸展动作上。患者仰卧,患臂上举,尽量伸直肘关节,然后缓慢屈肘,用手触摸自己的口、对侧耳和肩。

(3)腕指伸展训练:双手交叉,手掌朝前,手背朝胸,然后伸肘,举手过头,掌面向上,返回胸前,再向左、右各方向伸肘。

7.改善手功能训练　患手反复进行放开、抓物和取物训练,纠正错误运动模式。

(1)作业性手功能训练:通过插件、绘画、橡皮泥塑等训练患者双手协同操作能力。

(2)手的精细动作训练:通过编织、打字、搭积木、拧螺丝、拣小钢珠等动作以及进行与日常生活动作有关的训练,加强和提高患者手的综合能力。

8.强制性训练 当患者上肢及手的运动功能达到 Brunnstrom 法评定 4 级以上时,可采用此法。用夹板或吊带将健侧上肢固定以限制健侧的使用,每天在清醒时的固定时间不少于 90%,持续 2 周。强制性训练患者上肢,每天 6 小时,每周 5 次,持续 2 周。

9.ADL 训练　以提高日常生活活动能力为主,主要进行个人卫生、穿脱衣服、两便处理、坐位与站位转换、步行等训练及支具、矫形器的使用。

在各个阶段均应鼓励患者主动完成能够做的日常活动,如:吃饭、洗脸、梳头等;如以吃饭为例,在患手完全不能动时,将患手伸展放置在餐桌上,掌心向上,用健手进食。原则上所有动作都该双手共同完成,或将双手交叉后共同完成。切忌将患手至于视线外,或者仅用健手来单独完成动作,这将不利于患手的恢复,还可能导致加重单侧忽略和失用等。根据患手恢复的情况,计划和引导患手完成一些难度适中的运动,如当患者能坐稳后即可进行穿脱衣服的训练:一般以先穿患肢,后穿健肢;先脱健肢,后脱患肢为原则。如果患手有明显的痉挛,可以进行患侧下肢负重下,患侧上肢支撑在体侧做健手活动,即患侧手放置在体侧,掌心向下,支撑肘关节伸展,身体重心向患侧倾斜使掌跟着力;或者可进行此位置下的转体运动,即用健手将身体一侧的物件拿到另一侧。在患手痉挛减轻后进行患手日常活动动作的强化训练,即将健手固定而单独要求患手完成预计能完成的动作。

10.作业治疗　作业治疗重点是对患者进行感觉运动功能、认知综合功能、日常生活活动、娱乐活动以及就业前训练,从而达到身体功能、心理社会功能和生活能力的康复,重返社会。治疗师设计的模仿现实生活中具体工作活动,目的是通过某种特殊运动模式的反复训练,来提高患者在真实生活的运动、认知等功能。可以应用① 斜面砂磨板,在已倾斜平面内模仿打磨木板的动作。主要训练肩、肘部关节、肌肉;② 在桌上堆积木,可训练协调性、抓握、伸指及消除共同运动的组合运动模式;③ 桌面训练板,用于训练视觉、认知、记忆、解决问题的能力,如拼图、拼板、匹配、游戏板等;④ 生活、工作中各种精细运动的应用,如拉链、纽扣、门把手、水龙头、电源插座、电灯按钮等,这些练习主要是为患者回归家庭及社会做准备;⑤ 高级技能训练活动,如计算机操作等。模拟性活动为患者进行使用性活动提供了可能性。这种活动需要每天练习,并要纠正其错误,以便患者掌握正确的运动模式。

作业治疗师可对患者的娱乐功能进行评定,提供指导和教育,并可配置一些辅助具,提供木工、纺织等手工模拟操作和套环、拼图等文体娱乐方面的训练,使患者在娱乐活动中达到治疗疾病,提高生活质量的目的。工作训练是为最大程度使患者重返工作而专门设计的有目的的个体化治疗。以真实的或模拟的工作活动作为手段。

偏瘫患者所适用的自助器具包括:拾物器、加柄或加粗的餐具、固定器、改装后的指甲钳、扣扣器、穿袜穿鞋器等等,可根据患者患手残存的功能进行适当的选择运用。

(三)后期康复

发病后第 4～6 个月左右,一些患者仍有痉挛与共同运动,所以部分治疗方法与前期相同。

恢复后期及后遗症期在社区或家庭中进行三级康复治疗,由社区家庭病床医师及治疗师上门指导并帮助患者进行必要的功能训练,包括辅助支具训练,同时加强康复护理,预防并发症的发生。此期患者可以在很大程度上使用患侧肢体。康复训练的主要目的在于如何使患者更加自如地使用患侧,如何更好地在日常生活中应用通过训练掌握的技能,提高各种家庭日常生活能力,在保证运动质量的基础上提高速度,最大限度提高生活质量。

康复目标:抑制痉挛与共同运动模式、修正错误运动模式;改善和促进精细与技巧运动;改善和提高速度运动;提高实用性步行能力;熟练掌握 ADL 技能,提高生活质量。

康复治疗方法主要采用神经促进技术、作业治疗、物理治疗、言语治疗、支具、矫形器及心理疏导等。

1. 上肢功能训练　重点是改善和促进手的精细和技巧运动;改善和提高速度运动;对于仍有痉挛与共同运动模式的患者,继续采用抑制共同运动、促进分离运动的方法。对手功能恢复较差者,应进行利手交换训练。

2. 下肢功能训练　重点进行改善步态、步态协调性和复杂步行训练,提高实用性步行能力。对于仍有痉挛与共同运动模式的患者,应采用抑制共同运动、促进分离运动的方法。

3. ADL 训练　目的是争取生活自理,重点进行必要的家务、修饰动作(洗脸、刷牙、剃须、梳头、化妆、剪指甲等)、户外活动、入浴和上下楼梯训练等。

(四) 后遗症期

经过前几期康复治疗,大多数患者 6 个月内神经功能已恢复至较高水平,但是程度不同地留有各种后遗症，如瘫痪、痉挛、挛缩畸形、姿势异常等，还有极少部分患者呈持续软瘫状态。一般认为发病6个月后即为后遗症期，但言语和认知功能在发病后1～2年都还会有不同程度的恢复。对后遗症期患者除继续进行肢体功能提高的康复治疗，对手功能恢复较差者，继续进行利手交换训练，还应将重点放在整体ADL水平的改善上，通过使用“代偿性技术”、环境改造和职业治疗尽可能使患者回归家庭、社会或工作岗位。

1.手杖和步行器的使用　不要过早地使用，因为可使患者产生依赖，妨碍患者恢复潜能的发挥。恰当地使用手杖和步行器，把它们作为步行训练的一种过渡也是可行的。但必须不妨碍患腿潜在功能的发挥，并争取逐渐撤掉。

2.轮椅的使用　可使患者尽早脱离病床，获得坐位的安全感和手的合适支撑；可使患者的移动简单化；患者可获更大的独立性。

3.支具、自助具的使用　支具能支持体重、预防挛缩畸形、控制不随意运动；使站立相稳定、摆动期容易控制，得到接近正常的步行模式。自助具能帮助患者改善日常生活能力。

4.环境改造　使后遗症期的患者容易完成日常生活活动，对家庭中的某些部分做必要的和可能的改造是很重要的。如去除门槛，改为坐式便器，将床降至40cm左右，增加必要的室内扶手、防滑地面以防摔跤等对患者生活自理有很大的帮助。

5.职业训练或指导　对功能恢复较好、又在工作年龄的患者，应根据其具体情况进行就业指导和职业训练。

6.对长期卧床者的照顾　有10%～20%的患者，最终不得不长期卧床，特别是年高、体弱和病情严重者。在家属的帮助下，对患者进行经常性的床上或椅上（包括轮椅）活动，精心的护理。家庭的康复照顾不仅费用低、效果好，更重要的是使患者在心理上得到康复和平衡。

（五）言语治疗

将近1/3～1/2的患者有言语功能障碍。治疗的目标之一是改善患者的说、理解、读和写的能力。对不能直接治好的语言障碍患者采用代偿策略，最终目标是提高患者与家属的生活质量。

有许多治疗失语症的技术和方案。其一是旋律性的音调治疗；另一是鼓励语言表达、指导会话和朗读。

构音障碍训练方法包括：感觉刺激、口运动语言肌肌力的训练、呼吸训练和发音模式及姿势次序的再训练。选择性的交流方式和增加交流方式的器具可用来提高生活质量，可用交流板和电子交流器具。

（六）心理康复

由于患者发病后时间较短，一般一时不能接受现实，所以常有否认、拒绝、恐惧、焦虑、抑郁等多种心理障碍。为了能使患者认清现实，使其能保证治疗，故必须对患者进行心理治疗。首先评定患者现在的心理障碍，再根据患者心理障碍进行心理治疗，必要时，可加用适当药物配合治疗，如抗抑郁的氟西汀（百忧解），抗焦虑的多虑平等药口服等等。

常见的心理康复治疗方法：① 举例法：一般来说，卒中后偏瘫患者经过一段时间的正规康复治疗后，大部分功能都较快恢复，家属在陪同患者到医院随访时可以看到许多这样的例子，而经常给患者举一些这样的实例能增强患者康复的信心，缓解和消除一些负面的影响。俗话说“榜样的力量是无穷的”。② 表扬法：患者在训练过程中，只要有一点点进步，就应该给予充分肯定，并及时告诉患者，这可以起到鼓励和鼓舞人心的作用。以此赢得患者的信任，建立良好的医患关系。③ 制订适当的作息计划表，以便患者感到生活充实。④ 适当的娱乐。⑤ 参加“卒中后俱乐部”。有些地区组织“卒中后俱乐部”，患者定时聚会，鼓励和指导患者表达自己的情感，与他人相互交流学习各自的康复治疗经验，这对于患者可以起到心理疏导作用。

（七）吞咽障碍的康复护理

吞咽障碍是脑卒中的常见症状，约占患者 29%～60.4%。主要临床表现为咳嗽、喘鸣、哽咽、食物鼻腔反流，体征有口臭、流涎、吸入性肺炎、营养不良和脱水等。治疗方法主要有间接和直接训练法。

1.间接训练法　主要针对功能障碍进行，不用食物。

（1）口腔、颜面肌、颈部屈肌的运动训练：①下颌运动：固定下颌被动地做上下活动，逐步自己张闭下颌，并左右前后反复地运动。②口唇运动：用被动、自动、抗阻运动，做口唇突起、圆形、牵拉、张口、闭口、闭口咬压舌板等练习。③面部运动：反复双腮鼓起、瘪下，作自动抗阻运动。注意双腮鼓起时两唇紧闭后放松吐气。④颈部放松：前后左右放松颈部，颈部左右旋转运动和提肩、沉肩运动，重复进行。

（2）舌部训练：①舌操：舌头进行前突、后伸、上卷、下降、左右等运动。②手指用纱布包好进行牵拉舌头或用舌板抵压舌头，使患者意识到在利用口腔的感觉。

（3）促通咽反射训练：①把耳鼻喉科用的间接喉镜浸在冷却水中 10 秒后，轻轻地压在软腭弓上，连续反复 5～10 次，可很好地刺激咽反射所必需的咽部压力感受器和水感受器，使吞咽反射容易发生；还可让患者咽下小冰块，可使咽反射变快；或让患者每天2～3次从口腔咽下胃管也有较好的效果。②流涎对策：对瘫痪侧颈部唾液腺进行冷按摩，每日 3 次，每次 10 分钟，直至皮肤稍发红。

（4）闭锁声门训练：患者双手压在桌子或墙壁上，大声喊或发“啊”声。这时随意地闭合声带，可有效地防止误咽。

（5）吞咽模式训练：让患者深吸气，然后屏住呼吸，进行咽下运动，其后呼气，最后咳嗽。这是利用停止呼吸时声门闭锁的原理，随意保护气道的方法，可防止误咽，最后咳嗽是为了排出喉头周围残存的食物。

（6）理疗

2.直接训练法　以安全管理和口腔卫生为基础，随着间接训练带来的功能改善，以阶梯式形式推进，是一种综合性训练。

（1）食物形态：首要条件是易于口腔内移送和吞咽，不易误咽。早期宜进食胶冻样食物，如果冻、蛋羹和均质的糊状食物，以后逐渐过渡到普食和水。

（2）进食体位：以躯干后倾 30°轻度颈屈曲位进食为好。在偏瘫患者健侧卧位时，颈部稍前屈易引起咽反射，可减少误咽。另外，颈部向患侧旋转 90°可减少梨状隐窝残留食物。

（3）选用餐具：应选择匙面小、难以黏上食物的汤匙。用吸管有困难时，可用挤压柔软容器，挤出其中食物。

(4)进食注意事项：定量定速，并注意呼吸状态、痰量等，配合功能恢复的程度，逐步改变经口摄取次数、饮食内容、摄食姿势等摄食构成要素。早期保证病人无噎呛、安全准确地摄取所提供的食物，以后逐渐增加次数、一次进食量，进而改变食物形态，以此达到阶段性推进。

3.替代进食 是昏迷患者和球麻痹患者的首选方法。昏迷最初1～2天禁食，待病情稳定后进行鼻饲。大多数病人仅在初期需要鼻饲，随着病情缓解，吞咽困难会有所改善，可试着从口腔喂少许水，观察2～3d，若患者无明显饮水呛咳时应除去胃管，并加强间接训练。严重的吞咽困难者需要终身鼻饲或胃肠造瘘。

(八) 传统中医的应用

传统中医对脑卒中康复治疗的重要作用 我国传统中医治疗对于脑卒中治疗，特别在脑卒中的脑损伤的恢复期的有效性已经得到了证实。传统中医疗法康复治疗脑卒中的更多的疗效正在受到更多的重视。

(九)并发症的治疗

1.膀胱与直肠功能障碍(参见第三章第二节)。

2.肩部功能障碍 对肩关节半脱位、肩关节疼痛和肩手综合征引起的肩部功能障碍应首先对其进行评定，然后根据具体情况采用物理治疗、手法治疗或使用支具。

3.关节活动障碍 根据评定结果和不同原因采用关节松动术、牵伸、理疗、矫形器、肉毒素或手术治疗。

4.面神经功能障碍 中枢性面神经麻痹表现为上方眼眶以下的面肌瘫痪常伴有偏瘫及舌肌的瘫痪，常无唾液减少、听觉过敏和味觉障碍的症状。可根据不同情况采用面部运动疗法、其他物理因子疗法(激光穴位照射治疗、微波)、针灸、手法按摩、肉毒素或手术治疗。

5.骨质疏松 长期卧床、制动都是导致骨量丢失的危险因素。临床诊断主要根据有无骨痛、身高变矮、骨折等临床表现并结合年龄、绝经否、病史、骨质疏松家族史、X线片和骨密度等进行诊断。

康复治疗目标是缓解骨痛，控制病情发展(减低骨丢失，减低骨转换率和压缩性骨折的加重)，提高骨质量，防止废用综合征，预防继发性骨折、降低骨折发生率。康复治疗应坚持早期诊断、早期治疗，药物治疗、物理治疗、饮食与营养调理综合治疗的原则。

6.失用综合征、误用综合征 失用综合征的定义为由于机体处于不活动状态而产生的继发状态。失用性肌萎缩、关节挛缩和直立性低血压是我国目前脑血管病最常见的失用综合征症状。大多数失用综合征的表现可以通过积极的康复训练得到预防。但是，如果已经出现了失用综合征的表现，再进行积极的康复训练，也只能逆转一部分失用表现。误用综合征是指不正确地治疗造成人为的症候群。在脑卒中患者常见的有：由于发病后对肢体及关节不正确的摆放和不合理用力所致炎症。韧带、肌腱和肌肉等的损伤，骨关节变形，痉挛状态的增强，强肌和弱肌不平衡加剧，以及形成“画圈”步态和上肢“挎篮”状、肩痛、肩关节半脱位等，如果在患病早期就开始正确的训练，可完全或部分预防这种异常表现。坚持以预防为主。

7.肺部感染　发生卒中的患者多为老年患者，由于长期卧床，体位性排痰不畅，或误吸，容易并发肺部感染。如果患者出现咳嗽，咳痰，即使没有明显地发热，也要注意进行仔细的肺部检查，拍摄胸部X线片，做痰培养及药敏检测以明确诊断及指导治疗。如果确诊肺部感染，根据痰培养或经验选用敏感的抗生素，同时应注意加强翻身与叩击排痰，多饮水以稀释痰液，也可采用雾化吸入。

8.下肢深静脉血栓　卒中的患者，由于卧床导致血液流动缓慢，高凝状态及长期输液静脉穿刺导致血管内皮损害，容易发生下肢静脉系统内血凝块形成而导致血管闭塞。下肢深静脉血栓脱落可引起肺栓塞导致死亡，应该加以重视。对于卧床的患者应抬高双下肢，进行关节被动活动，根据血液流变学结果，对脑梗死患者每日予口服肠溶阿司匹林或波力维等，进行抗凝治疗。还可予电刺激、气压泵、针灸及推拿治疗来促进血液循环，以预防下肢深静脉形成。如发生下肢深静脉血栓，患者一般会出现一侧下肢的肿胀，皮温升高，予下肢血管彩色多普勒超声检查可以确诊。治疗是尽早抬高患肢；患肢制动，待肿胀消退后方可活动；早期应用肝素或尿激酶进行抗凝、溶栓治疗；每日测量肢围，并记录；观察生命体征的变化，一旦发生肺栓塞或脑栓塞时应立即进行抢救。

（十）健康教育

对即将出院的患者进行康复教育和健康指导是一种新的护理模式，通过向患者提供有关疾病的康复知识，达到提高患者自我保健、自我康复意识，预防并发症的目的，它贯穿于现代护理程序的整个过程，体现了以人为本、人文关怀的健康理念。开展形式多样的健康宣教，可促使患者自觉建立健康行为模式，达到事半功倍的效果。

1.康复教育原则

(1)教育患者主动参与康复训练，并持之以恒。

(2)积极配合治疗原发疾病如高血压、糖尿病、高脂血症、心脏病等。

(3)指导有规律的生活，合理饮食，戒烟戒酒、充足睡眠，动静结合，保持大便通畅，鼓励患者日常生活活动自理。

(4)指导患者修身养性，保持情绪稳定，避免不良情绪的刺激 学会辨别和调节自身不良习惯，培养兴趣爱好，如下棋、弹琴、写字、绘画、打太极拳等，唤起他们对生活的乐趣。

(5)争取获得有效的社会支持系统，包括家庭、朋友、同事、单位等社会支持。

2.康复教育方法

(1)计划性教育　制订教育计划，通过宣传册、健康教育处方和工休座谈会的方式，耐心向患者及家属讲解所患疾病有关知识、危险因素及预防，介绍治疗本病的新药物、新疗法，指导正确服药和进行功能训练等。目的是使教育对象对所患疾病有切合实际的认识和评价，重新树立起病损后的生活和工作目标，为病人重返社会打下基础。

(2)随机教育　针对患者及家属不同时期的健康问题及心理状态进行非正式的随机教育。可贯穿于晨、晚间护理、巡视病房及护理操作中，也可利用探视时间向患者、亲属讲解脑卒中相关知识。

(3)交谈答疑式教育　让患者提出心理上的疑点、难点，积极给予回答和解决。

(4)示范性教育　通过早期给予体位摆放及肢体训练方法，逐渐教会患者及其家属协助，积极进行自我康复训练，经过行为替代达到适应正常生活，最大限度发挥潜能。

（5）出院指导　提供科学的护理和协助锻炼的方法，强调对患者的情感支持，定期随访指导，鼓励职业康复训练，把疾病造成的不利因素降低到最低程度。

（6）患者联谊会　组织同类患者，由康复成功者自己介绍经验，特别是介绍如何配合训练的体会。由于脑卒中患者的康复训练是长期、艰苦的，因而坚持不懈是至关重要的。

（叶祥明）

思考题

一、单选题

1. 脑卒中偏瘫功能的评价方法在临床上应用最多的是（　　）

A．Bobath 法　B. Brunnstrom 法　C. 上田敏法　D. Fugl-Meryer 法

2. Brunnstrom 运动功能恢复分为（　　）阶段

A. 1　B. 2　C. 5　D. 6

3. 某患者的肌张力明显增加，被动运动困难，用改良 Ashworth 评定为（　　）

A. 2 级　B. 3 级　C. 4 级　D. 5 级

4. 对不能直接治好的语言障碍患者可采用的方法是（　　）

A. 代偿策略　B. 音调治疗

C. 口运动肌训练　D. 发音模式再训练

5. 下列不属于良肢体位的是（　　）

A. 患侧卧位　B. 健侧卧位　C. 仰卧位　D. 体位变换

6. 脑卒中早期患侧卧位的不正确姿势是（　　）

A. 前臂旋前　B. 肘伸直　C. 膝下垫软枕　D. 手指张开

7. 脑卒中患者尽可能少用（　　）

A. 患侧卧位　B. 健侧卧位　C. 仰卧位　D. 半卧位

二、多选题

脑卒中急性期康复护理内容有（　　）

A. 保持良姿位　B. 关节活动度训练

C. 神经促进技术　D. 物理治疗、作业治疗

E. 心理疏导

三、名词解释

1. 脑卒中

2. 肌张力

3. 平衡

4. 失用症

四、简答题

1. 简述失语症分类。

2. 简述脑卒中吞咽障碍直接训练方法。

第二节　颅脑损伤的康复护理

学习目标

1. 熟悉常用的颅脑损伤后的严重程度评估和分级方法。
2. 掌握颅脑外伤的康复护理措施。
3. 熟悉中、重型颅脑损伤后各个时期的康复目标、康复治疗的内容。
4. 了解常用认知能力训练的内容。

一、概　述

颅脑损伤(traumatic brain injury,TBI)也称脑外伤,是外力作用于头颅引起的损伤。包括头部软组织损伤、颅骨骨折和脑损伤。其中脑损伤因其伤情复杂严重,死亡率高,成为常见的致命创伤之一;随着现代医疗水平的提高,经过及时抢救治疗,大部分重、中度脑损伤患者虽然能幸存下来,但常遗留有不同程度的躯体、智力残疾、心理障碍及社会残障,严重影响患者的生活和工作,给患者及其家庭带来痛苦,也给国家造成很大负担。因此,利用各种康复手段,对脑损伤患者造成的身体上、精神上、职业上的功能障碍进行训练,使其消除或减轻功能缺陷,最大限度地恢复正常或较正常的生活和劳动能力并参加社会活动,具有很重要的意义。脑外伤后意识和肢体功能的康复应在生命体征稳定后即开始。对许多脑外伤患者而言,其康复是一个漫长的过程,常需持续到两年甚至更多,因此除了医护人员以外,患者家属更是重要的治疗参与人员。

颅脑损伤根据其是否与外界交通,分为开放性和闭合性颅脑损伤。伤后颅腔与外界不相通的颅脑损伤属于闭合性颅脑损伤,其特点是硬脑膜完整,颅腔内容物并未与外界相通,无脑脊液漏。闭合性颅脑损伤由损伤程度不同可分为轻、中、重三型。轻型指单纯脑震荡,无或有局限的颅骨骨折;中型主要指轻的脑挫伤,有或无颅骨骨折或蛛网膜下腔出血,无脑受压征;重型指广泛颅骨骨折、广泛脑挫伤、脑干损伤或颅内血肿。开放性颅脑损伤是指颅骨和硬脑膜破损,脑组织直接或间接地与外界相通,因其脑组织受损,病情大多较重,变化快,后遗症多,死亡率较高。本章主要讨论闭合性颅脑损伤。

二、主要功能障碍及评定

颅脑损伤后主要的功能障碍表现为:意识障碍、运动功能障碍、记忆和认知障碍、心理精神障碍、言语与吞咽障碍、癫痫等,其中意识障碍的严重程度对预后有着较大的影响。

(一)颅脑损伤后的严重程度评估和分级

1. 伤后 24 小时内或连续记忆未恢复以前的评估方法

国际上普遍采用格拉斯哥昏迷评分量表(Glasgow Coma Scale, GCS)(表 3-5)来判断伤后 24 小时内或连续记忆未恢复以前的脑损伤严重程度。该方法检查颅脑损伤患者的睁眼反应、言语反应和运动反应三项指标,根据三项累计得分作为判断伤情轻重的依据。GCS 能简单、客观、定量评定昏迷及其深度,而且对预后也有估测意义。

表 3-5 格拉斯哥昏迷量表(Glasgow Coma Scale, GCS)

<table>
<tr><td rowspan="4">睁眼(E)</td><td rowspan="4">眼开启</td><td>自发的</td><td>4 分</td></tr>
<tr><td>听到言语或口头命令时</td><td>3 分</td></tr>
<tr><td>有疼痛刺激时</td><td>2 分</td></tr>
<tr><td>无反应</td><td>1 分</td></tr>
<tr><td rowspan="6">运动(M)</td><td rowspan="6">对口头命令
对疼痛刺激</td><td>能遵从</td><td>6 分</td></tr>
<tr><td>指出疼处</td><td>5 分</td></tr>
<tr><td>回撤反应</td><td>4 分</td></tr>
<tr><td>异常屈曲(去皮质强直)</td><td>3 分</td></tr>
<tr><td>异常伸展(去小脑强直)</td><td>2 分</td></tr>
<tr><td>无反应</td><td>1 分</td></tr>
<tr><td rowspan="5">言语 (V)</td><td rowspan="5">交谈</td><td>能定向,准确回答简单问题</td><td>5 分</td></tr>
<tr><td>错乱的会话</td><td>4 分</td></tr>
<tr><td>不合适的言词</td><td>3 分</td></tr>
<tr><td>不可理解的言语</td><td>2 分</td></tr>
<tr><td>无反应</td><td>1 分</td></tr>
</table>

GCS 计分=睁眼+运动+语言,最大为 15 分,表示意识正常;最小为 3 分,表示深昏迷。≦ 8 分示昏迷;≧ 9 分示无昏迷;≦ 8 分以下示严重损伤;9—11 分示中度损伤;≧ 12 分示轻度损伤。

2. 连续记忆恢复以后的评估方法

在连续记忆恢复以后可以采用伤后遗忘时间(post-traumatic amnesia. PTA)(表 3-6)来进行评估颅脑损伤的严重程度。PTA 概念是指受伤后记忆丧失到连续记忆恢复所需的时间。其分级标准是:

表 3-6 伤后遗忘(PTA)时间与脑损伤严重性的关系

PTA 时间	严重性	PTA 时间	严重性
小于 5 分钟	极轻	1～7 天	重
3～60 分钟	轻	1～4 周	很重
1～2 小时	中	大于 4 周	极重

由于PTA必须在连续记忆恢复以后才能确定，所以通常用Galveston定向遗忘试验来确定患者的连续记忆是否恢复(表3-7)。

表3-7 Galveston定向遗忘试验(GOAT)

问题	扣分
1. 你姓什么，叫什么？ 你何时出生？ 你住在那里？	−2(姓−1分，名−1分) −4分 −4分
2. 你现在在哪里？ 答不出城市名称 答不出在医院	 −5分 −5分
3. 你是哪一天入院的？ 你是怎样到医院的？ 如答不出运送方式	−5分 −5分
4. 伤后你记得的第一件事是什么？ 你能详细描写一下你伤后记得的第一件事情吗？	−5分 −5分
5. 伤前你记得的最后一件事是什么？ 你能详细描写一下你伤前记得的最后一件事情吗？	−5分 −5分
6. 现在是几点几分？	相差半小时−1分， 最多 −5分
7. 现在星期几？	相差一天 −1分， 最多 −5分
8. 今天是几号？	相差一天 −1分， 最多 −5分
9. 现在是几月？	相差一月 −5分， 最多 −15分
10. 今年是哪一年？	相差一年 −10分， 最多 −30分

GOAT总分为100分，一般认为得分在75分以上才能确定为脱离伤后遗忘状态。74～66分为异常边缘，低于66分则是异常，不适合用PTA来进行评价。

(二)颅脑损伤后的预后评估

对于预后的评估，常用格拉斯哥结局量表(表3-8)，亦可根据伤情作一个康复综合评估；由于颅脑损伤病情复杂，因此对结局的评估达不到准确预计，只能是一个大概的猜测。此外，患者最终的结局也与患者所得到的治疗、康复、护理程度密切相关。

表 3-8　格拉斯哥结局量表

1. 死亡
2. 植物状态： 无意识、无言语、无反应、有心跳呼吸、有睡眠觉醒周期、有无意识动作。 特征：无意识，能存活。
3. 严重残疾： 有意识，但由于认知行为或躯体上的残疾，包括精神和言语的严重障碍，患者24小时需人照顾。 特征：有意识，但不能独立。
4. 中等残疾： 仍有记忆、认知、精神、共济失调等各种障碍，但在日常生活、家庭与社会活动上均能独立，可勉强利用交通工具，在庇护性工厂工作。 特点：有残疾，能独立。
5. 恢复良好： 患者能重新进入正常社交生活，并能恢复工作，可能有轻度持久性遗患 特点：恢复良好，仍有缺陷。

对一些严重的颅脑损伤患者，我们还可以依据症状、体征、检查结果和用药情况等因素来预估患者的康复潜力和结局的好差，具体评估方法见表 3-9。

表 3-9　康复预后方面的神经学预测

康复潜力和预后良好的因素	康复潜力和预后均差的因素
1. 昏迷短于6小时	1. 昏迷长于30日
2. PTA 小于24小时	2. PTA 大于30日
3. GCS 大于7	3. GCS 小于5
4. 为局部性脑损伤	4. 为弥漫性脑损伤
5. ICP(颅内压)正常	5. ICP(颅内压)增高
6. 无颅内血肿	6. 有颅内血肿
7. 脑室大小正常	7. 脑室扩大
8. 无脑水肿	8. 有脑水肿
9. 无颅内感染	9. 有颅内感染
10. 无伤后癫痫	10. 有伤后癫痫
11. 冲撞引起的凹陷性骨折	11. 冲撞引起的严重性闭合损伤
12. 无需应用抗惊厥药物	12. 离不开抗惊厥药物
13. 无需应用影响精神的药物	13. 离不开影响精神性的药物
14. 功能恢复速度快	14. 功能恢复速度慢
15. EEG 正常	15.　EEG 异常
16. 诱发电位正常	16. 诱发电位异常

(三)认知功能的评估

认知是知觉、注意、记忆、思维、言语等心理活动的反应,颅脑损伤后由于脑功能受到影响,患者的认知功能大都会出现或轻或重的障碍,这些障碍包括:注意集中能力障碍、记忆学习能力障碍、思维能力障碍、执行能力障碍、听力理解异常、失用症、失认症、智力障碍等。因此,正确评估患者的认知状况对促进患者康复有重要的意义。在临床中,我们一般首先用简易的认知功能障碍筛选检查表(CCSE)或简易智力状态检查(MMSE)来做一个初步的筛查,由于该类检查仅能筛查出严重的认知障碍,如痴呆等;因此对相对病情较轻的患者还需要根据其认知缺损的状况选择相应的检查,具体选择可以参考表3-10。

颅脑损伤后的结局

死亡

植物状态:无意识、能存活。

严重残疾:有意识但不能独立。

中等残疾:有残疾能独立。

恢复良好:恢复良好,仍有缺陷。

表3-10 认知检查测试

注意	韦氏成人智力量表中的数字广度试验。 视跟踪:形状辨别、删除字母。 数或词辨认:听认字母、词辨认、重复数字。 声辨认:声认识、在杂音背景中辨认词等。
记忆	韦氏记忆量表(WMS) Rivermead 行为记忆试验 记忆单项能力测定
思维	集中或求同思维的评定 分散或求异思维的评定 多过程思维或推理的评定 归纳推理的评定 演绎推理的评定 思维的单项能力的评定
智力	简易智力状态检查(MMSE) 韦氏成人智力量表
失认和失用	躯体辨认测验 忽略专项测定 Ayres 对象背景试验 Goodglass 失用试验 复制图形试验
神经心理学检查	Halstead-Reitan 成套测试(HRB)

认知功能的检查应在PTA完全消退后进行,以获得更准确的结果,在颅脑损伤中不宜用单一的检查项目来衡量患者的认知障碍,1988年Rancho Los Amigos(RLA)医疗中心提出了认知功能水平的分级标准(表3-11),它描述了TBI神经行为恢复顺序的八个等级,对临床分析治疗有一定的指导意义。

表 3-11　RLA 认知功能水平分级

分级	特征	表现
Ⅰ	无反应	患者对刺激完全无反应。
Ⅱ	笼统的反应	患者对刺激的反应无特异性、不恒定、也无目的。
Ⅲ	集中反应	患者对刺激的反应有特异性，但延迟，且不恒定。
Ⅳ	言语、认知障碍及激动	言语功能不全；短期记忆丧失，注意短暂且无选择性； 患者有活动增强的状态，出现稀奇古怪、无目的和不相干的行为。
Ⅴ	言语、认知障碍但不激动	言语功能不全：记忆力注意力仍受损，但外表机灵，能对简单的命令发生相当恒定的反应。无激动。
Ⅵ	言语、认知障碍，但行为尚适当	言语功能不全；近事记忆有问题，可以重新学习以前学过的东西，但不能学新的作业，患者表现出有针对目的的行为，但需依赖外界的指引。
Ⅶ	言语、认知轻度障碍，行为自动和适当	言语能力仍不如病前，近事记忆浅淡，能以低于正常的速度学习新事物，但判断仍受损。在熟悉或组织好的环境中能自动地完成每日常规活动。
Ⅷ	言语、认知轻度障碍，行为有目的和适当	言语能力仍不如病前，能回忆和综合过去和目前的事而无困难，但抽象推理能力仍较病前差，患者机灵有定向力，行为有明确的目的。

（四）性格、情绪和器质性精神障碍的评估

1. 性格障碍　在颅脑损伤后如果出现持续性的性格紊乱，而且这一情况不论是否在谵妄过程中都会发生，临床的病史、体检和实验室检查都认定颅脑损伤与所表现的症状相关，则可以判定患者存在器质性的性格障碍。颅脑损伤后常见的性格障碍包括以下几个方面：

（1）反应性问题：患者出现焦虑、抑郁、绝望、不信任他人、发怒、恐惧等情况。

（2）神经心理性问题：患者易冲动、情绪不稳、常有不合社会的议论或动作，焦躁、妄想、幼稚行为，缺乏主动，易误解他人的意图。

（3）性格方式问题：患者出现多疑、不愿内省、乐于使他人烦恼、乐于依赖他人，常表现出过分的抗议或挑战。

2. 情绪障碍　颅脑损伤后可以出现淡漠、易冲动、抑郁、焦虑、情绪不稳、神经过敏、攻击性、呆傻等情绪障碍，但是其诊断须符合三个条件：①显著和持续的抑郁、振奋或夸张的情绪。②来自病史、体检和实验室检查的证据都足以断定病因与情绪障碍相关。③症状在谵妄和非谵妄状态下都会存在。

3. 精神障碍　颅脑损伤后可以出现谵妄、妄想和幻觉、痴呆等多种精神障碍，临床须依据相应的精神心理评定作出诊断。

（五）言语与吞咽障碍评价（参见本章第一节）

（六）失认和失用障碍评价（参见本章第一节）

（七）运动功能障碍评价（参见表 3-2）

（八）日常生活能力评价（参见表 3-4）

三、康复治疗护理措施

(一)颅脑损伤康复的一些原则

1.颅脑损伤引起的功能障碍是多种多样的,因此康复目标也是多方面的;要根据患者情况因人而异制订治疗计划,而不能用一个统一的模式对所有患者进行康复。

2.颅脑损伤的康复往往是长期的。因此,在有短期计划的同时要有长期计划。前者在于挽救生命,稳定病情。后者在于针对患者存在的问题,有计划地进行康复,使之能生活独立,重返家庭和社会。

3.应重视处理患者在行为、情绪、认知方面的障碍,避免患者可能抗拒、消极对待康复治疗,或因注意力、记忆力等问题使许多再训练的方法疗效不佳。

> **颅脑损伤康复的原则**
>
> 1.因人而异
> 2.长期计划
> 3.重视行为
> 4.适应社会

4.颅脑损伤的康复常是长期的,预后也是欠佳的,因此必须在每个阶段均应帮助患者及家庭面对伤病现实、精神和社会能力方面的变化,使之能适应残疾。

(二)轻型颅脑损伤的康复治疗护理措施

轻型颅脑损伤(MHI)是指格拉斯哥昏迷量表得分在13~15分,伤后遗忘(PTA)时间小于1小时的患者,其可以有头痛、疲劳感、眩晕、遗忘、失眠、复视、耳鸣、耳聋、平衡困难、笨拙等表现,轻型颅脑损伤虽然死亡率仅0.4%,但其后遗症往往会迁延数月,甚则几年,成为脑外伤后综合征,即俗称的"脑震荡后遗症"。影响到患者的学习工作,因此同样需要积极康复治疗。

轻型颅脑损伤(MHI)的症状通常会表现出体征轻,主诉重的特点,这与大部分患者合并有严重的心理、情绪障碍有密切关系,因此,对这些患者不能简单地斥之为"无病呻吟",而应该认真分析其述说,从生理、心理等多方面进行治疗。

1. 饮食护理　为病人提供含营养成分丰富、清淡易消化的食物,允许病人选择个人喜好的食物,并有专人负责照顾,谨防噎食;避免同一时间吞咽固体和液体食物,因为同一时间把固体和液体食物放入口中,病人会倾向于把食物吞下而不加以咀嚼,可能因此导致窒息;对于不知进食或不知饥饱,不断索取食物的痴呆病人,护理人员不可对其过分指责或对其要求置之不理,应对症护理,如给予良好的进食环境,安排病人定时与他人一起进餐,以增加食欲,保证其摄入量;对不停地想吃东西的病人可安置单独用餐,亦可在正餐时不要给予太多的食物,将部分食物留待病人要求时再给予,避免暴饮暴食,并为病人提供规律的生活和适当的活动来转移其注意力。

2.睡眠障碍　脑器质性损伤所致精神障碍的病人,常常出现睡眠障碍,同时伴有焦虑情绪和躯体不适。主要表现睡眠倒错,夜间不眠,躁动不安,制造声响而白天却蒙头大睡。可以应用几个星期的最小有效剂量催眠药,且最好应用睡眠诱导剂,严重的患者则需要接受睡眠心理的专科治疗。

护理措施:

(1) 评估导致病人睡眠形态紊乱的具体原因和睡眠形态,如嗜睡,入眠困难,易醒,早醒,彻夜不眠,多梦等。

(2) 为病人提供良好的睡眠环境，如病房内空气新鲜，温度适宜，周围环境安静等。

(3) 为病人建立有规律的生活，日间安排适当的活动，但白天减少卧床睡眠时间，帮助病人尽快适应生活方式和环境的改变。

(4) 晚饭不宜过饱，不宜多饮水。

(5) 教会病人一些有利于睡眠的方法，如温水泡脚，全身放松依次计数等；必要时，可遵医嘱给予药物辅助入眠。

(6) 尽量避免约束带限制病人的行为，这样一来只会令病人尊严受损，更加烦躁不安，且容易发生危险，如呼吸困难、褥疮等。

3.安全护理　对有受伤危险的病人提供安全的治疗环境，对有意识障碍、智能障碍和癫痫发作的病人及年老体弱、动作迟缓、步态不稳的病人设专人护理；对长期卧床的病人应安装床挡和适当保护防止坠床，对意识模糊、行走不便及反应迟钝的病人应限制其活动范围。癫痫病人有症状发作时应立即平卧，避免摔伤，发作时切勿用力按压肢体以防止骨折或脱臼。对受幻觉、妄想支配而产生伤人、毁物、自伤等异常行为的病人做好病房内的安全管理工作，清除所有危险物品，为病人提供舒适安静的环境，减少不良刺激，护理人员应全面掌握病人的思想动态和行为，正确识别暴力行为及自杀行为的前兆表现，及时采取有效的防范措施，必要时给予药物抑制，保护性约束。

4.大小便护理　对于伴有不同程度感觉障碍、记忆和智能障碍的病人都会间断出现便秘、尿潴留或大小便失禁及弄湿床褥和衣裤等现象，病人会因此感到焦虑和尴尬。护理人员应观察病人排便情况，评估大小便形态和次数；对便秘尿潴留者，鼓励多做适当的活动以利于肠蠕动，指导和训练病人养成定时排便的习惯，鼓励病人增加液体摄入，保证供应 2500～3000ml/d，排尿时扶病人坐起或抬高床头以利于排尿，必要时给予药物或灌肠及导尿。对于大小便失禁的病人定时督促，带领病人如厕或给予便器，提醒病人睡前尽量少饮水并先排尿，避免食用刺激性强的食物和饮料以减轻对肠道和膀胱的刺激。

5.头痛　在排除器质性问题后，可以应用对乙酰氨基酚(扑热息痛)0.5g＋可待因 0.03g 口服，间隔 4～6 小时一次；两周后停用可待因；单用对乙酰氨基酚或阿司匹林。对头痛严重者可以加用针灸、生物反馈治疗等方法。患者可以通过增加自信，自我松弛，自我反省，自我刺激，自我催眠等方法进行自我心理治疗；严重者必须接受支持疗法、行为疗法(放松训练)、催眠暗示疗法等专门的心理治疗。

6.疲劳感　单纯地休息不但不能缓解患者的疲劳感，反有加重的可能；因此要鼓励患者适当活动，有规律地安排生活。对一些疲劳感强烈的患者可以应用一些小剂量的抗抑郁药物，大多能取得较好的效果。患者也可以通过冥想、缓慢有节奏的运动等方式来缓解疲劳。

7.记忆障碍　轻型颅脑损伤患者的记忆障碍主要表现为易于遗忘，因此除了应用一些促进记忆恢复的药物，如西拉吡坦、乙吡酰胺等；还要进行一些加强记忆的训练，如 PQRST 训练。特别鼓励患者应用记事本、备忘录等辅助记忆，不但可以加强记忆，还可以减轻遗忘带来的焦虑。

PQRST 训练方法：给患者一段文章，篇幅由短到长，内容由易到难。

P(preview)　浏览要记住的内容；

Q(question) 向自己提问与内容有关的问题；

R(read) 为了回答问题而仔细阅读资料；

S(state) 反复陈述阅读过的资料；

T(test) 用回答问题的方式来检验自己的记忆。

(三)中、重型颅脑损伤的康复治疗护理措施

中、重型颅脑损伤伴随的是极高的残疾率，因此是颅脑外伤康复的重点。其康复目标除改善各种功能状况外，更重要的是让患者及其家属能逐步适应残疾的状态，以积极的心态面对未来，回归社会。中、重型颅脑损伤的康复治疗可以分为急性期、恢复期和后遗症期三个阶段进行(表3-12)。

表3-12 颅脑外伤后各项功能的恢复顺序

急性期	前期：昏迷。
	后期：启目、烦躁、错乱、运动功能障碍。
中期	前期：有时间、地点定向能力，承认躯体问题，疲劳；运动功能障碍、高级脑功能差。否认认知缺陷。无法解决问题。
	后期：外表可正常，承认认知缺陷、运动功能障碍较前改善、解决问题能力差，中度高级脑功能障碍。
后期	前期：抑郁、轻度高级脑功能障碍，轻到中度解决问题困难，轻到中度运动功能障碍。
	后期：轻度记忆障碍，社交能力有明显改善，自我形象好，轻度运动功能障碍。

1. 急性期康复治疗护理

康复目标：稳定病情，提高其觉醒能力，促进记忆能力恢复，促进运动功能康复，预防并发症。

(1)必要的药物和手术治疗：对中、重型患者除保持呼吸道通畅外尚可用：脱水疗法、冬眠低温疗法、酌情用肾上腺皮质激素、使用三磷腺苷、辅酶A、细胞色素C等改善脑代谢的药物；闭合性脑损伤者如伤后再昏迷或昏迷逐步加重须尽早探查，开放性颅脑外伤要及时清创及修复。

(2)支持疗法：给予高蛋白、高热量饮食，避免低蛋白血症，提高机体免疫力，促进创伤的恢复及神经组织修复和功能重建。当患者逐渐恢复主动进食功能时，应鼓励和训练患者进行吞咽和咀嚼，在这一过程中一定要注意调节好食物的稠度和每次的喂食量，避免患者因呛咳或呕吐导致误吸性肺炎。

急性期康复目标

稳定病情，提高觉醒能力，促进记忆恢复，促进运动功能恢复，预防各种并发症。

(3)保持良姿位、尽早全关节范围被动活动：患者卧位时头的位置不宜过低，以利于颅内静脉回流。患侧的肩部要用枕头或毛巾垫高，使其保持肩胛骨向前、肩前伸、肘、手伸展的体位，下肢在髋外侧用三角枕支持，避免髋关节外旋。每天至少2次要给患者进行全身关节的被动活动，动作要轻柔，每个可以活动的关节都要全范围活动到。要定时翻身、变化体位，预防压疮、肿胀和挛缩。有条件的话则可使用电动起立床，逐日递

增起立床的倾斜角度，使患者逐步适应。直立练习有利于预防各种并发症的发生。在直立练习中应注意患者心率、血压与呼吸的变化。

(4)高压氧治疗：颅脑损伤后及时改善脑循环，保持脑血流相对稳定，防止灌注不足或过多，将有利于减轻继发性损害，促进脑功能恢复。高压氧在这方面有不可低估的作用。

(5)促醒治疗：昏迷是一种丧失意识的状态，既不能被唤醒也没有注意力。患者眼睛闭合，因而缺乏睡眠/清醒周期。也有长期昏迷患者能睁眼，也有睡眠/清醒周期，但对外界刺激没有有意识的反应，称为"睁眼昏迷"。昏迷存在于损伤的早期阶段，通常持续不超过 3－4 周。如果昏迷时间超过 1 个月，则被称为长期昏迷(也有观点认为超过 2 周就属于长期昏迷)。长期昏迷还可以分为昏迷、植物状态、轻微意识状态等。如果一个昏迷患者存活下来，植物状态或轻微清醒状态就开始了。在区分和鉴别植物状态与轻微清醒状态时有诸多不同意见。美国神经病学学院(AAN)提出确定植物状态时要满足所有的 4 个标准：①没有按吩咐动作的证据；②没有可以被理解的言语反应；③没有可辨别的言语和手语来交谈和沟通的表示；④没有任何定位或自主的运动反应的迹象。一般持续昏迷 6 个月以上(亦有认为需 12 个月以上)则认为其处于持续性植物状态(persistent vegetative status PVS)，俗称"植物人"。而轻微清醒状态则被定义为：①出现可重复的但不协调的按吩咐动作；②有可被理解的言语；③通过可辨别的语言或手语来进行沟通反应；④有定位或自主运动反应。如能满足上述 4 个标准中任何一个，那么这个患者可以被分类为轻微觉醒状态。

常用的促醒方法

音乐治疗、家属叙述、视觉刺激、针灸按摩、肢体运动和皮肤刺激、生活护理刺激、电兴奋刺激、味觉和嗅觉刺激、高压氧治疗。

常用的促醒方法包括，①家属叙述：鼓励家属轻声呼唤患者名字或向患者倾诉，也可选择几个患者喜欢和关心的话题讲给患者听，也可挑选讲故事、读报纸给患者听的形式唤起患者的记忆。②音乐疗法：选择患者病前最喜爱听的曲目，给患者反复轻轻播放，播放时音量要控制以防损伤患者的听力。③视觉刺激：用熟悉的物体，如照片或在视野范围内的身体各个部分。或通过不断变幻的彩光刺激视网膜、大脑皮层。④ 味觉和嗅觉刺激：可用香料、芳香油、各种味道的食物等刺激嗅觉；刺激味觉前，必须保证患者有一定的吞咽和呕吐反射存在。⑤肢体运动和皮肤刺激：肢体的被动运动和肢体皮肤刺激对大脑有一定刺激作用。可由治疗师或患者家属每天对患者的四肢关节进行被动活动，并且从肢体的远端皮肤至近端的皮肤进行刺激，刺激的方法可选用质地柔软的毛刷或牙刷轻轻地刷动。多用相反刺激，如冷/热，粗糙光滑，硬软，深压觉/轻触觉，在身体不同部位给予刺激。⑥按摩和针灸治疗：在一定部位施以按摩与针灸，会对患者的神经系统有较强的刺激作用，有利于催醒患者，同时也能减缓患者的肌肉萎缩。⑦生活护理刺激：如给患者梳头、洗脸、使用护肤霜、用毛巾擦汗。提供各种感觉和运动觉的传入。⑧直流电刺激：将电极分别置于脊柱上、下部位行脊柱通电疗法；或置于额、枕部位行额枕通电疗法。用间断感应电和直流电刺激有关穴位、神经兴奋点或头皮上的脑功能定位区。感应电刺激 5～10s，然后再用直流电刺激。⑨高压氧治疗：高压氧能升高血氧浓度，在一定程度上可改善脑细胞的代谢，也有催醒的作用。

2. 恢复期康复治疗护理

康复目标：减少患者的定向障碍和言语错乱，提高记忆、注意、思维、组织和学习能力；最大限度地恢复感觉、运动、认知、语言功能和生活自理能力，提高生存质量。在这一时期需要训练的内容很多，我们仅选择了比较常见的运动、记忆、注意力训练做一介绍，其他的内容可以参考第三章第一节。

康复治疗方法：

(1)运动功能训练：在恢复期，除继续前期的被动关节活动，站立床站立联系等治疗外，还必须强调患者的主动运动，没有患者有意识的主动运动就没有患者运动功能的进步。由于在颅脑损伤后可以呈现出多种的运动功能障碍形式，常见的有偏瘫，三肢或四肢瘫，共济失调，手足徐动等，而且每个运动功能障碍的发病机理都不尽相同，因此采用的康复治疗方法也要因人而异。对偏瘫为主的病人以恢复和建立运动的序列为主，可以根据神经发育、神经促通技术等进行治疗。对共济失调的患者应以通过强化反馈，重新建立对动作的精确控制，可以用 Frank 体操等进行训练。此外还要注意减轻痉挛、挛缩等情况对运动的影响(具体可参见脑血管意外康复章节)。

(2)记忆能力的康复训练：对记忆的评价标准是采用韦氏记忆量表(Wechsler memory scale，WMS)，这是世界公认并已经在我国标准化的评价方法；但这一方法内容多，评价较繁琐，一些患者不一定能全部完成。因此可以应用简单一些的临床评价方法，如 Rivermead 行为记忆测验(Rivermead behavioral memory test，RBMT)或者中国科学院心理研究所许淑莲主持编制的临床记忆量表进行检查。

记忆能力的康复训练方法

1. 保持与复述。
2. 内部策略。
   言语记忆法(右脑)。
   形象记忆法(左脑)。
3. 外部策略。
   信息存储和环境提示。
4. 综合训练。

在记忆能力的训练过程中，我们必须遵循由简到难、由记住恒定有规律的事物到记忆随机杂乱的事件、从记忆一小段到记住整个事件的原则，要让患者学会记住事情的重点而不是无关的琐事，记忆训练要反复进行，要利用视、听、触、嗅和运动等多种感觉输入来配合；记忆训练的时间不宜过长，要趁患者注意力能集中的时候进行，要多给正面鼓励，切忌简单粗暴的批评。具体的记忆训练可以参照以下方面。

① 保持和复述：保持和复述是人们日常生活中常用的记忆方法，它可以把需要的短时记忆快速转移到长期记忆中去，例如人们想记住一个电话号码就会反复的复述几遍以加强记忆。训练时可以让患者先朗读要记忆的内容，然后默读，再自我复习，最后将要记忆的内容复述出来。或者让患者先看常见的动物或物品的图片，回想记忆后复述出来。这一方法在记忆内容少时训练效果较好，如果记忆内容太多就会造成患者在记忆时思维的紊乱。

② 内部策略：内部策略是指患者利用自身内部完好或损害较轻的功能来代替或帮助有明显缺陷的功能来记住新的信息。例如患者在语言性记忆差的情况下就鼓励他多利用形象记忆以加强记忆能力。在利用内部策略进行记忆训练时要注意：训练内容要由

少到多，进度要慢；要给患者思考的时间，要患者自我提醒和自我指导，如自问“我知道了吗？”“我下一步该干什么？”等；要及时与患者一起澄清误解、纠正错乱；最后对患者的进步一定要及时予以肯定。

对于右大脑半球损伤或者形象记忆比较差的患者我们主要应用言语记忆法进行训练。训练方法包括首词记忆法，就是把要记忆的内容的第一个词编成易记的短语或成语，如将“每天练习，时时复习，每问必想，刻苦努力。”四句话编成“每时每刻”以利于患者记忆；其他还有组块联想法、时空顺序法、自身参照法、编写故事法，以及我们前面介绍的PQRST 法等都是常用的言语记忆法。

如果患者以左脑损伤为主或者言语记忆能力较差，我们须利用视形象记忆法来帮助记忆，包括地点记忆法，图形联想法等。例如我们想要患者记住起床后要做的穿衬衣、喝牛奶、拿报纸三件事情，我们就可以让他把这三件事的突出形象与屋内三个房间联系起来，他可以这样想“衬衣在卧室的椅子上，牛奶在厨房的门内，报纸在客厅的门外面”。当他要回想这三件事时，只要环顾屋内的三个门就可以把要记忆的内容回想起来了。

③ 外部策略：与内部策略相对，外部策略是利用人体外部的辅助物来帮助提示记忆的方法。外部策略所用的辅助物主要有两大类，一类是用来辅助存贮信息的，如笔记本、日历、备忘录、日程安排等，患者可以通过颜色、标记等方法来提示所要进行的活动。另一类是外部环境改变的提示，如在门上作一个明显的标记来提示患者住的房间，或者在门边画一把钥匙以提示患者出门记得带钥匙等。外部策略的辅助物要求简单、明确且能长时间使用，如果频繁更换提示物只能使患者更糊涂。

④ 综合训练：随着人们对记忆研究的深入和计算机技术的发展，越来越多的记忆训练软件涌现出来，训练方法也不是单一的某一方法而是多种方法的综合，这也使得综合训练越来越成为记忆训练的主流。

(3)注意力障碍的训练：注意是一种对一定事物指向和集中的心理活动。注意包括：选择性注意，即能从噪音中选择出某种刺激的能力；持续性注意，是保持为作业所需的努力和集中的控制能力。分离性注意，是在注意一个目标的同时再注意另一个目标的能力。在颅脑外伤中尤以后两种注意力障碍多见。

注意障碍的评价包括视跟踪和辨别、数和词的辨别、听跟踪、声辨认等方面；所有的评价方法也可以作为训练方法。除此以外常用的注意力训练方法还有：①猜测游戏：用两个透明杯和一个彩球，在患者注视下，训练者将一杯扣在弹球上，让患者指出有弹球的杯子，反复数次，无误后就改用不透明的杯子或更多的杯子，重复上述过程。②删除作业：在纸上写上大写字母如“HAPPYNEWYEAR”让患者删除指定的字母如 A，成功之后改变字母的顺序再删除规定的字母，成功之后将字母写小些或改为三行，或更多的字母再进行删除。③时间感觉：让患者手握秒表，让他盯着表面，在治疗师命令后启动并在10 秒后揿下按钮停表；掌握后可以逐步延长时间到 1 分钟。如果患者做得好，可以改为让患者不看表，依靠心算掌握时间；再进一步可以一边与患者交谈一边训练，让患者尽量不因交谈分散注意力。④数字阅读：治疗师让患者先说出或写出 0～10 的数字，然后增加数字长度，再增加隔一个数字念或倒序念等要求，逐步延长患者注意力集中的时间和思考的分量。

(4)思维能力的训练：思维是一个寻求答案的过程，它包括推理、分析、综合、比较、抽象、概括等多种过程；颅脑损伤后由于上述的一个或几个能力障碍，会使患者在日常生活中解决问题的能力下降，生活质量受到影响。由于思维是一个综合的过程，因此在思维的训练过程中我们既要加强患者缺损的功能进行专项练习，更要重视整体的思维过程练习。下面介绍一些简单的推理和解决问题能力的训练方法。①指出报纸中的消息：取一张当地的报纸，首先问患者有关报纸首页的信息如大标题、日期、报纸的名称等，如回答无误，再要他指出报纸中的专栏如体育、商业、分类广告等。回答无误后，再训练寻找特殊的消息，如可问他两个球队比赛的比分如何？某电影院上映的电影如何？回答无误后，再训练寻找一些需要他作出决定的消息。②排列数字：给患者三张数字卡，让他由小到大将其排列，然后每次再给他一张卡，让他根据期数字的大小插进已排好的三张卡之间。正确无误后，再给他几个数字卡，问他其中有什么共同之处，如有哪些是奇数或偶数、哪些可以互为倍数等。③分类练习：给患者一张列有30项物品名称的清单，并告知这30项物品都分别属三类(如食品、字典、衣服)物品中的哪一类，要求患者给予分类，如不能进行，可予以帮助。训练成功后，进一步要求对上述清单中的某类物品进行更细的分类，如初步分为食品后，再细分是植物、肉、奶品等；成功后另外给患者一张清单，列有成对的，有某些共同之处物品的名称，如椅子一床、牛排一猪肉、书一报纸等，让患者分别回答出每一对中的共同之处。答案允许多于一个，必须有共同之处。此外，还可以进行从一般到特殊的推理和作开支预算等思维方面的训练。

3.后遗症期康复治疗护理措施　中、重型颅脑损伤患者经过临床处理和正规的早期和恢复期的康复治疗后，各种功能已有不同程度改善，大多可回到社区或家庭。但部分患者仍遗留有不同程度的功能障碍。因此，要使患者学会应付功能不全状况，学会用新的方法代偿功能不全，增强患者在各种环境中的独立和适应能力，回归社会。这一时期的康复内容包括：①利用家庭或社区环境继续加强日常生活活动能力的训练，强化患者自我照料生活的能力；逐步与外界社会直接接触。学习乘坐交通工具、购物、看电影等。②职业训练：TBI患者中大部分是青壮年，其中不少在功能康复后尚需重返工作岗位，部分可能要转变工作。应尽可能对患者进行有关工作技能的训练。③矫形器和辅助器具的应用：有些患者需要应用矫形器改善功能；对运动障碍患者可能需要使用各种助行工具、轮椅；自理生活困难时，可能需要各种自助具等。

(四)健康教育

1.早期康复介入　颅脑损伤后的早期急救、手术治疗及药物治疗，为防止并发症、减少后遗症，提供了必要的条件。早期康复不仅可以促使受损的中枢神经系统得到进一步恢复，而且可避免二次残疾。因此，只要病情稳定，应尽早康复治疗。

2.家庭共同参与　对颅脑损伤后患者应把康复训练贯穿于家庭日常生活中去，保证患者在家庭中得到长期、系统、合理的训练。家庭或陪护人员要掌握基本的训练方法和原则，了解训练的长期性、艰巨性及家庭康复的优点和意义。

3.防止意外损伤　在训练过程中，陪护人员必须在旁指导，防止意外损伤，训练必须量力而行，防止运动量过大导致虚脱。训练计划因人而异，定期门诊随访。加强安全生产和交通安全教育对减少颅脑损伤的发生是十分重要的。

4.心理康复 保持良好的心理，指导家属了解病人心理动态，给予心理支持，最大限度发挥病人的潜能，提高功能训练水平，改善生活质量。

（林 坚）

思考题

一、单选题

1.用格拉斯哥昏迷量表(GCS)判断急性颅脑损伤的意识状况，总分15分，昏迷的评分标准为 （ ）

A.≤10分 B.≤9分 C.≤8分 D.≤7分

2.在颅脑损伤连续记忆恢复后为评估其损伤严重程度应使用的评价法是 （ ）

A.GCS B.PTA C.GOAT D.RLA

二、多选题

颅脑损伤后下列哪几项是记忆能力训练的内容 （ ）

A. 保持与复述 B. 言语记忆法 C.用笔记本记事 D.形象记忆法

E.用秒表估测时间

三、名词解释

记忆训练的内部策略

四、简答题

简述颅脑损伤后的康复原则。

第三节 脊髓损伤的康复护理

学习目标

1.掌握脊髓损伤后的康复护理评估方法。

2.掌握脊髓损伤急性期、恢复期康复护理措施及康复训练方法。

3.熟悉脊髓损伤患者健康教育内容。

4.了解脊髓损伤的定义、病因、临床表现。

一、概 述

脊髓损伤(spinal cord injury，SCI)是因脊柱骨各种致病因素(外伤、炎症、肿瘤等)引起脊髓的结构与功能的损害，造成损害平面以下的脊髓神经功能(运动、感觉、括约肌及自主神经功能)的障碍。脊髓损伤的原因是由闭合性钝性外伤引起，脊髓损伤分为外伤性脊髓损伤和非外伤性脊髓损伤。外伤性脊髓损伤常见于交通、工业、高空作业、体育事故或自然灾害、战争创伤等，通常和脊柱的骨折或错位有关。脊柱骨折患者中约有20%发生不同程度的脊髓损伤。脊髓损伤本身很少导致解剖上的脊髓完全断离，但神经生理功能可完全破坏，致使感觉与运动功能丧失。非外伤性脊髓损伤见于血管性（动脉炎、脊髓血栓性静脉炎、动静脉畸形等）；感染性（格林巴利综合征、横贯性脊髓炎、脊髓前角灰质炎等）；退行性（脊柱肌肉萎缩、肌萎缩性侧索硬化、脊髓空洞征等）；肿瘤（原发性—脑（脊）膜瘤、神经胶质瘤、神经纤维瘤、多发性骨髓瘤等）。占总脊髓病损数的30%。

脊髓损伤后病理改变：脊髓损伤后几分钟血管内皮细胞损伤，出现水肿、缺血和继发性损害，12小时后出现巨噬细胞浸润等炎性反应，72小时达到高峰，致使运动神经元坏死、轴突变性和分解。

脊髓损伤是一种严重的致残疾性损伤，往往造成患者不同程度的瘫痪，严重影响患者生活自理能力和参与社会活动的能力。近年来，随着医疗水平的不断提高，更多的脊髓损伤患者不仅从初次损伤中存活下来，而且生活充实并能活到老年。因此，脊髓损伤患者早期康复护理介入并延续到患者终身已成为必需的工作。

二、主要功能障碍评定

脊髓损伤导致功能障碍包括直接功能障碍和间接功能障碍。

直接功能障碍：肢体瘫痪、痉挛和麻痹；感觉障碍，感觉丧失、减退、过敏；膀胱控制障碍；直肠控制障碍；自主神经过反射；性和生殖功能障碍；体温调节障碍等。

间接功能障碍：压疮；异位骨化；关节活动障碍/挛缩；肺炎和呼吸障碍；泌尿系统感染；骨质疏松；血栓形成；心理障碍等。

（一）运动、感觉功能障碍

完全性脊髓损伤表现为损伤平面以下的感觉运动功能完全丧失。包括：颈髓损伤（C_1-C_8）造成四肢瘫，胸髓损伤（T_1 以下）造成截瘫。不完全性损伤可表现为不同的临床综合征：①中央束综合征（central cord syndrome）：常见于颈脊髓血管损伤。血管损伤时脊髓中央先开始发生损害，再向外周扩散。上肢的运动神经偏于脊髓中央，而下肢的运动神经偏脊髓的外周，造成上肢神经受累重于下肢，因此上肢障碍比下肢明显。患者有可能步行，但上肢部分或完全麻痹。②半切综合征（Brown-sequard syndrome）：常见于刀伤或枪伤。脊髓只损伤半侧，由于温痛觉神经在脊髓发生交叉，因而造成损伤同侧肢体本体感觉和运动丧失，对侧温痛觉丧失。③前束综合征（anterior cord syndrome）：脊髓前部损伤，造成损伤平面以下运动和温痛觉丧失，而本体感觉存在。④后束综合征：脊髓后部损伤，造成损伤平面以下本体感觉丧失，而运动和温痛觉存在。⑤脊髓圆锥综合征（courts medullaris syndrome）：主要为脊髓圆锥损伤，可引起膀胱、肠道和下肢反射消失。偶尔可以保留骶段反射。⑥马尾综合征（cauda equina syndrome）：指椎管内腰骶神经根损伤，可引起膀胱、肠道及下肢反射消失，马尾的性质实际上是外周神经，因此有可能出现神经再生，而导致神经功能逐步恢复。外周神经的生长速度为1mm/d，因此马尾损伤后神经功能的恢复有可能需要2年左右的时间。⑦脊髓休克（concussion of spinal cord）：指暂时性和可逆性脊髓或马尾神经生理功能丧失，可见于只有单纯性压缩性骨折，甚至放射线检查阴性的患者。脊髓并没有机械性压迫，也没有解剖上的损害。另一种假设认为脊髓功能丧失是由于短时间压力波所致。缓慢的恢复过程提示反应性脊髓水肿的消退。此型患者可有反射亢进但没有肌肉痉挛。

1. 神经损伤平面评定　神经平面是指脊髓具有身体双侧正常感觉、运动功能的最低节段。脊髓损伤后感觉和运动平面可以不一致，左右两侧也可能不同。神经平面的综合判断以运动平面为主要依据，但在 T2～L1 因无法评定运动平面，故主要依赖感觉平面来确定神经平面。C4 损伤可以采用膈肌作为运动平面的主要参考依据。脊髓损伤平面与功能预后直接相关。对于完全性脊髓损伤患者来说，损伤平面一旦确定，功能预后就已确定。不完全性脊髓损伤患者，应积极采取康复措施，以达到最佳的康复水平。损伤平面与功能预后关系见表 3-13 所示。

表 3-13　损伤平面与功能预后关系

神经平面	最低功能肌	运动功能	活动能力	生活能力
C_{1-3}	颈肌	颈屈曲、旋转	依赖膈肌起搏维持呼吸，可用声控方式操纵某些活动。	完全依赖
C_4	膈肌 斜方肌	呼吸 耸肩	使用电动高靠背轮椅，有时需要辅助呼吸。	高度依赖
C_5	三角肌 肱二头肌	外展上臂 屈肘	可用手在平坦路面上驱动高靠背轮椅，需要上肢辅助具及特殊推轮。	大部分依赖
C_6	胸大肌 桡侧腕伸肌	肩内收前屈 腕背伸	可用手驱动轮椅，独立穿上衣，可以基本独立完成转移，可驾驶特殊改装汽车。	中度依赖
C_{7-8}	肱三头肌 桡侧腕屈肌 指深屈肌 小指外展肌	伸肘 腕掌屈 握拳 手指灵活运动	轮椅实用，可独立完成床一轮椅/厕所/浴室转移。	大部分自理
T_{1-6}	上部肋间肌 上部背肌	上体稳定	轮椅独立，用长腿矫形器扶拐短距离步行。	大部分自理
T_{12}	腹肌、胸肌 背肌	操纵骨盆	长腿矫形器扶拐步行，长距离行动需要轮椅。	基本自理
L_2	髂腰肌	屈髋	长腿矫形器扶拐步行，上下阶梯。	基本自理
L_{3-4}	股四头肌 胫前肌	伸膝 踝背伸	不用轮椅，带短腿矫形器扶手杖步行。	基本自理
L_5	趾长伸肌	伸趾	不用轮椅，带短腿支架步行。	自理
S_1	腓肠肌 比目鱼肌	踝跖屈	接近正常步行	自理

神经平面采用关键肌（key muscle）和关键点（key point）的方式，采用积分方式使不同平面及损伤分类的患者严重程度可以横向比较。

（1）感觉损伤平面的确定：感觉水平（sensory level，SL）脊髓损伤后，保持正常感觉功能（痛、温、触、压及本体感觉）的最低脊髓节段（皮节）。皮节分布应参照脊神经皮肤感觉节段分布。关键点指标志感觉神经平面的皮肤标志性部位。感觉检查包括身体两侧

28对皮区关键点。每个关键点要检查两种感觉，即针刺觉和轻触觉(表3-14)。

表3-14　感觉关键点

平面	部位	平面	部位
C2	枕骨粗隆	T8	第八肋间(T7～T9之间)
C3	锁骨上窝	T9	第九肋间(T8～T10之间)
C4	肩锁关节顶部	T10	第十肋间(脐水平)
C5	肘前窝的外侧面	T11	第十一肋间(T10～T11之间)
C6	拇指	T12	腹股勾韧带中部
C7	中指	L1	T11～T12之间上1/3
C8	小指	L2	大腿前中部
T1	肘前窝的尺侧面	L3	股骨内上髁
T2	腋窝	L4	内踝
T3	第三肋间	L5	足背第三跖趾关节
T4	第四肋间(乳线)	S1	足跟外侧
T5	第五肋间	S2	腘窝中点
T6	第六肋间(剑突水平)	S3	坐骨结节
T7	第七肋间		

按三个等级分别评定打分。0＝缺失；1＝障碍(部分障碍或感觉改变，包括感觉过敏和迟钝)；2＝正常；NT＝无法检查。正常两侧感觉总记分为112分。

★感觉检查的选择项目：位置觉和深压痛觉，只查左右侧的食指和拇指。

按照ASIA标准确定人体左右各有28个感觉关键点(key point)，如图3-1。

(2)运动损伤平面的确定：脊髓损伤后，保持运动功能(肌力3级或以上)的最低脊髓神经节段(肌节)。运动水平左、右可以不同，运动水平的确定有赖于人体标志性肌肉即关键肌。由于一根神经支配多块肌肉和一块肌肉受多根神经支配的特性，因此根据神经节段与肌肉的关系，将肌力≥3级的关键肌为运动神经平面，但该平面以上的关键肌的肌力必须≥4级。运动积分是将肌力(0～5级)作为分值，把各关键肌的分值相加。正常者两侧运动功能总积分为100分。肌力检查采用Lovett肌力检查法(表3-15)。

表3-15　Lovett肌力检查法

级别	名称	标准	相当于正常肌力/%
0	零0(zero)	测不到肌肉收缩	0
1	微T(trace)	仅有轻微收缩，不能使相应关节活动	10
2	差P(poor)	减重情况下可使相应关节全范围活动	25
3	尚可F(fair)	抗重力，使相应关节全范围活动，但不能抗阻力	50
4	良好G(good)	抗重力及抗一定阻力	75
5	正常N(normal)	抗重力及抗充分阻力	100

2.损伤完全性的评定　按照ASIA标准，根据骶部是否有感觉和运动残留情况作为判断标准，即骶部有触觉、痛觉、肛门指诊时有感觉或肛门外括约肌的收缩等四者之一者为骶部残留。有骶部残留者为不完全损伤，没有骶部残留为完全损伤。检查需在脊髓休

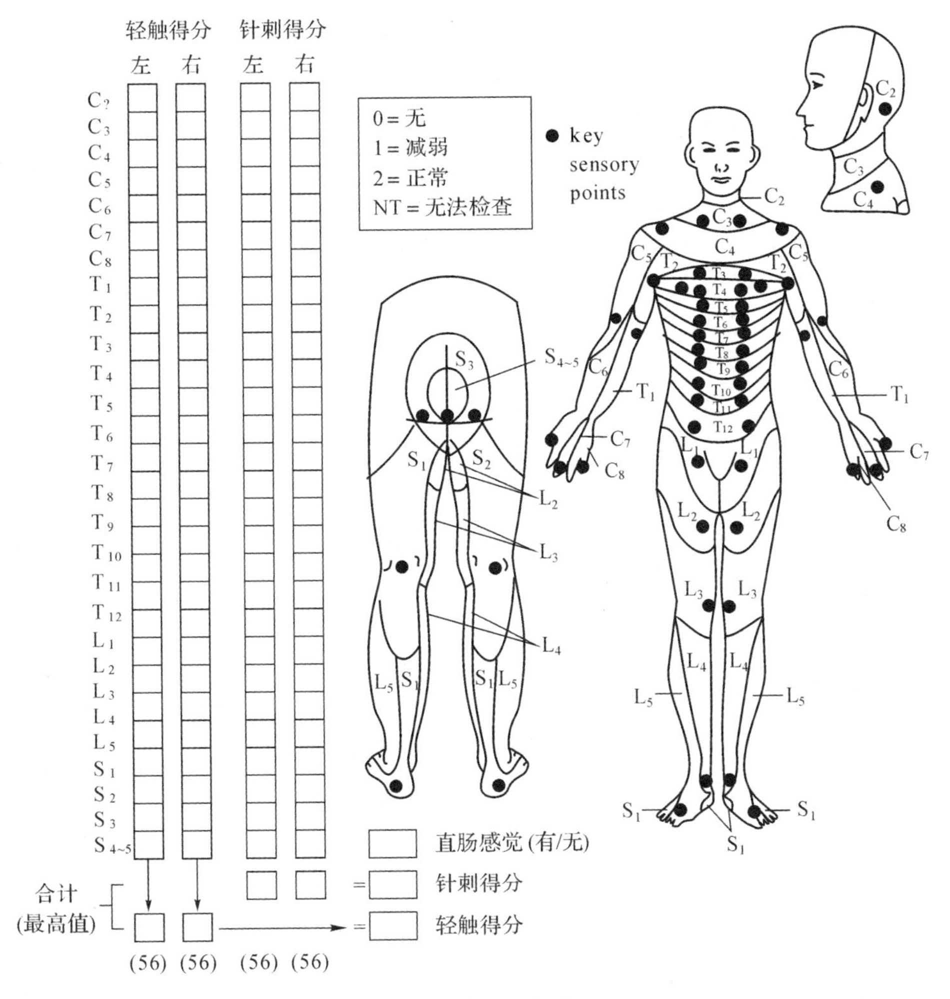

图 3-1 感觉关键点

克期后进行。

3.脊髓损伤程度评定 ASIA损伤程度量表将损伤程度分为5级(表3-16)。

表 3-16 ASIA 损伤程度分级

级别	指标
A:完全性损害	骶段无任何运动、感觉功能保留
B:不完全损伤	神经平面以下包括骶段($S_{4\sim5}$),有感觉的功能,但无运动功能
C:不完全损伤	神经平面以下有运动功能,大部分关键肌的肌力在3级以下
D:不完全损伤	神经损伤平面以下有运动功能,大部分关键肌的肌力≥3级
E:正常	运动、感觉功能正常

(二)循环系统障碍

由于迷走神经从脑干发出,而交感神经的发出水平在T_6以下,因此T_6以上的SCI失去了对交感神经元的兴奋与抑制的控制。这一改变直接影响到心血管系统的调节机制，产生一系列可能的并发症。①心动过缓：一般没有主观症状，但心率<50次/分时，可产生头晕眼花等症状；②体位性低血压：颈髓或上胸段脊髓损伤的患者，由于内脏血管调节功能丧失，经常出现体位性低血压。常发生于坐位双腿下垂、坐起或站起时，常表现为头晕眼花伴有血压的下降。③水肿：截瘫或四肢瘫时，肢体肌肉收缩消失或减少，导致血流减缓，滞留于组织间隙的液体增多而致水肿；④深静脉血栓形成或栓塞：常发生于SCI的早期，最常见的部位是下肢，由于感觉功能的减退，患者可没有沉重感、疼痛和压痛等临床表现。临床可通过实验室检查证实。

（三）自主性神经调节障碍

自主性神经调节障碍包括自主性神经丧失和过度反射，导致突发性严重高血压。控制自主性神经功能障碍是康复治疗的必要前提。

（四）呼吸系统障碍

SCI损伤患者长期卧床，肺循环不畅，支气管及喉内的分泌物不易排出，又因患者对病菌的抵抗力很低，容易发生上呼吸道感染，特别是高位颈髓损伤的患者，由于肺功能和咳嗽功能的降低，容易发生肺炎或肺不张。有时因痰量多，不能咳出，甚至发生窒息。根据临床表现、化验检查及X线检查可作出判断。

（五）神经源性皮肤

SCI后，损伤平面以下的皮肤失去了正常的神经支配，对压力的耐受性降低，以及不能根据所受的压力情况调节姿势，一旦使某处的皮肤受压过久，皮肤的血供障碍时间过长容易发生压疮，压疮危险评估量表可根据Norton和Waterlow量表进行评测。Waterlow量表的预测能力较理想。Norton量表对高危人群具有一定鉴别能力。

（六）神经源性膀胱

上运动神经源性膀胱发生于颈胸腰髓的损伤患者，而下运动神经源性膀胱发生于骶髓和马尾神经的损伤患者。上运动神经源性膀胱的特点是膀胱的逼尿肌易痉挛，膀胱容量缩小，因此小便次数增加而每次的小便量减少。下运动神经源性膀胱的特点是膀胱肌肉瘫痪，膀胱容量增大，当膀胱不能容纳更多的尿量时会发生溢尿。膀胱功能的评定可以通过尿流动力学检查测定残余尿量、膀胱容量及压力（详见第二章第三节）、尿流率及逼尿肌和括约肌的协调情况等指标。

（七）神经源性直肠

主要表现为直肠控制障碍，即神经控制因素导致大便失禁或排便困难的功能状态，但大部分患者临床以便秘的形式表现。上运动神经源性直肠发生于颈胸髓的损伤患者，而下运动神经源性直肠发生于骶髓和马尾神经损伤的患者。

（八）疼痛

在SCI的患者中非常常见，约有40%的SCI患者的疼痛可影响ADL，所有患者在生活中可经历不同程度的疼痛。疼痛的类型有：①运动系统疼痛：对骨骼、肌肉、肌腱和筋膜的外伤、牵拉或使用过度以及异位骨化和关节炎等均可导致运动系统的疼痛，常发生于肩、颈、腰和手等处。特点为活动时加重，休息可减轻；②神经痛：对神经的牵拉、刺激或压迫。如椎间盘突出对颈脊神经根以及腕管综合征压迫正中神经；③脊髓痛：是一种中枢性疼痛，常表现为损伤水平以下的感觉过敏或烧灼感。可在伤后任何时候发生，多发生于中、后期，有时脊髓空洞可在伤后数年引起脊髓痛。此类疼痛较难完全缓解；④内脏痛：胃、肠和膀胱等内脏受到牵拉可导致疼痛，如便秘或尿潴留等，内脏缺血也可致疼痛，如心绞痛。⑤AD的头痛：损伤平面高于 T_6 的完全性损伤患者可由于尿潴留而发生AD，血压升高而致头痛。

（九）性功能障碍

男性高位损伤脊髓休克期，全部性功能均消失，以后恢复取决于损伤水平程度。圆锥反射中枢之上的不完全损伤时，局部刺激可以引起自动勃起，但性交时没有感觉。高于骶髓反射中枢的低位脊髓损伤时，如果交感神经通路未受累，则其阴茎不仅有反射性勃起，还会发生精神性勃起，有时阴茎勃起伴有射精。而完全脊髓损害的女性患者，除生殖器的感觉丧失外，生殖功能并未受到损害，四肢瘫和截瘫患者均可怀孕并可生下正常婴儿，可经阴道分娩，也可作剖宫产。评定包括检查有无精神性勃起、触摸性勃起和性高潮体验等。

（十）心理障碍

一个健康的、充满活力的正常人突然之间变成一个只能依赖他人生活的残疾人时，心理上受到的沉重打击是可以想象的。多数患者在一两天之内开始初步意识到自己的残疾情况，这种了解会逐渐深化。在日常生活中丧失运动能力、大小便能力和性功能将意味着什么？疑惑、恐惧和焦虑使其不断考虑我还能站起来走路吗？为了康复，患者每天不停地锻炼，但进展不大，悲观消极的态度随之产生。另一些患者，不能面对现实，坚持认为自己还能像以前一样行走，他们拒绝学习轮椅上的日常生活动作，也不考虑任何家庭改造。少数患者完全淡漠、高度抑郁，可出现攻击或孤僻行为。

（十一）痉挛

脊髓损伤的恢复期将出现痉挛，肌痉挛对行走功能有明显影响，评定其严重程度可根据改良 Ashworth 分级，将肌痉挛分为0～5级（表3-17）。

表3-17　改良 Ashworth 评定标准

分级	评定标准
0	肌张力不增加，被动活动肢体在整个ROM范围内均无阻力
1	肌张力稍增加，被动活动肢体到终末端时有轻微阻力
1^+	起始50%ROM有轻微"卡住"感，终末50%ROM有轻微阻力
2	肌张力轻度增加，被动活动大部分ROM均有阻力，但仍可活动
3	肌张力中度增加，被动活动在整个ROM内均有阻力，活动比较困难
4	肌张力高度增加，患侧肢体僵硬，阻力很大，被动活动十分困难

（十二）日常生活活动能力（ADL）

（参阅第三章第一节）

三、康复护理措施

（一）脊髓损伤早期康复护理

脊髓损伤早期康复"早"的含义是指：受伤当日开始。早期康复阶段包括卧床期和初期(即轮椅活动期)。脊髓损伤后,脊柱稳定性受到破坏,各种复合伤也可造成生命指征的不稳定。同时,脊髓损伤后立即引起了全身多系统功能障碍。进行早期康复及护理干预,对抢救患者生命,预防各种早期并发症,最大限度地利用残存功能,尽可能在较短的时间使患者重新开始自理的、创造性的生活,重返社会有重要意义。

早期康复护理包括以下内容:生命体征的观察;正确的体位和体位的变换;呼吸系统的管理;神经源性膀胱和肠道功能的训练;预防压疮;防止关节挛缩和痉挛;防止深静脉血栓;调节患者及家属的心理;补充机体所必需的营养等。

1.入院时 应密切观察患者生命体征的变化。在医生指导下固定损伤部位,尤其是颈椎损伤,必须备固定围领,在不明确损伤部位时应按损伤原位固定搬运,一般颈椎搬运应由四人完成(一个专门固定头部,与身体同时轴向翻身和固定)、胸腰段损伤需要三人同时搬运,运送中要减少颠簸。

2.手术后 应按照脊柱、脊髓术后常规护理,早期治疗常采用大剂量激素,需注意观察生命体征变化,有无消化道出血,并应动态检测血清电解质变化,出现情况及时汇报医生进行处理。

3. 正确体位和体位的变化 卧床时的正确体位和体位变化对预防压疮,预防肢体挛缩和畸形,减少痉挛和保持关节活动度,预防脊髓神经的进一步损伤有重要的意义。

(1)正确的体位:颈椎骨折的患者用颈托或围领固定与制动,呈中立位,防止颈部过仰,也可在颈两侧放置砂袋或小圆枕,以防颈部左右转动加重损伤脊髓神经。下肢体位:仰卧位时可选择髋关节伸直位(可轻度外展),膝关节伸直位(膝下不得垫枕,以免影响静脉回流),踝关节背伸位(应用垫枕)及足趾伸展位。侧卧位时可选择髋关节20°轻度屈曲,膝关节屈曲60°左右,踝关节背伸和足趾伸直位。上肢体位:仰卧位时肩关节外展90°,肘关节伸直,手前臂旋后位。侧卧位时,下侧肩关节前屈90°,肘关节屈曲90°,上侧肢体的肩、肘关节伸直位,手及前臂中立位。体位的保持需依靠各种枕垫来支撑。

(2)体位变换:颈椎术后患者,除有手术内固定和颈部围领固定外,翻身时一定要注意"轴向翻身",头和躯干必须同时翻转,需2～3人同时进行,避免扭曲、旋转和拖拉,造成严重后果。鼓励患者早期床上活动,定时变换体位:在急性期应每2小时按顺序更换体位一次,在恢复期可以每3～4小时更换体位一次,如患者不能完全自理翻身动作,应有人协助翻身及变换体位。每次体位变换时,应检查患者骨突处的皮肤情况,使床单平整、清洁。有条件者可使用气垫床,但任何高级的翻身床也代替不了人力的翻身。在确定脊柱稳定的情况下,尽早将患者从床上坐起,逐步实现卧坐转换,预防直立性低血压的发生。

(3)定时减压:坐位时每15min进行减压动作,以缓解对尾骨和坐骨的压力。根据个体情况选择合适的方法,有条件的话,可使用压强检测系统来评价何种方法更适合。具体的方法有:①在轮椅上用双手撑起30～60s;②在轮椅上侧靠30～60s;③向前靠30～60s;④如果有倾斜或躺下功能的话,可使用该功能1～2min,如果维持此姿势超过30min的话,也会损害皮肤;⑤尽可能地变换体位。在轮椅上,让患者使用有辅助柄的镜子检查自己的姿势,如检查踝、膝和髋部是否碰到轮椅;躯干姿势是否端正;双膝是否一样高等。

(4)控制危险源对预防皮肤损伤非常重要:如远离火炉、热水器和暖水管等;注意周围的障碍物,在转移或活动时,注意不要碰到障碍物而受伤;使用轮椅转身时,足部是身体最突出的部位,需注意防止受伤,而且应穿鞋以保护足部。未经过训练,不可在轮椅上做新的动作。注意个人卫生,协助患者梳洗,注意采用中性肥皂。大小便及会阴护理,注意避免局部潮湿,以减少发生压疮的可能性。大小便后软纸擦拭,避免皮肤擦伤。

4.饮食护理　脊髓损伤早期因交感神经功能下降,肠蠕动减慢,消化液分泌减少,食欲缺乏、腹胀,应静脉补充营养。待2—3周病人肠蠕动恢复后,与营养师合作,制订适合患者的食谱,首先要有足够营养和维生素的摄入,也要多吃富含纤维素的食物,有利于大便的排出。

5.患者及家属的心理护理　几乎所有脊髓损伤患者在伤后均有严重的心理障碍,一般心理状态演变:震惊－否定－抑郁－对抗、承认、独立、适应。护士应根据病人不同时期的心理状态采取不同的护理措施,如震惊期要给以心理安慰,否定期要让病人接受事实,抑郁期要耐心规劝并预防病人自杀,对于患者的问题给予鼓励性的回答,帮助患者建立信心。承认期应积极协助病人安排新的生活,多予以鼓励,帮助他们重新生活,积极配合各种康复治疗。同时,要向家属讲解功能训练的重要性,并掌握简单的训练要点,坚持帮助病人进行运动训练,持之以恒,以取得良好的康复效果。

6.呼吸障碍的训练　通气功能减退的原因是肌无力。长期卧床造成全身肌力减退,呼吸肌肌力也下降,特别是高位颈髓损伤的患者,其受损平面以下所支配的呼吸肌发生麻痹,由于呼吸肌麻痹导致胸廓的扩张和咳嗽能力的下降,容易发生肺炎和肺不张。指导患者呼吸功能训练:呼吸锻炼;辅助咳嗽;体位引流等,鼓励患者多做深呼吸运动,2～3次/日,5～10下/次。咳嗽或辅助咳嗽很重要,可清除气道分泌物,有效清除气道分泌物对预防发生肺炎很关键。有痰患者经常变换体位和体位引流,叩击胸背部,要使家属予以配合,并且指导家属学会单手或双手推压下胸部协助排痰。多饮水可稀释气道分泌物,有利于痰液排出。对高位脊髓损伤气管切开患者,在充分稀释痰液的基础上,配合体位引流,4次/每天,能很好地帮助痰液的排出。高位颈椎损伤患者应停止吸烟,防止上呼吸道感染。病房内护士站必须配备呼吸骤停抢救器械(如气管喉镜、气管导管、人工呼吸器、吸痰管),病床旁备负压吸引器并保证性能处于完好状态。病情危重者,必要时给予气管切开,机械辅助呼吸。

7.关节活动度训练(ROM)　关节活动度训练有利于保持关节活动度,防止关节畸形,促进肢体血液循环,防止肌肉短缩和挛缩。同时可预防因挛缩引起的关节疼痛、异常体位、压疮和生活自理困难等。被动关节活动训练从急性休克期开始,每日应进行两次,每个肢体从近端到远端关节的活动应在10分钟以上。进行ROM时应注意:在脊柱仍不稳定时,对影响脊柱稳定的肩、髋关节应适当限制活动;对颈椎不稳定者,肩关节外展不应超过90°;对胸腰椎不稳定者,髋关节屈曲不宜超过90°;由于患者没有感觉,应避免过度过猛的关节活动,以防关节软组织的过度牵张损伤。特别注意的是T6～T7损伤的患者,在腕关节背伸时应保持手指屈曲,在手指伸直时必须同时屈腕,从而通过保持屈肌腱的紧张达到背伸腕的抓握功能,并可以防止手内在肌的过度牵张。

8.体位性低血压　脊髓损伤后,特别是T_1以上水平的脊髓损伤后,交感神经功能受到损害。当自身变换体位后,血液因重力作用流向下肢,机体不能通过交感神经反射调节血管张力、增加外周阻力而对血压变化产生相应的反应。此外,长期卧床或肢体瘫痪引起的静脉回流障碍和心输出量减少,也是加重直立性低血压的原因。体位性低血压是脊髓损伤患者从卧位到坐位或到直立位时发生血压明显的下降,临床表现为头晕、眼黑、视物不清,甚至一过性神志丧失。直立性低血压主要发生在 T_5 以上脊髓损伤和颈髓损伤患者,在伤后早期症状严重,影响早期康复的进行。医生、护士和患者家属都应了解如何处理这一情况,并应立即采取措施处理。

(1)直立适应性训练:逐步从卧位转向半卧位或坐位,倾斜的高度每日逐渐增加,从约30°逐渐抬高至80°左右,以无头晕等低血压不适症状为度,循序渐进。可在斜床上进行直立训练,应尽早开始,并坚持训练。每日累计站立时间宜在半小时以上。高位截瘫患者要固定好上胸、髋和膝关节,这有助于克服直立性低血压,斜板的斜度要由小到大逐渐增加,直至完全直立。截瘫患者亦可利用双上肢玩球游戏,训练躯干平衡和调节能力。下肢可使用弹力绷带或阶梯弹力袜,弹力袜必须长至大腿上部,同时可使用腹带。腹带必须以双髂前上棘为中心,通过对腹部和腿部的加压,减少体位变化时血液在下肢和腹部的积聚,从而改善低血压的症状。从平卧位到直立位需1～3周的适应时间。适应时间长短与损伤平面相关。直立适应性训练的优点:① 避免自身变换体位时发生体位性低血压。② 利用身体的重力作用,促使膀胱内尿液及其尿沉渣的引流,减少泌尿系统并发症,③ 站立时身体重量对双下肢产生的应力,防止双下肢久不支撑造成的骨质疏松。④ 截瘫患者有助于训练躯干平衡和调节能力。⑤ 调节患者心理,增强患者康复的信心。

(2)直立性低血压出现时,应立即改变体位至卧床或头低位,症状可立即缓解。

(3)定期变换体位,对刺激血管收缩反应有重要作用,因此定期逐步抬高床头的训练可缓解直立性低血压。急性稳定期一般开始轮椅活动后,即可逐步适应直立性低血压。

(4)如应用上述方法仍不能有效缓解直立性低血压,严重影响患者离床训练时,可应用药物治疗。盐酸米多君可提高血管肌的正常张力,预防末梢血管的血液积蓄而改善低血压症。应用此药不应停止其他防治低血压的措施和训练活动。由于直立性低血压随着伤后时间的推移,可逐渐缓解,因此不应长期应用药物治疗。同时,应注意增强患者全身健康情况和注意患者的睡眠,对长期血压低于70mmHg的患者,应作必要的处理。

9.神经源性膀胱训练　参阅第二章第三节。

10.神经源性肠道训练　参阅第二章第三节。

11.早期功能锻炼　早期锻炼内容主要是卧位、坐位训练,截瘫患者通过康复锻炼,可以达到站立及不同程度的行走功能,但四肢瘫的患者,除不完全瘫之外,很难恢复站立及行走功能,因此主要是卧床训练及坐位功能锻炼,达到能提高日常生活活动的目的。主要锻炼内容有:①床垫上移动身体和翻身;②加强上肢和背部肌肉锻炼,尽快增强残存肌肉的力量,达到双上肢可将躯干撑起,为上下轮椅做好准备。四肢瘫患者在卧床训练中以手部活动捏物、握物及其力量锻炼为主,还需充分锻炼未瘫痪的屈肘及伸肘等上肢各肌力,进而练习依靠自己的臂力弯曲下肢及翻身,上下轮椅也是依靠自己的臂力,但手指有无握紧轮椅走路的能力,则需视颈脊髓损伤的水平而异。

(二)脊髓损伤中、后期护理

脊髓损伤中、后期系指受伤后2～6个月内。这个时期属于病情稳定、脊柱骨折已愈合，康复训练进入全面进行阶段（即PT、OT、心理、社会、文体、辅助具训练及家属配合康复训练教育等），也是为配合回归家庭和社会做好准备。

1.运动功能康复

（1）肌力训练：肌力训练的重点是肌力2～3级的肌肉，可以采用渐进抗阻训练；肌力2级时可以采用滑板运动或助力运动；肌力1级时只有采用功能性电刺激的方式进行训练。肌力训练的目标是使肌力达到3级以上，以恢复实用肌肉功能。脊髓损伤者为了应用轮椅、拐或助行器，在卧位、坐位时均要重视锻炼肩带肌力、上肢支撑力训练，肱三头肌和肱二头肌训练和握力训练。对于采用低靠背轮椅者，还需要进行腰背肌的训练。步行训练的基础是腹肌、髂腰肌、腰背肌、股四头肌、内收肌、臀肌等训练。卧位时可采用举重、支撑，坐位时利用倒立架、支撑架等。

（2）肌肉与关节牵张：包括腘绳肌牵张、内收肌牵张和跟腱牵张。腘绳肌牵张是为了使患者直腿抬高大于90°，以实现独立坐。内收肌牵张是为了避免患者因内收肌痉挛而造成会阴部清洁困难。跟腱牵张是为了保证跟腱不发生挛缩，以进行步行训练。牵张训练是康复治疗过程中必须始终进行的项目。牵张训练还可以帮助降低肌肉张力，从而对痉挛有一定的治疗作用。

（3）坐位训练：正确的独立坐位是进行转移、轮椅和步行训练的前提。床上坐位可分为长坐位（膝关节伸直）和短坐位（膝关节屈曲）。实现长坐位才能进行床上转移训练和穿裤、袜和鞋的训练，其前提是腘绳肌必须牵张度良好，髋关节屈曲活动范围超过90°。①利用背架起坐，角度由小到大，臀部要有软垫保护，以后练习坐位平衡，由双手支撑到独立坐位，应有人保护进行，并且在平衡较好时给予一定推动力，练习再平衡能力。②练习吃饭、写字、看书做其他上肢活动，搬自己的下肢及活动关节，穿脱内裤、外裤、袜子、鞋子，使用及除去下肢支具等。四肢瘫患者锻炼时应强调：依靠上肢的肌力，自己起坐能力的锻炼；坐稳及久坐应防止躯干两侧肌肉力量不平衡而导致脊柱侧突；早期坐位需要锻炼基本生活活动功能；能否驱动轮椅进行活动，需视手部功能及轮椅的自动活动功能如何而异。

（4）转移训练：包括独立转移和帮助转移。帮助转移指患者在他人的帮助下转移体位。可有两人帮助和一人帮助。独立转移指患者独立完成转移动作，包括从卧位到坐位转移、床上或垫上横向和纵向转移、床至轮椅和轮椅至床的转移、轮椅到凳或凳到轮椅的转移以及轮椅到地和地到轮椅的转移等。在转移时可以借助一些辅助具，例如滑板。

（5）步行训练：先要进行步态分析，以确定髂腰肌、臀肌、股四头肌、腘绳肌等肌肉的功能状况。完全性脊髓损伤患者步行的基本条件是上肢有足够的支撑力和控制力。如果想具有实用步行能力，则神经平面一般在腰或以下水平。对于不完全性损伤者，则要根据残留肌力的情况确定步行的预后。步行训练的基础是坐位和站位平衡训练，重心转移训练和髋、膝、踝关节控制能力训练。关节控制肌的肌力经过训练仍然不能达到3级以上水平者，需要考虑使用适当的矫形器以代偿肌肉的功能。患者可以开始平行杠内练习站立及行走，包括三点步和四点步、二点步，并逐步过渡到助走器或双杖行走。行走训练时要求上体正直、步伐稳定、步态均匀。耐力增强之后可以练习跨越障碍，上下台阶、摔倒及摔倒后起立等。步行训练的目标是：①社区功能性行走：终日穿戴矫形器并能耐受，能上下楼，能独立进行日常生活活动，能连续行走 900 m。②家庭功能性行走：能完成上述活动，但行走距离不能达到 900 m。③治疗性步行：上述要求均不能达到，但可借助矫形器进行短暂步行。

(6)轮椅训练(参阅第二章第三节)

2.日常生活活动(ADL)自理的训练及其护理　在 PT、OT 师指导下，各种生活动作均需在指定时间内按阶段完成，一定要从护理角度配合日常活动的完成，这是回归家庭和社会的重要前提。康复护理人员应了解脊髓损伤患者损伤平面位置的高低与其 ADL 自理能力是呈反比关系，即脊髓损伤平面位置越高，其 ADL 自理能力越低；康复护理人员还应掌握由于脊髓损伤平面的不同，残存功能程度以及可达到康复的目标也是不同的。否则，将不能做到正确指导并给予适当的护理协助。

(1)对脊髓损伤患者的残存功能进行全面检查与评估，是开展康复护理工作的基础。主要包括：脊髓损伤水平、损伤性质和程度、残存功能以及 ADL 能力的评估。

(2)了解康复治疗实施的项目内容和要求，以及所需训练的时间和进度，做到有利配合。

(3)对脊髓损伤水平面高的患者，因为高位截瘫而出现不同程度的上肢功能障碍，例如：肩、肘、腕、指关节等功能障碍而不能独立完成日常生活动作，所以护理上应当给予必要的护理协助及 ADL 训练指导。

1)体位的变更与体位的移动：对不具有上肢功能的患者，完全依靠护理人员进行体位的变更与体位的移动，要做到定时和保证体位的安全与舒适；对于上肢尚有残存功能的患者，可指导患者利用上肢残存功能，主动变更体位，例如：在床尾栏杆处系宽布带套，嘱患者用手与布带套的牵引力，将身体由卧位拉起成坐位；又如：在从床到轮椅的转移动作中，可以嘱患者利用双手支撑向后移动身体位置至轮椅上，与此同时，需要有护理人员将轮椅坐面摆放为与床边紧密衔接的位置，并将轮椅制动，防止滑移。

2)进食：用餐前，应协助摆放或固定呈坐位姿势，协助配戴好代替手握持勺的自助具；勺的把柄要加长加粗一些，以利于使用自助具将食物送入口中；饮食容器应尽量使用较重的或者在容器下面垫以胶垫，以起到容器固定的作用，便于拿取食物。

3)衣物的穿脱：衣物穿脱训练之前，必须具有坐位平衡的能力；衣物的选择应当是较为宽松、柔软、有伸缩性、易吸汗、扣带少、款式简洁易于穿脱的衣、裤、鞋、袜；衣物穿脱训练过程中，要有人在身边守护，随时给予指导和安全的保证，但要注意，切不可心急地由康复护理人员替代全部穿脱过程，只能在患者能力不到的情况下，给予必要的护理协助。

4)清洁：洗脸、刷牙、洗头、洗澡等个人卫生动作训练，需要具备综合、协调能力，例如：坐位平衡能力，使用轮椅移动能力，特别是手，要有能够拿取物品的能力等才可以完成。因此，必须逐步分项进行训练，而且更需要给予必要的护理协助。护理协助，主要在物品的准备、水温的调节、安全的保障、自助具的使用等方面给予指导和帮助。

5)排泄：主要指排便、排尿前后的处理动作。因此，排泄动作训练，一般应当在有坐位平衡能力、衣物穿脱能力、清洁能力的基础上再进行训练为宜。脊髓损伤患者一般都有不同程度的排便、排尿障碍，因此需要的护理协助较多。在排便方面，常需要护理人员给予协助手法排便，便后的肛门和臀部清拭等；在排尿方面，根据患者残存能力水平，分别指导患者对自己排尿反射刺激点的寻找和使用、收尿器的管理、饮水量的控制、尿的观察以及自我导尿法、膀胱冲洗法的培训等。在自我导尿法、膀胱冲洗法的培训中，要特别注意对患者在无菌技术上的培训和指导。

3.性功能障碍及康复　神经平面与性功能障碍关系密切。男性性功能障碍：颈髓和胸髓损伤患者多数均可有勃起。具有勃起能力的患者76%在伤后6个月内恢复，其余均在1年内恢复。其中23%可以成功进行性交，10%可以射精。5%具有生育能力。恢复勃起的技术：血管活性物质阴茎海绵体内注射（罂粟碱和酒精妥拉明联合使用最为常见，一般注射于阴茎根部外后侧）、真空技术（采用产生负压的装置将阴茎置于其中，利用负压使阴茎涨大，再使用收缩带置于阴茎根部阻断血流，使阴茎保持勃起状态）、阴茎假体（阴茎假体包括半硬式和充盈式两大类）。骶前神经刺激器可以作为治疗尿失禁的方法，也可以造成阴茎勃起。女性性功能障碍 ①生育：脊髓损伤对女性患者的生育无影响，月经一般在1年内恢复正常。②性反应：女性患者在生殖器感觉丧失后，性敏感区趋向于转移到其他部位，仍然可予以刺激产生性高潮。外生殖器在 T_{12} 以上水平可以有反射性分泌，L_1 以下可以有心理性分泌。尽管分泌量可能有所减少，但性交活动一般没有重大影响。

4.自助具和双下肢矫形器使用护理　患者在中后期，将在PT、OT师的指导下开始佩戴自助具和下肢矫形器并使用拐杖（腋拐、肘拐）。护士应在PT师、OT师指导下，监督、保护患者完成特定动作，发现完成动作时出现的问题，及时反映给康复师、PT师、OT师，并且在评价会上讲述护理中出现的各种问题，以便在住院期间及时修正康复方案，不遗留任何问题。

(1)矫形器的护理：指导患者正确穿脱矫形具，保持肢体于良好位置；对于可动性矫形器，应指导如何进行功能活动，使用上肢矫形具时，应首先指导日常生活能力训练，如穿衣、洗手、吃饭等。使用下肢矫形具时，应指导患者如何保持身体平衡、起立行走，并进行上下楼梯等训练；经常检查矫形具是否挤压擦伤皮肤肌肉，预防局部感染；定期调整矫形器的松紧度，检查矫形器构件的完好与否。

(2)自助具：能提高患者的自身能力，使其能较省力、省时地完成一些原来无法完成的日常生活活动，从而增加生活独立性的辅助装置，在使用自助具前首先要对患者肌力、握力、手部可及的范围、身体其他关节的活动范围进行评定，必要时进行ADL的测定，根据需要来设计自助具。同时，要向患者说明佩戴自助具的目的、方法和注意事项，以取得患者的主动配合。

(三)脊髓损伤并发症的护理

1.压疮的护理　压疮是脊髓损伤最常见的并发症，与脊髓损伤患者感觉障碍、身体活动障碍、血液循环障碍、营养障碍等有密切关系。压疮的皮肤损害往往是感染的来源，同时也使患者比较难以保持必要的训练姿势，甚至影响患者的康复。

(1)压疮评定（参阅第二章第三节）

(2)压疮的预防：长期卧床由于全身营养及代谢的改变，以及皮肤长时间受压、局部血液循环障碍等而造成组织溃疡，局部皮肤清洁不良产生细菌或真菌感染促成压疮发生。卧床期间1～2h变换一次体位，保持皮肤清洁干燥，必要时使用减压褥垫，适当加强营养。在使用轮椅时，要保持轮椅座面的清洁、干燥、柔软、舒适，定时进行臀部的减压，每隔 20～30min 要抬臀一次，每次 5～10s。

(3)压疮的护理：观察压疮发生的部位、程度(红肿、水泡、破溃)、疮面的状态(大小、形态、有没渗出液及其性质)、疮口基底部和周围有无坏死组织、肉芽组织增生等。如局部出现红肿时，减轻受压、促进血循环；局部出现创面的给予消炎、预防感染治疗；有坏死组织，配合预防治疗以促进新的肉芽组织和表皮增生，有分泌液时，留取分泌液作细菌培养和药敏试验，根据药敏结果选择敏感的抗生素。压疮严重者需手术治疗。应注意全身状况观察和护理，给予足量的营养和水分，促进伤口愈合。

2. 自主神经反射障碍的护理　高位颈髓损伤或上胸段(T_6 以上)损伤患者易出现自主神经反射亢进，主要表现为面色潮红、出汗、头痛、缓脉、血压升高、烦躁不安等。主要诱因有膀胱是否过度充盈，留置导尿患者要检查导尿管位置，是否插入过深或有扭曲梗阻，直肠内大量粪块嵌塞，皮肤压力性溃疡，残肢部分位置不当、外伤、骨折，指甲有嵌甲、甲沟感染等。紧急处理：给予病人头高脚低位，解除紧身衣服及器械对皮肤的压力，2min 或 3min 监测血压 1 次。如血压接近或超过基础血压的两倍，立即与医生联系。膀胱评估：如膀胱胀满，立即行导尿术，用 2%利多卡因软膏润滑导尿管以减少刺激，首次导尿切忌放空膀胱，对留置导尿的患者，应检查尿管是否开放，引流是否通畅，如尿管堵塞，应立即更换尿管。

3. 深静脉血栓的护理　应在脊柱稳定的情况下鼓励病人活动，每次翻身时将双侧踝关节被动背伸 5 次；抬高下肢，预防重力性水肿；鼓励病人戒烟，因尼古丁可引起血管收缩易诱发血栓形成；尽量避免在瘫痪的下肢进行静脉穿刺；及时处理下肢的其他损伤和病变；积极治疗脱水，防止血液浓缩；每天观察双下肢，比较测量双侧的周径以及有无局部红、肿、热现象；伤后 6 周内需密切观察体温变化，无其他感染症状的低热可提示血栓形成；对疑有深静脉血栓的病人，在确诊前要嘱其休息，减少肢体活动以待确诊。一旦确诊应嘱患者卧床抬高患肢，2 周内患肢减少活动，以防止血栓脱落。被动活动要轻柔，按医嘱使用溶栓和抗凝剂时，要加强巡视和护理，发现异常及时通知医生，防止突发肺栓塞的出现。鼓励患者适当增加饮水，防止脱水或其他原因引起血液浓缩。患肢肿胀程度和变化要测量和记录，要做详细护理交班记录。

4. 痉挛的护理　大多数高位颈椎损伤或上胸段损伤患者易出现痉挛状态，这将严重影响患者日常生活的完成和被动、主动关节的运动。因此，首要条件是做好安全保护，床边要装护栏，使用轮椅和站立床训练时一定要约束和保护，洗澡时要注意与家属配合防止痉挛，造成滑落地面、意外伤害。严格遵医嘱按时服用抗痉挛药物，避免突然停药。并注意观察用药后反应如嗜睡、乏力、腹痛等，有情况及时通知医生。在给患者行关节被动运动时，动作要轻柔，速度要缓慢进行，避免使用暴力，以免引起肌肉拉伤、撕裂出血而引起血肿机化、异位骨化，造成关节活动障碍。

5. 疼痛的护理　脊髓损伤患者的疼痛大多由于中枢性疼痛引起，同时也应注意局部原因。要从护理角度观察患者疼痛发作特点(发作时间、部位、性质和止痛有效的方法)，及时将情况向医生报告，并按医嘱治疗后观察疗效。同时应做好患者心理工作，解除心理压力，多引导患者参加文体活动，转移注意力，以减少疼痛发作。

6. 骨质疏松的护理　由于脊髓损伤造成瘫痪及长期卧床，患者骨质疏松是非常多见的。应在骨密度检查基础上，与医生和PT师共同制订治疗方案，尤其是站立训练，每日应不少于2h（可分2次进行）。如果已配戴下肢矫形器，应保护患者，鼓励患者在运动中站立，会更快改善骨质疏松。要指导患者在饮食和药物中适当补充钙，并鼓励患者多到户外活动。骨质疏松患者在体位变化、被动活动、穿脱衣裤时都应动作轻柔，否则会引起病理性骨折，更应避免坠床和跌伤。

7. 尿路感染　导尿时严格无菌操作；导尿管的选择应软硬合适，粗细适中；保持会阴清洁；留置导尿病人应鼓励多饮水以增加尿量，起到稀释尿液的作用；尽早拔除导尿管改用间歇性导尿。感染没有全身症状时一般不必要采用抗菌药物治疗，出现全身症状时，应按医嘱，进行尿常规和尿培养检查，根据结果使用敏感的抗生素，注意观察体温和尿液的变化，做好护理记录。

8. 异位骨化　异位骨化病因尚不完全清楚，一般认为是过度活动引起肌肉或肌腱撕裂出血、形成血肿，大多发生在髋关节或肘关节前、内侧，血肿经过机化、骨化，形成异位骨，严重影响关节活动，使关节屈伸困难，使穿脱裤子、鞋袜、转移、坐轮椅等生活动作发生困难。临床表现为局部红、肿、热。肿胀消退后，局部有硬性包块，应与皮肤蜂窝组织炎、深静脉血栓、化脓性关节炎及骨髓炎相鉴别。护理上应注意预防异位骨化的发生，一定嘱患者家属在关节被动时不宜过度用力，尤其不能过度屈伸、按压，每日只需轻轻活动髋关节几次即可（正常关节活动范围）。当然，PT训练同样应注意这一点。

9. 体温调节障碍的护理　脊髓损伤可以出现变温血症，即体温随环境温度而变化。要注意调节好室内温度，维持室温在20℃左右，使用冰袋和热水袋来调节温度时，一定要指导正确的使用方法，防止冻伤和烫伤。高位脊髓损伤患者测量体温时需测量口温为准，以免耽误病情观察和治疗。

（四）健康教育

1. 教育患者培养良好的心理素质，正确对待目前的残疾状态，充分利用残存功能去代偿致残部分功能，尽最大努力去完成各种生活动作，能利用轮椅、自助具和各种支具等辅助工具，去完成自身尚难完成的动作，能跨越各种障碍成为一个身残志不残、对社会有用的人。

2. 养成良好的卫生习惯，搞好大、小环境卫生。预防肺部和泌尿系感染的发生。定期到医院做体格检查，防止主要脏器受到并发症侵袭。

3. 做到有规律的生活，保持良好的精神状态，利用当地条件、因地制宜地坚持进行康复训练，以充分巩固医院集中康复训练的成果，保持旺盛的体能。

4. 帮助患者掌握职业技能，培养患者顽强意志及适应社会生存能力，能真正做到自食其力，残而不废。

5. 合理膳食，均衡营养，注意每日补充维生素、蛋白质、钙的食物，是增加患者体能、抗病能力和身体免疫力的重要环节。

6. 加强二便管理教育，一定要使患者学会自己处理大小便，高位截瘫患者指导患者的家属学会协助患者处理大小便。

7. 给患者以性教育，并指导患者和家属使用药物和性工具。残疾人的性康复是维系家庭不破裂的重要手段。只有家庭完整、家属支持，残疾患者才会拥有更大的精神支柱，才会勇敢地面对未来。

（王元姣）

思考题

一、单选题

1. 确定 C_4 平面损伤的关键肌肉是 （　　）

A. 肱三头肌　　B. 腕伸肌　　C. 膈肌　　D. 肱二头肌

2. 脊髓损伤患者发生自主性反射障碍时，其损伤平面一般为 （　　）

A. C_5 以上　　B. C_6 以上　　C. T_2 以上　　D. T_6 以上

二、多选题

1. 下列说明脊髓休克已结束的情况是 （　　）

A. 球海绵体反射阳性　　B. 肛门指诊时可触及括约肌收缩

C. 损伤水平以下出现任何感觉　　D. 损伤水平以下肌张力升高

E. 痉挛

2. 下列可预防脊髓损伤后深静脉血栓的是 （　　）

A. 避免在下肢静脉输液　　B. 下肢被动运动

C. 下肢温水浸浴　　D. 序贯性气压带压迫

E. 穿紧身长裙裤

三、名词解释

神经平面

四、简答题

试述脊髓损伤患者早期直立适应性训练的优点。

第四节　小儿脑瘫的康复护理

学习目标

1. 掌握脑性瘫痪康复护理措施。
2. 掌握脑性瘫痪康复教育。
3. 熟悉神经肌肉本体促进技术。
4. 熟悉脑性瘫痪主要功能障碍。
5. 了解脑性瘫痪概念，危险因素。

一、概　述

脑性瘫痪(cerebral palsy),又称脑瘫,是指小儿出生前到出生后1个月内因各种原因所引起的脑损伤或发育缺陷所致的运动障碍及姿势异常,同时伴有智力低下、言语、听觉和视觉障碍、行为异常等。是严重影响儿童生长发育及功能活动的疾患。

> **脑性瘫痪定义**
>
> 脑瘫,是指小儿出生前到出生后1个月内因各种原因所引起的脑损伤或发育缺陷所致的运动障碍及姿势异常,同时伴有智力低下、言语、听觉和视觉障碍、行为异常等。

在发达国家脑性瘫痪患病率为0.1%～0.4%,我国为0.15%～0.5%。近20多年来,由于围产医学的发展及产科、新生儿重症监护技术的提高、新生儿死亡率明显下降,大量危重新生儿得以成活,由此导致脑瘫的患病率不仅没有下降,反而有所上升。目前我国有31万例脑瘫患儿,每年新增4.6万例。

脑瘫致病的原因包括:胎盘异常、胎位不正、宫内窘迫、早产、多胎、出生时窒息,以及新生儿缺氧缺血性脑病、核黄疸、感染、外伤、脑出血、脑部畸形等。

脑瘫是儿童残疾中常见的致残性疾病之一,也是继脊髓灰质炎控制后引起小儿运动伤残的最主要疾患。

二、主要功能障碍评定

康复评定包括:小儿身体发育,躯体功能,如肌力、肌张力、关节活动度、原始反射或姿势性反射(表)、平衡反应、协调能力、站立和步行能力(步态),心理、智力及行为评定,语言功能评定,感、知觉功能评定,日常生活活动能力以及功能独立能力的评定。

(一)脑瘫临床分型

由于脑瘫病因多样,临床表现各异,并随年龄增长而不同。因此,至今仍无统一的分类。2002年2月第一版全国七年制《神经病学》规划教材依据运动障碍的性质和体征,临床分为五种类型。

1.按异常运动的特征分为痉挛型、不随意运动型、共济失调型、肌张力低下型、混合型。其中痉挛型最常见。

2.按瘫痪部位分为双侧瘫(四肢受累,下肢重)、双重瘫(四肢受累,上肢重)、四肢瘫(四肢及躯干均受累、程度相近)、偏瘫、三肢瘫及单肢瘫。其中双侧瘫和四肢瘫多见。

3.按瘫痪的程度分为轻度、中度和重度(表3-18)。

表3-18　脑瘫严重程度的分级

	粗大运动	精细运动	智商	言语	整体
轻度	独立行走	不受限	>70	>2字	独立
中度	爬或支撑行走	受限	50～70	单字	需帮助
重度	无活动能力	无	<50	严重受损	需完全照顾

（二）反射情况评定（表 3-19）

表 3-19　小儿原始反射、姿势性反射和自动反应

原始反射		自动反应	
交叉性伸肌反射	出生时～1 或 2 个月	放置反应	出生～2 个月
Galant 反射（躯干侧弯反射）	出生时～2 个月	平衡反应	
Moro 反射（拥抱反射）	出生时～6 个月	倾斜反应	出生 6 个月～终生
抓握反射	出生时～6 个月	坐位平衡反应	出生 6 个月～终生
姿势性反射		立位平衡反应	出生 12 个月～终生
紧张性迷路反射	出生时～6 个月	Landau 反应	出生 6 个月～30 个月
非对称性紧张性颈反射	出生 2～4 个月	降落伞反应	出生 6 个月～终生
对称性紧张性颈反射	出生 4～10 个月	自动步行反应	出生～3 个月

1. 拥抱（Moro）反射

检查时，被检查者的体位是半仰卧位。检查时所施加的刺激是让其头部从后方下落。

阴性反应：有轻度的受惊吓的反应或看不到任何反应，如图 3-1 所示。

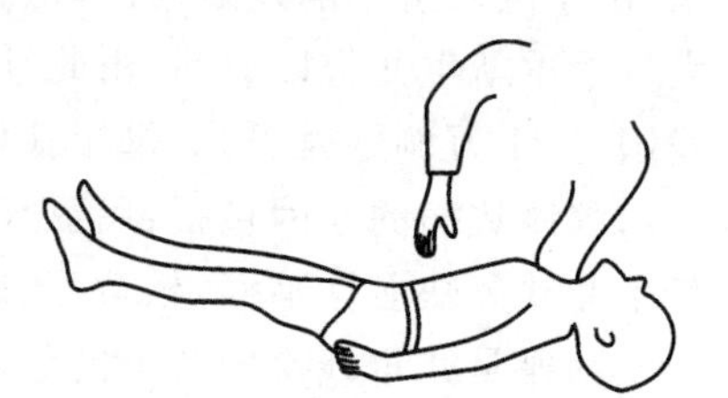

图 3-1　拥抱反射——阴性反应

阳性反应：上肢外展外旋或者屈曲，各手指伸展、外展，如图 3-2 所示。

评价：阳性反应在小儿出生到 4 个月这个阶段出现为正常，出生 4 个月以后仍然出现阳性反应，则可能是神经系统发育停滞和迟缓的一个症候。

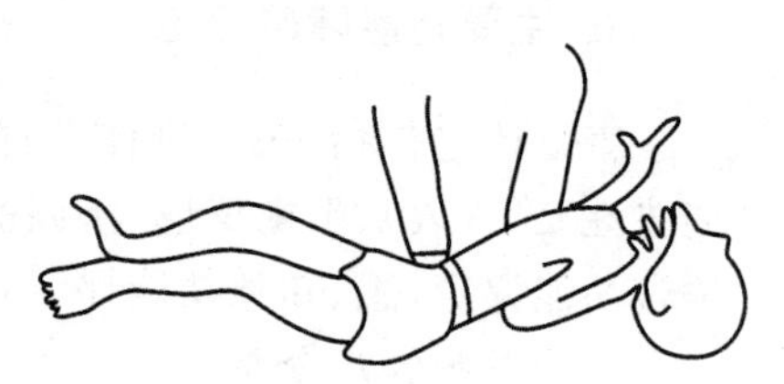

图 3-2　拥抱反射——阳性反应

2. 非对称性紧张性颈反射（ATNR）

检查时的体位为仰卧位，面部朝上，头部处于中间位，上下肢处于伸展位。检查时施加的刺激是使头部转向一侧。

阴性反应：无论患儿的头部转向哪一侧，被检查患儿的肢体都无任何反应，如图 3-3 所示。

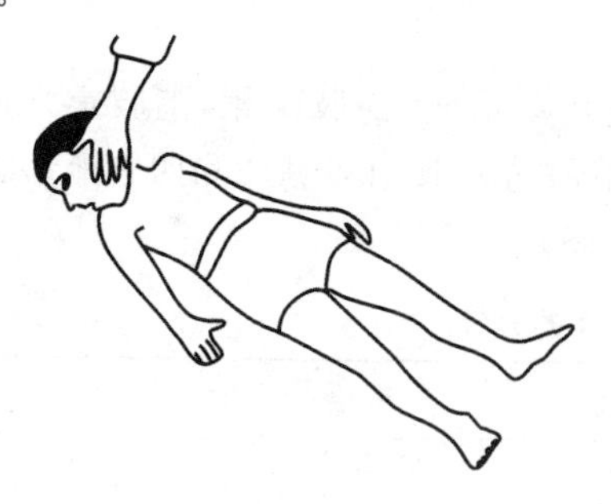

图 3-3　非对称性紧张性颈反射——阴性反应

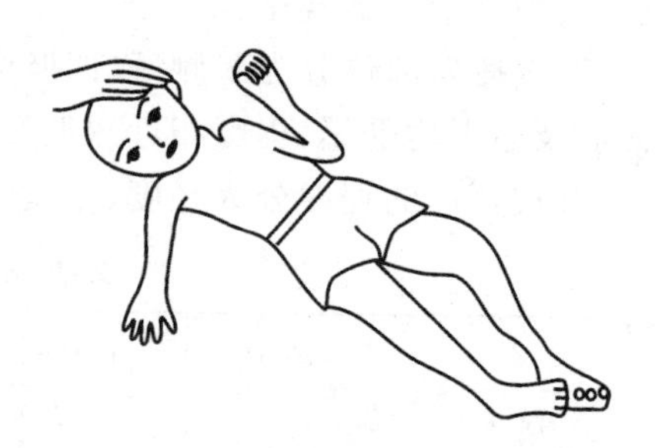

图 3-4　非对称性紧张性颈反射——阳性反应

阳性反应：当头部向侧方旋转，处于同侧一方的上下肢伸展或者伸肌的肌紧张度增高，而另一侧的上下肢屈曲或者屈肌的紧张度增高，这种表现为阳性反应，如图 3-4

所示。

评价:阳性反应在小儿出生后的4个月到6个月之间出现为正常。6个月以后出现阳性反应,则有可能是神经系统发育停滞或迟缓的一个症候。6个月以后包括成年,如果非对称性颈反射呈阳性反应,那么无论在哪个年龄段出现都是病理性的一个症候。

3.对称性紧张性颈反射　对称性紧张性颈反射有两个检查方法。

对称性紧张性颈反射(1)的检查体位是四肢立位或者是趴卧在检查者的双膝上。检查时施加的刺激是使头部前屈。

阴性反应:上下肢的肌紧张度没有变化,如图3-5所示。

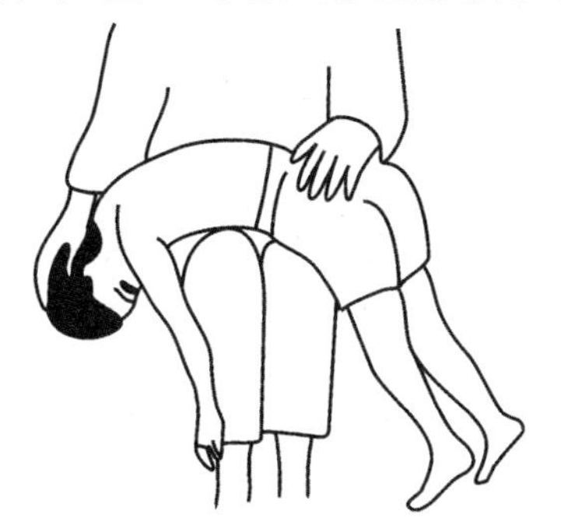

图3-5　对称性紧张性颈反射(1)——阴性反应

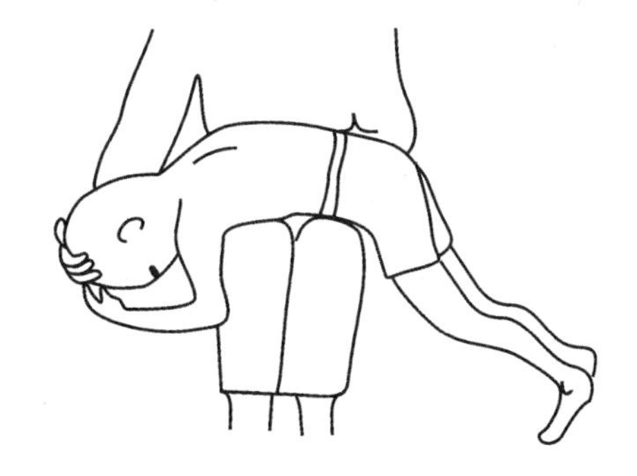

图3-6　对称性紧张性颈反射(1)——阳性反应

阳性反应:上肢屈曲,或者说是上肢的屈肌肌紧张度占优位;而下肢伸展或者说下肢的伸肌肌紧张度占优位,如图3-6所示。

评价:阳性反应从出生4个月开始到6个月这段时间内出现属于正常;如果在6个月以后出现阳性反应,则可能是神经系统发育停滞或迟缓的一个症候。

对称性紧张性颈反射(2)的检查体位是患儿取四肢立位或者是趴卧在检查者的双膝上,检查时施加的刺激是让被检查者头部背屈。

阴性反应:上下肢的肌紧张度没有变化,如图3-7所示。

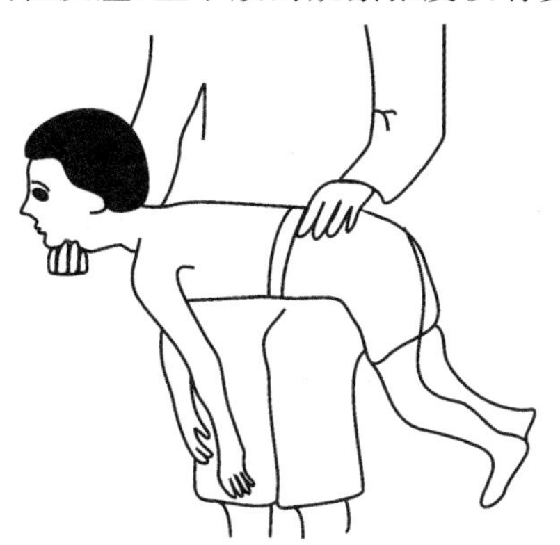

图3-7　对称性紧张性颈反射(2)——阴性反应

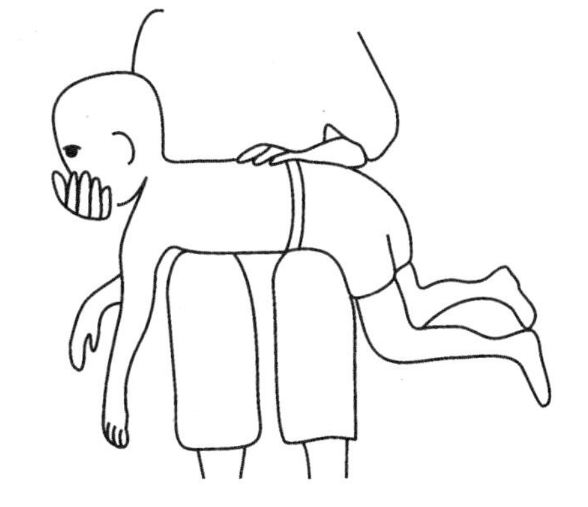

图3-8　对称性紧张性颈反射(2)——阳性反应

阳性反应:两上肢伸展或者伸肌的肌紧张度占优位,而两下肢屈曲,或者说两下肢屈肌的肌紧张度占优位,如图3-8所示。

评价：阳性反应在小儿出生后的4～6个月内出现为正常；如果6个月以后仍出现阳性反应，则可能是神经系统发育停滞或迟缓的一个症候。

4.仰卧位紧张性迷路反射

检查时的体位是仰卧位，面部朝上，头部处于中间位，两侧上下肢伸展；检查时施加的刺激是保持被检查者的仰卧位姿势。

阴性反应：让被检查者的上肢、下肢或其他部位被动地屈曲时，伸肌的肌紧张度没有变化，如图3-9所示。

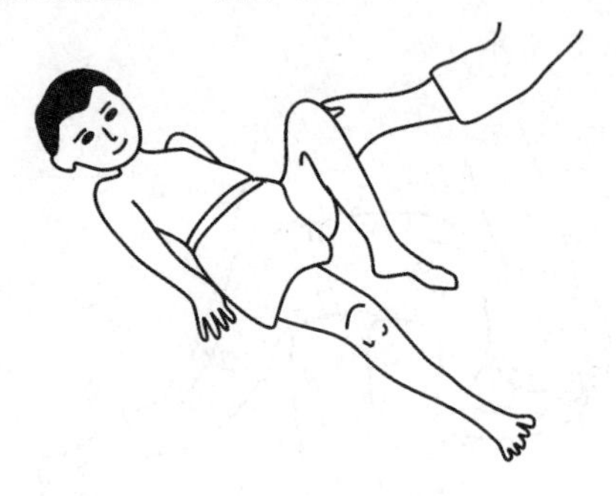

图3-9　伸卧位紧张性迷路反射——阴性反应

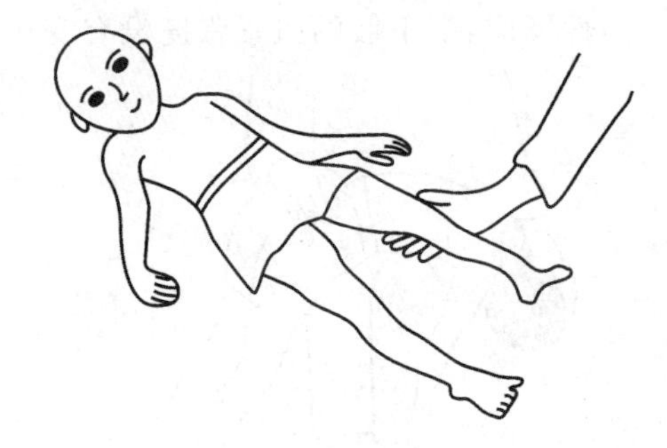

图3-10　仰卧紧张性迷路反射——阳性反应

阳性反应：让被检查者的上肢、下肢或其他部位被动地屈曲时，伸肌的肌紧张度占优位，如图3-10所示。

评价：阳性反应在小儿出生后4个月之内出现为正常。4个月以后如果仍出现阳性反应，则可能是神经系统发育停滞或迟滞的一个症候。

5.俯卧位紧张性迷路反射：

检查时被检查者的体位俯卧位，头部处于中间位，检查时施加的刺激是保持被检查者的俯卧位姿势。

阴性反应：屈肌的肌紧张度没有任何变化，头部、体干、上下肢仍然处于伸展位，如图3-11所示。

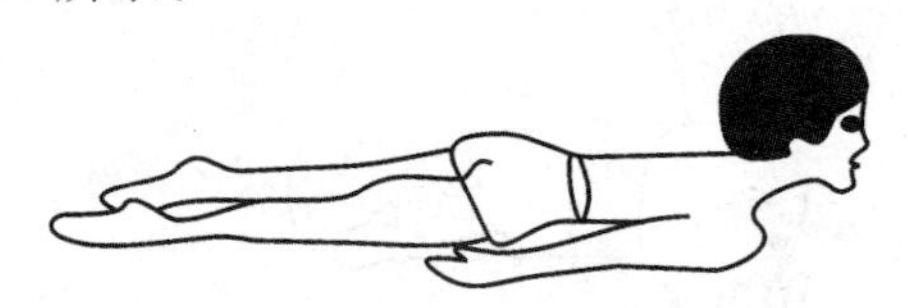

图3-11　俯卧位紧张性迷路反射——阴性反应

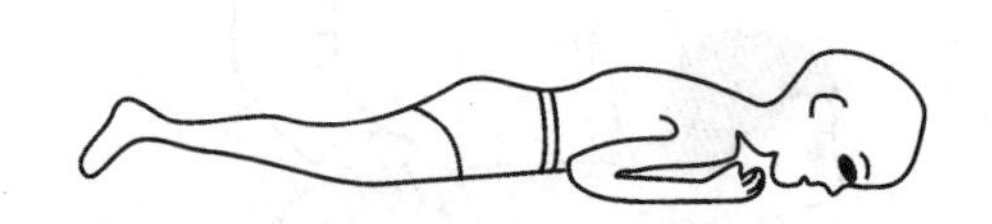

图3-12　俯卧位紧张性迷路反射——阳性反应

阳性反应：头部背屈，两肩部下沉，体干、上肢、下肢不能伸展或不能完全伸展，如图3-12所示。

评价：阳性反应在小儿出生的4个月之内出现为正常。4个月以后如果仍然可见阳性反应，则可能是神经系统发育停滞或迟缓的一个症候。

Landau反射：

检查时被检查者的体位为俯卧位，并且支撑起他的胸部将其保持在空间位。检查时所施加的刺激是让其头部自动地或他动地上抬。

阴性反应：脊柱和双下肢处于屈曲状态。如图 3-13 所示。

阳性反应：脊柱和下肢伸展。如果头部前屈，那么脊柱和下肢就会屈曲，如图 3-14 所示。

评价：阳性反应从出生后 6 个月起到 2 周岁半这段时间内出现为正常，如果 2 周岁半以后仍然存在阳性反应，则有可能是神经系统发育停滞或迟缓的一个症候。正常情况下，阴性反应从 2 周岁半以后出现，以后终身存在。如从出生时到 6 个月内出现阴性。

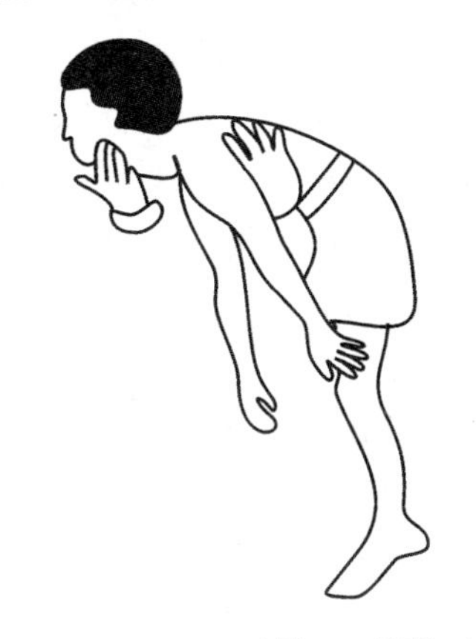

图 3-13　Landau 反射——阴性反应

三、运动功能障碍评定

(1)体格发育及运动发育：头围、身长、体重等的测量；要了解小儿粗大运动及精细动作的发育规律。

(2)肌张力测定：年龄小的患儿常做以下检查：①硬度：肌张力增高时肌肉硬度增加，被动活动是有发紧发硬的感觉。肌张力低下时触之肌肉松软，被动活动时无抵抗感觉。②摆动度：固定肢体近位端，使远端关节及肢体摆动，观察摆动幅度，肌张力增高时摆动度小，肌张力低下时无抵抗，摆动度大。③关节伸展度：被动伸屈关节时观察伸展、屈曲角度。肌张力升高时关节伸屈受限，肌张力低下时关节伸屈过度。年龄大些患儿还可采用修改的 Ashworth 痉挛评定(见第三章第一节)。

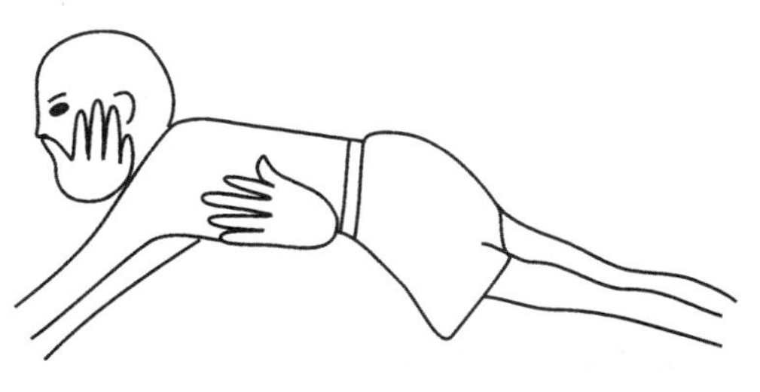

图 3-14　Landau 反射——阳性反应

(3)关节活动度 ROM 的评定：关节活动度(范围)是指关节向各个方向所能活动的幅度。如果是患儿自己活动所达到的范围称为主动关节活动范围；如果是由检查者活动患儿的关节所达到的范围则称为被动关节活动范围。关节活动范围的测量用测角计进行。

(4)肌力的评定：因为有肌张力变化的影响、有智力低下情况和年龄太小不配合等因素的影响，所以脑瘫患儿肌力评定一般较困难。能配合的患儿常用徒手肌力检查法 MMT 法(见第三章第二节)。

(5)平衡功能评定：参照 Berg 平衡量表。

(三)特殊感知觉障碍评定

(1)视觉评定：有无斜视、弱视、屈光不正、散光、视神经萎缩、先天畸形等。

(2)听觉评定：利用一般的声音反射动作来观察、检查或客观测听——电反应测听(electric response audiometry，ERA)检查。

(3)其他触觉、味觉、位置觉等的评定。

(四)智能障碍评定智力测验

智能障碍评定智力测验是评定智力水平的一种科学手段，是发育诊断的具体方法，可得知智力发育水平，作为对了解 CP 患儿是否合并智力障碍客观指标的参考，以便为康复教育和防治提供客观依据，并可早期发现智力低下合并症，尽早开展特殊教育。

1. 智商测试　智力评定所应用的智力量表分为筛查与诊断两种。最常用的筛查测验手段是丹佛发育筛选测验（Denvor developmental screening test，DDST）。此法适用于从出生至6岁儿童；另外，还有绘人测验（draw a man test），图片词汇测验（peabody picture vocabulary test，PPVT）、新生儿行为量表等。诊断性测验是我国修订的韦氏儿童智力量表（Wechsler intelligence scale for children，WISC）、斯坦福-比奈智力量表（Stanford-Binet intelligence scale）、格赛尔（Gesell）量表等。

2. 适应行为测试　我国一般采用湖南医大二院的"适应行为量表"和"婴儿—初中学生社会生活能力测试表"。

根据以上测试结果，结合智力低下和程度的诊断标准，做出患儿智力水平的判断。

（五）语言功能障碍的评定

首先要了解语言的正常发育，包括语言前期的发育、语言接受期的发育、语言表达期的发育等。脑瘫患儿的语言功能障碍主要为"语言发育迟缓"和"运动性构音障碍"。

1. 语言发育迟缓　是指在发育过程中的儿童其语言发育没达到与其年龄相应的水平。呈现语言发育迟缓的儿童多数具有精神发育延迟或异常。评定时可采用用汉语特点修订的研制成中国版的S-S（sign-significance）检查法。

2. 运动性构音障碍　它是由于参与发音的诸器官（包括肺、声带、软腭、舌、下颌、口唇）的肌肉系统及神经系统的疾病所致的语言运动功能障碍，结果使构音方面出现各种症状。如语音欠清晰、鼻音重、语速减慢、发声困难等等。评定时可采用河北省人民医院康复中心修订的Frenchay构音障碍评定法。

（六）功能独立性评定

日常生活活动是在独立生活中反复进行的最必要的基本活动，从实用角度来进行评定是对患儿综合活动能力的测试。包括以下方面：①个人卫生动作；②进食动作；③更衣动作；④排便动作；⑤转移动作；⑥移动动作（包括行走、上下楼梯）；⑦认知交流能力。（见第三章第一节）

三、康复治疗护理措施

康复的原则：早发现，早确诊，早治疗，争取达到最理想效果。任何单一的治疗都是有限的，应该采用综合的康复治疗手段，如医学康复中的运动疗法、作业疗法、言语治疗、药物、手术、矫形器的应用等，结合心理康复、教育康复和社会康复，尽可能最大限度地降低患儿的残疾程度，提高其生活活动自理能力。治疗中，多采用适合儿童的年龄及发育特点，多变化，多趣味，家庭共同参与的方式，提高治疗效果，从而达到预期目的。

> **康复的原则**
>
> 早发现，早确诊，早治疗，争取达到最理想效果。

（一）康复治疗

1. 运动疗法　根据运动学、神经生理和神经发育学的理论，借助器具或徒手的方法，对脑瘫患儿实施的运动治疗。其目的是改善其运动功能，尽可能使其正常化，提高生活活动自理能力。近年来，针对小儿脑瘫的运动疗法学说发展较多，包括Bobath法、Vojta

法、Temple Fay 法、Ayre 感觉整合治疗、Doman-Delacato 法、Collis 法、Rood 法、PNF 法、运动再学习和引导式教育(Peto 系统)等。各种方法有其特点,目前临床上仍以 Bobath 法为主,结合其他方法的长处治疗患儿。下面重点介绍常用的三种方法:

(1)Bobath 法:根据神经发育学的理论,小儿脑瘫是由于脑损伤影响了脑的正常发育,从而使运动发育落后或停滞,以及异常姿势反射活动的释放而出现异常的姿势运动模式。因此,运动治疗方法之一的英国 Bobath 法,是根据上述原理,针对瘫痪患者,采用抑制异常反射活动,纠正异常姿势,促进正常运动功能的出现和发展,提高活动或移动能力的治疗原则。对痉挛性脑瘫的治疗原则是缓解肌肉紧张和僵硬,使患儿躯干充分伸展,避免痉挛姿势的运动,尽早诱导出正常运动模式;手足徐动型脑瘫的治疗原则是抑制上部躯干肌紧张,对短缩肌进行牵伸性训练,促进抗重力姿势的稳定性和动态平衡,对徐动的上肢可行调节训练。常见运动障碍的具体治疗方法包括:

1)姿势、体位的控制:卧姿多采用俯卧位,可预防髋关节屈曲挛缩,促进头和上肢功能;侧卧可促进肩前伸和双手置于中线发挥功能。对伸展痉挛的患儿采用屈曲抱姿,反之亦然,抱双下肢内收肌张力高的患儿,应注意保持下肢的外展;

2)头、颈部控制训练:保持头部控制在中线位,之后能作前屈、后伸、旋转等动作;

3)转移能力及翻身训练:训练躯干伸展、旋转能力及对称性姿势,可促进姿势转换如翻身,翻身时要求双上肢举过头,头转向左(右)侧,弯右(左)下肢,仰卧至侧卧或俯卧;

4)坐位姿势、坐位平衡、坐起训练;

5)站立姿势、站立平衡、站起训练;

6)行走训练。

(2)Vojta 法:是通过对身体一定压迫的刺激,诱导出全身性的反射运动的一种方法。其原则是用感觉系统,如本体感觉、运动觉或触觉刺激诱导出正常姿势和运动以抑制异常运动。此方法是早期抑制异常运动的有效方法。

(3)引导式教育:是综合、多途径、多手段对脑瘫等神经系统障碍的患儿提供的一种治疗手段。此方法是 20 世纪 40 年代左右由匈牙利 Andras Peto 提出的。其治疗目的是刺激多发残疾患儿的全面发育和恢复。引导式教育更多的是针对患儿本身,而非只关心某一局部问题。它是通过合格的训练人员(又称引导员),根据患儿的活动能力、言语、认知或智力、社会交往及行为、情感等发育的状况和问题制订相应的、系统的、相互关联的训练计划,可以是个体单独接受训练,更多的是以小组的形式,采取有节律、有韵律、活动目的强的训练手法或指令,应用特殊的训练用具,如条床、梯背椅等,使患儿在愉快的训练环境中,积极主动地学会和完成不同阶段目标的功能性技巧性活动,以逐步达到生活活动能力的提高和自理。

2. 作业疗法　作业治疗中最为重要的是日常生活活动能力训练。训练前、后对患儿的日常生活活动能力的评估,是制订针对性训练方案和判定治疗效果的参考依据。脑瘫患儿的日常生活活动能力的评估应包括进食与饮水、如厕、穿衣与脱衣、梳理、淋浴/盆浴、坐、体位转换、上床与下床、站立与步行、精细的手眼协调和高级运动功能。

进食功能训练应包括不同难度的进食方法:

(1)用手或汤匙进食:训练患儿自行进食,主要是训练上肢的主动伸展,眼手协调,抓握与放开，手口协调，咬切、合唇、吞咽和咀嚼等动作或作业的完成；

(2)用筷子进食：在掌握用手或汤匙进食后，可逐渐训练用筷子自行进食，重点是训练手指协调与灵活，前臂的旋前/旋后动作。

除训练患儿进食功能外，还应进行自行饮水训练：主要是训练抓握与放开，手眼协调，手口协调，肘固定，合唇和吞咽。

如厕功能应包括：

(1)扶扶手向下蹲坐在便盆上：训练患儿站立平衡，头的控制，身体的对称性，抓握和放开，髋的活动能力，膝的屈伸，踝背屈，蝈绳肌群牵伸，从站到蹲的体位转换，重心转移，脱裤子，认识身体的部位：手、膝、髋、足，学习“分开”的概念；

(2)坐在便盆上：坐位平衡，头的控制，身体的对称性，肘伸直，持续抓紧，躯干伸展，髋屈曲，踝关节背屈，下肢外展；

(3)从坐在便盆上起立：体位转换，运动中头的控制，运动中身体的对称性，抓握和分开，肘伸直，躯干伸直，髋关节活动能力，膝伸直，下肢负重，重心转移，提上裤子；

(4)大、小便控制：大小便控制和便后自我清洁。

穿、脱衣功能应包括：

(1)穿、脱上衣：训练患儿坐位平衡，双手协调，抓握和拉取时拇指伸展和外展，认识衣服的里、外及不同季节的衣服；

(2)穿、脱裤子：基本体位的转换，侧握－仰握、坐站；

(3)穿脱袜子：坐位平衡学习袜子的概念；

(4)穿、脱鞋：学习左、右鞋的概念。

梳理应包括：

洗手：训练患儿中线对位，手于中线位，学习手放平；

洗脸：拧毛巾，手至脸的活动，肘屈伸；

刷牙：一手固定，一手活动，手越过中线，腕关节活动；

梳头：同刷牙，肩关节屈曲和伸展。

淋浴/盆浴应训练患儿进/出洗浴区，坐位平衡，上肢运动，手眼协调。体位转换训练患儿的身体重心转移，下肢负重，髋、膝活动和稳定性等。上/下床训练头的控制，上肢抬高，肢体的外展，躯干旋转，侧行等。高级手部功能训练手的各种功能，如抓、握、捏不同质地、不同大小的物体，书写(文字说明和各种形状)，双手协调活动如球类、叠纸等。高级运动功能训练与步行，相关如侧行、倒行，跨越不同障碍，跳(不同高度、单腿、原地跳绳等)，踢球等。

3.其他物理疗法　可配合低频脉冲电疗法，如神经功能电刺激，以促进肌肉功能，延缓病肌萎缩，改善和增加局部血液循环。治疗每日1次，10～15次为一个疗程。

水疗法是有利于脑瘫患儿全身或局部肌肉张力的降低、运动能力的提高的一种治疗方法。它是利用水的冲撞和温热缓解痉挛状态，利用水的浮力，在减轻了自身重量时训练运动控制能力。水中活动也是患儿喜爱的游戏方式。在有条件的地区，可采用水疗法对患儿进行训练。

4.言语矫治　脑瘫发生言语障碍多见两类，即构音障碍和言语发育迟缓。对于构音障碍患儿的言语训练包括基本言语运动功能的刺激和促进，改善呼吸，增加面部的活动，如笑、哭等，以提高患儿的言语功能；言语发育迟缓的患儿要根据儿童的年龄、训练频率、康复的效果设定短、长期目标，促进语言发音、使用语言符号、理解语言概念和含义，逐步训练患儿具有语言交往能力。

5. 文体治疗　根据小儿活泼、喜欢嬉戏的特点，通过游戏、模仿体育竞赛等形式充分调动患儿主动参与的积极性，提高身体的协调性、灵活性、耐力等运动技能，与人交往，团结协作等言语、行为的能力，在娱乐中促进患儿全面发展。

6. 矫形器应用　应用矫形器或其他辅助支具的目的在于：①保持肢体的功能位；②加强肢体的承重能力；③预防或纠正畸形；④促进运动功能发育，从而提高生活活动自理能力。还有一些支持设备如站立架、俯卧板等可以矫正身体的某一部分的不正确体位或姿势，经矫正后而使之同其他身体部位以正确的体位或姿势积极参与主动活动中。例如，一些下肢痉挛较严重的患儿常常出现双下肢内收畸形，坐、跪或站的基底平面很窄，使之平衡能力较差，可通过在外展短裤形矫形器或在站立架上训练外展后，易达到头、躯干、髋等部位姿势的稳定，更能获得功能性技巧。

应用矫形器目的

①保持肢体的功能位；②加强肢体的承重能力；③预防或纠正畸形；④促进运动功能的发育。

7. 手术　手术大多针对痉挛性脑瘫或骨、关节畸形严重的脑瘫患儿，其目的是解除严重、不可逆转的肢体痉挛，降低肌张力，恢复和改善肌肉平衡；矫正骨、关节及软组织的挛缩畸形，为功能训练创造条件。手术可分为两类，神经手术和矫正手术。神经手术中多根据不同的节段，如颈、腰段，选择性地进行脊神经后根切断术，以解除肢体痉挛。矫形手术可分别针对足、膝、髋或上肢等畸形进行的纠正手术。手术后康复训练仍非常重要。

8. 药物治疗　常用的药物有脑神经营养药，对痉挛型脑瘫采用肌肉松弛剂，对手足徐动型脑瘫配合多巴胺类药物。药物在必要时使用，配合康复功能训练，以减缓临床症状。

9. 针灸　针灸对脑瘫的恢复有一定的疗效，可配合使用。

（二）康复护理

脑瘫的康复护理是脑瘫康复和管理的重要环节之一，是取得康复效果的保障。脑瘫患儿除了运动障碍和身体姿势异常的主要障碍外，同时还经常伴有智力低下、语言障碍、视听觉障碍，甚至癫痫、抽搐等，重者则生活不能自理。大部分患儿体质发育差、易感冒发烧和患其他疾病，平时或在训练中易发生跌伤等问题。根据脑瘫患儿的特点，康复护理包括以下内容：

1. 在护理脑瘫患儿的过程中，多观察、全面了解和发现患儿的临床表现及体征，为康复治疗提供依据。

2. 做好患儿生活护理，加强营养、预防感染，对有吞咽、咀嚼障碍者防止呛咳或窒息。

3. 根据脑瘫病情程度，给予不同程度的日常生活活动护理和训练。

4. 创造良好的训练环境，开展病区活动，促进患儿全身心的发育，提高康复疗效。

5. 预防关节挛缩等继发障碍的出现及因跌伤造成的二次损伤并发症的发生，最大限度地减少障碍，提高生活自理能力。

6.采取护理措施，随时纠正患儿的不正确姿势，从而尽量减少肌肉的紧张程度。

7.要经常和定期给患儿家长予咨询和指导，争取家长的配合。

（三）健康教育

1. 指导家长有针对性的训练和照顾方法，如如何控制患儿躯干及肢体；各种体位的正确姿势；如何抱患儿；如何照顾患儿日常生活等等。此外，不应忽视患儿智力、言语、心理及社会行为等方面的综合训练。

2.家长为患儿营造一个幸福和谐的家庭环境，使其人格得以正常发展。同时家长应积极投身到患儿的日常训练中，做到不抛弃、不放弃。

3.做好心理护理：了解患儿的心理特点，患儿表现为好哭、任性、固执、孤僻、情感脆弱易于激动及情绪不稳定等。给予针对性的、耐心周到的、不同形式的护理。

4.事故的预防：避免外伤、坠床、烫伤等，预防自伤、他伤，预防由于吞咽咀嚼困难引起的窒息等。

5.训练注意事项：避免过分保护，应像对待正常儿那样对待脑瘫患儿；训练应不断重复，反复强化；训练目标不能过高，每次应让患儿获得成功感；应多采用鼓励性和游戏化的训练方式，训练应与患儿的兴趣和日常生活相结合。

（李厥宝）

思考题

一、单选题

1.不属于小儿脑性瘫痪的高危因素是（　　）

A.脑缺氧缺血　B.颅内出血　C.早产和低出生体重　D.营养不良

2.小儿脑性瘫痪不发生于（　　）

A.出生前　B.出生时　C.出生后2个月　D.出生后1个月

3.小儿脑瘫的康复原则不包括（　　）

A.早发现、早诊断、早治疗　B.治疗—游戏—教育三结合

C.自然恢复　D.注意家属的作用

4.小儿脑性瘫痪言语功能训练不包括（　　）

A.语音训练　B.发音训练　C.语句训练　D.读写训练

二、多选题

1.小儿脑瘫的特点（　　）

A.只发生在小儿出生时　B.病变为非进展性的

C.主要原因是患儿脑部的缺血缺氧　D.常伴有智力低下

E.肌肉痉挛多见

2.小儿脑瘫二便的训练包括（　　）

A.穿脱裤子练习　B.站立训练

C. 坐位平衡训练　　　　　　　　D. 手功能训练

E. 梳洗训练

三、名词解释

脑性瘫痪

四、简答题

简述脑性瘫痪健康教育。

第五节　帕金森病的康复护理

学习目标

1. 掌握帕金森患者的主要的康复护理措施；
2. 熟悉帕金森患者的主要的功能障碍表现；
3. 了解帕金森的病理变化以及用药的原则。

一、概　述

帕金森病(Parkinson′s disease，PD)又称“震颤麻痹”。是一种以静止性震颤、肌僵直、行动迟缓、自主神经功能障碍为特征，呈缓慢进展性的神经系统的变性疾病(少数病人进展迅速)。

病因及发病机制：PD的病因仍不清楚。目前的研究倾向于与年龄老化、遗传易感性和环境毒素的接触等综合因素有关。①年龄老化：有研究表明，正常人30岁以后脑内多巴胺神经元及其通路即开始减少，纹状体多巴胺含量降低。在正常老年人中，多巴胺神经元死亡少于60%，而且由于代偿而无症状出现。但如果多巴胺神经元死亡超过60%，则会出现帕金森病的症状。②环境因素：流行病学调查结果发现，帕金森病的患病率存在地区差异，所以人们怀疑环境中可能存在一些有毒的物质，损伤了大脑的神经元。③遗传易感性：医学家们在长期的实践中发现帕金森病似乎有家族聚集的倾向，有帕金森病患者的家族其亲属的发病率较正常人群高一些。多数研究者倾向于帕金森病的病因是上述各因素共同作用的结果。即中年以后，对环境毒素易感的个体，在接触到毒素后，因其解毒功能障碍，出现亚临床的黑质损害，随着年龄的增长而加重，多巴胺能神经元逐渐死亡变性，最终失代偿而出现帕金森病的临床症状。

病理及生化病理：帕金森的病理改变相对集中于脑干某些含色素的神经元，主要在黑质的多巴胺神经元、蓝斑神经元、脑干的中缝核、迷走神经背核等。肉眼可见黑质的色素消褪，镜下可见神经细胞的缺失、变性和空泡形成，细胞质内出现特征性的嗜酸性包涵体(lewy小体)，神经胶质增生。但lewy小体并非PD特征性病变，它还可见于多系统萎缩、皮质基底核变性、进行性核上性麻痹、运动神经元变性、阿尔茨海默病等。多巴胺(DA)由黑质生成后，沿黑质纹状体通路运输至黑质纹状体束的神经末梢囊泡内。患者黑质严重破坏，导致神经末梢的DA不足。DA是纹状体抑制性神经递质，而乙酰胆碱(Ach)是纹状体的兴奋性神经递质。正常人的纹状体，此两种神经递质处于动态平衡中，现因DA丧失，使纹状体失去抑制作用，Ach的兴奋性就相对增强故出现震颤麻痹的症状。

诊断标准：

(1)至少具备以下四项主征中的两项：静止性震颤、运动迟缓、肌强直和姿势步态障碍；且至少要包括前两项其中之一。

(2)病人的帕金森病症状和体征不是由于脑外伤、脑血管疾病、脑肿瘤、病毒感染、或其他已知的神经系统疾病，以及已知的药物和化学毒物所引起。

(3)病人必须没有下列体征：明显的核上性共视运动障碍、小脑征、核性发音障碍、体位性低血压(改变超过30mmHg以上)、锥体系损害以及肌萎缩等。

(4)左旋多巴制剂试验有效。

具有上述所有四项标准的病人可临床诊断为帕金森病。临床诊断与死后病理符合率为75%～80%。

二、主要功能障碍评定

(一) 震颤

虽然有50%～80%的病例起病隐袭，而且震颤的特异性较低，但帕金森病人的首发症状仍通常是4～8Hz的静止性“捻丸样”震颤。这种震颤在肢体静止时最为显著，在肢体执行活动时减弱，在睡眠中消失，但仍有多数病人在活动中也有震颤；且在情绪紧张或疲劳时使震颤加重。通常震颤自一侧肢体(单个上肢或下肢，上肢较多见)开始，早期双侧肢体症状不对称。随着病情发展，下颌、舌头、前额与眼睑也能出现震颤。

(二) 肌肉僵直

肌强直是帕金森病的主要症状之一，主要是由于主动肌和拮抗肌均衡性张力增高所致。常会引起主观上的全身僵硬和紧张，但病人的主诉与强直程度之间并不一定平行。如果强直在被动运动中始终存在，则被称之为“铅管样强直”，若同时伴有震颤时，被动运动时医者可明显感到有齿轮样感觉，则称之为“齿轮样强直”。强直的存在，在早期因限制了患者的活动程度，可出现明显的笨拙，至晚期，因全身肌肉的僵硬，患者常呈现一种帕金森病人特有的姿势：面具脸，头稍向前倾，躯干俯屈，前臂内收，肘关节屈曲，腕关节和指间关节伸直，拇指对掌、髋、膝关节轻度屈曲，使身体失去正常直立姿势，呈弯曲前倾姿势。

(三) 运动迟缓

由于肌张力增高、姿势反射障碍，帕金森病人随意动作减少，运动幅度减少，包括随意运动启动困难和运动迟缓，出现一系列特征性运动障碍症状，如起床、翻身动作缓慢，步行和行走时变换方向困难、行走中一旦停下，再次起步会非常困难。面部表情肌活动减少，常双眼凝视，瞬目减少，呈面具脸(maskedface)，讲话慢、语音低且单调，口咽部肌肉活动障碍至流涎、吞咽困难，手指精细动作如扣纽扣、系鞋带等困难，书写时字愈写愈小，为写字过小征(micrographia)等。

（四）姿势步态异常

病情逐渐发展使得患者调节身躯和四肢方位的能力障碍，患者常具有头颈及躯干前倾屈曲，上臂保持在躯干两侧，肘、腕及膝关节屈曲的特殊姿势。随着病情进展，患者行走时步幅缩短、转弯时容易跌倒、双臂同步摆动障碍、碰撞时无法保持身体平衡，甚至由于颈胸部弯曲加重导致站立困难。

（五）僵冻现象

指动作的起始困难或重复性动作困难。一般认为，"僵动现象"是一种不依赖于运动迟缓或强直的帕金森病的独立表现。有的患者刚起身时常全身不能动，持续数秒至数十分钟，叫做"僵动现象"。有"僵动现象"的患者就存在"急促现象"，比如患者行走时常出现越走越快乃至曳足而行不能停止的情况，称为"急促步态"。

（六）言语及吞咽障碍

由于肌肉的强直和协调功能异常，言语障碍也是帕金森病患者的常见症状，表现为语言不清，说话音调平淡，音量降低，声音发颤或高音调，语速快，没有抑扬顿挫，节奏单调等等。吞咽困难也是咽喉肌运动障碍的缘故，患者会因言语障碍逐渐影响日常生活中的言语交流，更由于吞咽困难造成进食过少而致全身营养障碍。

（七）精神障碍

运动障碍、异常步态、生活自理能力逐渐下降等增加了患者的精神压力和严重的窘迫心理，使得患者常常出现精神方面的症状，表现为抑郁、幻觉、认知障碍等症状，尤以抑郁最为常见，患者常常表现为表情淡漠，情绪低落，反应迟钝，自制力差，无自信心，悲观厌世；也有的表现为情绪焦虑、多疑猜忌、固执、恐惧、恼怒等。

（八）膀胱障碍

膀胱障碍也是帕金森病患者常见的问题。表现为尿急、尿频和排尿不畅，其中尿失禁出现于5％～10％男性病人中，经尿动力学研究发现这是由于逼尿肌过度反射收缩和外括约肌的功能障碍所致。虽然患者常表现为类似前列腺肥大的症状，但前列腺切除术效果常常不理想。

（九）其他自主神经功能障碍症状

迷走神经背核损害造成自主神经功能紊乱的原因。病人常出现顽固性便秘，这是由于肠蠕动的运动徐缓所致，钡餐检查可见大肠无张力甚至形成巨结肠，但很少出现肠梗阻。食道、胃及小肠的运动障碍可引起吞咽困难、食道痉挛以及胃—食道倒流等，吞钡检查可见异常的食道收缩波。面部皮脂分泌增多甚至出现脂溢性皮炎在本病也多见。还有的病人大量出汗，有的仅限于震颤一侧，所以有人认为是由于肌肉活动增加所致，但另有病人出汗并不局限于震颤一侧，仍考虑由于交感神经障碍引起。

> **帕金森四大主征**
>
> 震颤；
> 强直；
> 运动迟缓；
> 姿势步态异常。

（十）障碍的评估

精确可靠的障碍评估对评价疗效是十分必要的，以下分别介绍常用运动缺损的评估量表，1967 年由 Margaret hoehn 和 Melvin Yahr 发表的量表（表 3-20）和 Schwab & England 日常活动分级评分量表（表 3-21）如下。

表 3-20 hoehn-Yahr 分级

分期	表现
Ⅰ期:	单侧身体受影响,功能减退很小或没有减退。
Ⅱ期:	身体双侧或中线受影响,但没有平衡功能障碍。
Ⅲ期:	受损害的第一个症状是直立位反射,当转动身体时出现明显的站立不稳或当患者于两脚并立,身体被推动时不能保持平衡。功能方面,患者的活动稍受影响,有某些工作能力的损害,但患者能完全过独立生活。
Ⅳ期:	严重的无活动能力,但患者仍可自己走路和站立。
Ⅴ期:	除非得到帮助只能卧床或坐轮椅。

表 3-21 Schwab & England 日常活动分级

活动度	表现
100%	完全自理 无动作缓慢、动作困难或动作障碍,无任何困难的感觉。
90%	完全自理 轻微动作缓慢、动作困难或动作障碍,或许要花比正常多两倍的时间,感觉有些困难。
80%	大部分时间完全自理,要花比正常多两倍的时间,感觉有些困难和迟缓;
70%	不能完全自理,处理日常活动较吃力,要花比正常多3～4倍的时间。
60%	一定的对人依赖性 可作大部分日常活动,但缓慢而吃力,易出错,有些事做不了。
50%	依赖别人 做任何事都吃力。
40%	不能自理 多数活动需别人帮助才能完成。
30%	绝大多数活动需别人帮助才能完成。
20%	有些事情能作一点,但自己不能完成任何日常活动,严重病残。
10%	完全不能自理,完全病残。
0	自主神经功能如吞咽及大小便功能障碍,长期卧床。

三、康复治疗护理措施

(一)关节活动度维持训练

脊柱、肩、肘、腕、指、髋、膝、踝、趾各部位的活动度都应顾及。对于脊柱,主要进行前屈后伸、左右侧屈及旋转运动。这是维持姿势稳定性以及进行躯干旋转、体重转移的必要条件。若病情发展至患者不能进行主动活动,也可行缓慢的有节奏的被动运动,不仅能使患者放松,也能牵引紧缩的肌肉,防止挛缩发生,并通过持续缓慢的牵拉,逐渐扩大ROM范围,延长运动持续时间,更为患者日后进行更多更大范围的运动打下基础。

(二)肌力训练

帕金森患者因其所存在的运动障碍而导致活动减少,甚至卧床不起,因而进一步加重肌力减退。患者应进行积极的肌力训练,对今后的日常生活大有裨益。比如上肢可用哑铃操或徒手训练;下肢股四头肌的力量和膝关节控制能力密切相关,可采用蹲马步或直腿抬高等锻炼方法；腰背肌的训练可进行仰卧位的桥式运动或俯卧位的燕式运动；腹肌力量较差的患者，从站立位坐下时常因不能控制躯干而后跌，可通过仰卧起坐来训练。由于患者常有屈肌痉挛而导致各关节的屈曲挛缩，因此伸肌训练显得尤为重要。

（三）重心转移和平衡训练

坐位平衡指人体于坐位时，向坐位周围所完成的多方向、多角度活动而能保持平衡的能力。站立平衡则包括维持相对静止站立而无须过度运动肌肉，能在站立位来回移动以进行多种活动，有移出移入以及跨步等能力。训练坐位平衡时可让患者重心在两臀间交替转移，以及在垫子上的前后左右行走。而训练站立平衡时，一开始患者双足可开立25～30cm左右，向左右前后移动重心，并保持平衡；向前后左右跨步运动；躯干和骨盆左右旋转，并使上肢随躯干进行大的摆动，让患者从前、后方或侧方取物等，待稳定后便可由治疗师突然施加外力或推或拉，最好能诱使患者完成迈步反射。

（四）步行步态训练

PD患者常有起动困难、抬腿低、步距短、步频快和上下肢动作不协调等情况存在，行走过程中容易跌倒，据报道，38％的帕金森患者有摔倒史，更有摔倒频率达一周一次的。因此步行训练有着极为重要的意义。对于下肢起步困难的患者，最初可脚踢患者的足跟部向前，或用膝盖推挤患者腘窝使之迈出第一步，以后可在患者足前地上放一矮小的障碍物（或一张纸），提醒患者需迈过时方能起步，抬腿低者可在肋木上进行高抬腿的练习，步距短的患者可以在地板上加设足印标记、行走路线标记，步频快者需要在行走时予以提醒，可喊口令“1、2、1”或击掌。对于上、下肢动作不协调的患者，一开始可嘱患者作一些站立相的由躯干旋转所带动的两臂摆动等动作，幅度可较大。

（五）言语、吞咽训练

1. 言语训练　帕金森患者因对呼吸肌肉活动控制的能力降低，使得未完成句子前就停顿，做频繁的呼吸。久之甚至由于肌肉的僵直使得患者完全无法发音，使病人的生存质量大大降低。

（1）呼吸训练，要求在呼气时持续发元音，要求能连续10～15s为佳。练习闻花香、吹蜡烛等动作。

（2）帮助病人进行有计划的发音训练，从简单的元音开始，到声母、韵母，再到字、词发音，逐步增加到一个短句，循序渐进，要求发音清楚。

（3）训练发音时的音量、音调和语速，注意控制呼吸频率和调整发音时肌肉运动力度，使发音时用力相对均匀，逐步建立有规律的运动方式，促进发音。

（4）提供训练条件和互相语言交流的机会，增强训练信心，鼓励患者已取得的进步，渐渐使患者重新回到自由生活中去。

2. 吞咽训练　肺炎是帕金森患者重要的并发症之一，而部分是由误吸所致，故吞咽训练有着十分重要的地位。

（1）食物及进食途径的改善：轻中度的吞咽困难可通过饮食调节而得到控制，如采用切碎、煮烂食物的方法，或用搅拌机将食物搅成匀浆状，也可选用婴儿营养米粉及其他的营养补充制品等。当发生严重的吞咽困难时则可采用鼻饲管或经皮胃造口术，以提供充分的营养。

(2)吞咽器官功能的改善:首先可让患者进行下颌运动训练:尽量张口,然后松弛并向两侧运动。对张口困难患者,还可对痉挛肌肉进行冷刺激或轻柔按摩,使咬肌放松,让患者体会开合下颌的感觉。另外还可让患者做以臼齿咬紧压舌板的练习以强化咬肌肌力。舌的运动对于食物向咽部的输送过程有着很大关系,可进行如下方式训练:让患者以舌尖舔吮口唇周围及上下牙齿,练习舌的灵活性;尽力向前面及两侧伸舌,不充分时可用纱布裹住舌尖轻轻牵拉,然后让患者用力缩舌,促进舌的前后运动;用压舌板抵抗舌根部,练习舌根抬高等。

(3)咀嚼及吞咽习惯的改善:多吞咽口水,说话前记住吞咽口水;每口的食物宜少量,慢慢咀嚼,每口食物吞咽两次;喝水时每口的水量宜少,速度宜慢,为了防止水吸入气管,喝水时勿仰起头;用吸管喝水时吸水不要吸得太急,每口的水量也宜少;勿将太长的吸管含在口腔内;口中含有食物时不说话。

(4)若有食物滞留咽部,可行以下方法:空吞咽:每次吞咽食物后,反复做几次空吞咽,待食物全部咽下后再进食;交互式吞咽:让患者交替吞咽固体食物和流食,或每次吞咽后饮少许水(1～2ml),这样既有利于激发吞咽反射,又能达到去除咽部滞留食物的目的;点头样吞咽:颈部后仰时会厌谷变窄,可挤出滞留食物,随后低头并做吞咽动作,反复数次,可清除并咽下滞留的食物;侧方吞咽:梨状隐窝是另一处吞咽后容易滞留食物的部位,通过颏部指向左、右侧点头样吞咽动作,可去除并咽下滞留于两侧梨状隐窝的食物。

(六)饮食护理

帕金森病患者多为老年人,应以清淡易消化、多维生素多纤维素、高蛋白、低盐低脂食物为主,如豆浆、牛奶、鸡汤、米粥等易于消化和有营养的食物,还要适当增加蔬菜、水果的摄入。因蛋白质可影响左旋多巴进入脑部起作用,服用美多巴治疗者宜限制蛋白质摄入量,宜在每日每公斤体重 0.8 克以下,全日总量约 40～50 克。在限制范围内多选用乳、蛋、肉、豆制品等优质蛋白质。另外,肥肉、荤油及动物内脏等也尽量不吃,因为过高的脂肪也会延迟左旋多巴的吸收而影响药效。患者进食时应细嚼慢咽,提供充足的进餐时间,做好口腔护理,防止食物残渣残留。

帕金森患者每天应喝 6 至 8 杯水及饮品。充足的水分能使身体排出较多的尿量,减少膀胱和尿道细菌感染的机会。充足的水分也能使粪便软化、易排,防止便秘的发生。

(七)心理护理

抑郁在 PD 患者中常见, 由于病情较长,又有流涎、震颤、僵直等自身形象的改变,加上言语障碍、行动迟缓、生活自理能力逐渐下降,以及由于对疾病的认识不够,易产生焦虑、孤独、自卑、烦躁、抑郁,甚至厌世的心情。据统计约有近 1/2 的患者受此困扰,部分患者甚至以抑郁为首发症状。

护士应密切关注患者思想波动,及时排解心中郁闷,多与患者交流,并针对不同年龄、不同的职业文化水平和心理需求,采取不同的心理疏导方法。

1.从入院时起即给予心理护理,向患者介绍医院环境,主管医生和护士,通过与患者交谈,收集患者的资料,了解患者的需要,对患者的心理状况做出评估,并使患者从陌生的环境中解脱出来,以良好的心境接受治疗。

2.护士应耐心倾听患者的诉求,根据患者的心理状况,向患者及家属介绍发病的原因、治疗过程、治疗前景、服药注意事项。鼓励患者积极参与各种娱乐活动，激励战胜疾病信心，提高生活质量。

3.采取认真、耐心、缓慢、和蔼、热情的态度听患者说话，用亲切同情的目光，鼓励患者说出最担心什么，最需要什么，耐心倾听患者的各种心理问题，并给予适当的鼓励、劝告和指导，使患者感到尊重和理解。

4.建立良好的护患关系：良好的护患关系是实施心理护理的基础，能充分调动患者自身的积极性，提高自我认知能力，增强治疗过程的依从性，使患者参与到自我护理中。

5.充分发挥家属和环境的支持作用，尽量减轻或消除消极的情景影响，创造一种积极向上的氛围，可在周围安排有较好疗效的患者，通过情景感染使其产生积极的心理状态。

（八）二便护理

帕金森病患者特有的肌强直和运动迟缓也会影响肠道肌肉，使粪便运动迟缓，粪便中液体被过度吸收，粪便干结，而难于排便。再加上疾病本身所致的自主神经功能紊乱更使尿潴留、便秘腹胀等的存在。可予以下方法：

1.作息定时：鼓励减少卧床时间，增加运动量，另要消除精神紧张的因素。

2.饮食调节：水分和膳食纤维在控制便秘上有同等重要的作用。膳食纤维能增加粪便量，水分则能软化粪便，两者共同促进肠道排出粪便。如果单纯增加膳食纤维的摄入而忽视了水分的补充，粪便会变得更干结，难以排出。可多进食水、清汤、果汁等，以及给予含纤维素丰富的蔬菜、水果，多吃粗粮（如全麦面包、燕麦片）和薯类（马铃薯、甘薯），促进肠蠕动。

3.顺时针方向按摩腹部以促进排便。对排尿困难的患者，可热敷、按摩膀胱区，让病人听流水声，以刺激排尿。

4.必要时予以缓泻剂，如：乳果糖或山梨聚糖等，灌泻剂或刺激性泻药是最后的选择。尿潴留的患者可留置导尿管。

（九）用药护理

研究认为，帕金森病的主要病变在于大脑黑质——纹状体系统中多巴胺能神经元进行性变性，故提高中枢神经系统中多巴胺的含量或纠正多巴胺能神经与胆碱能神经两大系统功能的不平衡是治疗帕金森病的出发点。目前较为有效的药物是左旋多巴/卡比多巴，还有多巴胺受体激动剂（包括麦角胺类及非麦角胺类）、儿茶酚-O-甲基转移酶抑制剂、单胺氧化酶B抑制剂、抗胆碱能药物等等。

1.用药原则　长期服药、控制为主、对症用药、酌情加减、最小剂量、权衡利弊、联合用药。

2.了解药物副作用　口服左旋多巴后近期副作用有胃肠道症状、心血管症状、短暂性的转氨酶升高等，长期服用后往往出现“峰值异动症”、“开-关现象”和“剂末”现象。多巴胺受体激动剂不良反应包括恶心、呕吐、体位性低血压、镇静、幻觉等。胆碱能抑制剂副作用则包括口干、瞳孔散大、出汗减少及顽固性便秘、视力模糊、心悸、皮肤干燥、面红等。

其中最需重视的就是服用多巴胺类药物治疗时的“峰值异动症”、“开-关”现象和

“剂末”现象，具体如下：

峰值异动症：这是应用左旋多巴治疗中最常见的副作用。当患者体内左旋多巴的量达到峰值的时候，通常会出现舞蹈样的不自主运动，时间不会太长，一般在服药后1～2个小时内出现，这时大脑中多巴胺的水平是最高的。我们称其为“峰值剂量”的舞蹈症。通常包括抽动、推拉、点头、做各种手势和痉挛样活动，或者只是坐立不安。症状可能比较轻微甚至难以察觉，而当症状严重时，病人会出现肢体某些部位快速的像舞蹈一样的活动，因此变得烦躁并且行动笨拙。

开-关现象：是指部分病人长期服用左旋多巴后出现症状波动，当药物发生作用时能够恢复到正常人的功能状态，药效过后，又出现帕金森病的症状，如患者突然出现肌僵直，震颤，运动不能，持续数分钟至1小时后症状缓解，患者又可活动如平常甚至出现多动。此种现象一日中可反复迅速交替出现多次，变化速度可以非常快，并且往往是不可预测的。病情的变化就像是电源的开、关一样，所以临床上形象地称这种现象为“开-关现象”。

剂末现象：服用左旋多巴若干年后会出现药性的减弱，药效维持时间越来越短，称为剂末现象。此现象的出现导致用药量不断增加，且每次用药后期会出现症状的恶化。有研究显示，应用左旋多巴治疗帕金森患者2～5年后，剂末现象发生率达30%～50%。

鉴于以上种种的药物副作用，对于帕金森病应采取综合治疗，坚持“剂量滴定”、“细水长流、不求全效”等等用药原则，通过药物治疗以延缓疾病进展、控制症状，并尽可能做到长期的症状控制。而护理人员应按时给患者发药，正确指导患者服药，注意用药剂量，并严密观察不良反应和治疗效果，正确区分药物的正常反应和不良反应。

3.服药时间：一般来说，空腹或餐后1～1.5小时后用药为好，有利于药物的吸收。服药前后不宜多进高蛋白饮食，因为蛋白质会影响复方多巴类药物在肠道的吸收以及影响其运转到脑内。因此如需补充蛋白，最好在服药后一段时间进食为宜。如下午服药，则晚餐才进食蛋白类食物。

(十)并发症预防

帕金森患者老年居多，免疫功能低，对环境适应能力也较差，容易产生较多并发症。

1.随时注意保持病室的整洁、通风，注意夏、冬季需以空调调节温度。注意预防受凉感冒，以免加重病情。

2.对于晚期行动不便，长期卧床的病人，应保持床铺清洁干燥、勤洗澡、换内衣、剪指、趾甲等。按时给予变换体位，做好皮肤护理，防止尿便浸渍皮肤和褥疮的发生。

3.早期患者需坚持每日自主康复锻炼，若至晚期行动困难，则可行四肢关节的被动活动，防止肌肉的萎缩和关节挛缩等并发症。

4.坠积性肺炎、泌尿系感染也是PD患者最常见的并发症，因此每次翻身应叩背排痰，更鼓励自主咳痰以预防肺部感染。鼓励患者多饮水，以稀释尿液，预防尿路感染。

5.加强安全措施，预防意外。因震颤、强直、平衡功能障碍以及口服抗胆碱类药物引起直立性低血压等，使患者活动能力明显减退而容易发生跌跤，应嘱患者在变动体位时宜慢，行动时最好有人协助。床上应设有床栏，路面及厕所要防滑，走道中加装扶手等。以预防意外发生。

（十一）健康教育

1. 保持环境安静，营造和谐的家庭氛围，保持病人乐观的情绪，避免各种刺激，以免加重震颤或肌强直。

2. 注意安全，防止摔伤。平时应穿合适的防滑鞋，房间整洁，照明充分，地面平整干燥。必要时借助辅助具进行步行。

3. 做好个人清洁卫生，保持皮肤的清洁与完整，卧位或坐位时定时对受压部位减压，避免压疮发生。

4. 药物疗法注意事项：平时按医嘱正确服药，增加或减少药物剂量时，须按照小剂量滴定的原则，以 1/4 或 1/2 片开始并持续观察药效。掌握好服药的时间，抗胆碱类药如苯海索（安坦）等，副作用较大，宜在餐后或进食时服用；金刚烷胺可引起失眠，宜在早餐服用；左旋多巴类易出现恶心、呕吐，宜采用多次小剂量。如果服药期间出现症状加重，应及时去医院就诊。

5. 功能锻炼原则："循序渐进、持之以恒、因人而异"，在运动方式的选择与个人兴趣、爱好相结合，运动要缓慢进行，避免激烈运动。

6. 社会家庭的支持：随着病情的进展，将逐渐影响病人的自理能力，常需要家庭成员的帮助与支持。指导家属为病人创造良好的家庭环境、正确的康复训练方法。鼓励和督促病人参与各项活动，调动其积极性，坚持长期的康复训练，提高康复效果。

7. 出院后的复诊：帕金森病属慢性终身性疾病，为了控制疾病发展，延缓功能的丧失，回家后须继续康复锻炼，并按医嘱定时复诊。根据病人的情况，及时调整康复治疗方案。

（姚　波）

思考题

一、单选题

帕金森病的四大主征（　　）

A. 静止性震颤、运动迟缓、肌强直和面具脸

B. 静止性震颤、运动迟缓、肌强直和姿势步态障碍

C. 肌强直、静止性震颤、僵冻现象和急促现象

D. 静止性震颤、运动迟缓、开关现象、剂末现象

二、多选题

帕金森患者由于吞咽障碍，经常会有食物滞留咽部，可行以下方法（　　）

A. 空吞咽　　B. 交互式吞咽　　C. 点头样吞咽　　D. 侧方吞咽

三、名词解释

1. 剂末现象

2. 开-关现象

四、简答题

简述吞咽训练的方法。

第四章　运动系统疾病的康复护理

第一节　颈椎病的康复护理

学习目标

1. 掌握颈椎病的定义、分型和康复护理措施。
2. 熟悉颈椎病患者的康复教育内容。
3. 了解颈椎病的主要功能障碍的评定。

一、概　述

> **颈椎病的概念**
>
> 颈椎椎间盘组织退行性改变及其继发病理改变累及其周围组织结构(神经根、脊髓、椎动脉、交感神经等),并出现相应临床表现的一种疾病。

颈椎病(cervical spondylosis)是一种常见的多发疾病。我国目前对颈椎病的定义是:颈椎椎间盘组织退行性改变及其继发病理改变累及其周围组织结构(神经根、脊髓、椎动脉、交感神经等),并出现相应临床表现者为颈椎病。所以,确立颈椎病的诊断必须符合以下诊断原则:①具有颈椎病的临床表现(即临床症状和体征);②影像学显示了颈椎间盘或椎间关节有退行性改变;③影像学征象能够解释临床表现。根据这个诊断原则,应避免在颈椎病诊断中的两个偏向:第一,不能仅仅依据影像学征象上有颈椎退行性变这一条就作出颈椎病的诊断。因为55岁以上的人群中,80%有颈椎退行性改变,但其中大部分并无临床表现,所以尽管影像学检查对颈椎病诊断有重要意义,但仅凭影像学所见就诊断为颈椎病是不对的。第二,也不能只根据临床表现,在没有必要的影像学检查证实相应的颈椎有退行性改变的情况下作出诊断,因为没有颈椎的退行性改变就没有颈椎病的发病基础。另外,颈椎病的很多临床表现也可在颈椎病以外的疾病中存在,例如,上肢麻木无力可由胸廓出口综合征引起;头晕也可由脑血管病、高血压病、耳科疾病引起;四肢痉挛性不全瘫也可由椎管内占位性疾病、脊髓空洞症、肌萎缩侧索硬化症等引起。所以,诊断原则中强调影像学征象能解释临床表现。

不同类型的颈椎病因其病变累及的组织器官不同,其临床特点各不相同,目前主要分为以下类型:

1.颈型　最常见，占60%以上，有颈部症状和压痛点；X线片颈椎有曲度改变、不稳定等表现；应除外颈部其他疾患（如落枕、肩周炎、肌筋膜炎等）。

2.神经根型　有与病变节段相一致的根性症状与体征；压颈试验或臂丛牵拉试验阳性；影像学所见与临床表现一致；痛点封闭无显著疗效；胸廓出口综合征、网球肘、腕管综合征、肘管综合征、肩周炎等应除外。

3.脊髓型　有颈脊髓损害的症状与体征；影像学有颈椎管狭窄、颈椎退行性改变；应除外肌萎缩侧索硬化症、椎管内肿瘤、脊髓损伤、多发性末梢神经炎等。

4.椎动脉型　有颈性眩晕、可有猝倒史，旋颈试验阳性，X线片有颈椎节段性不稳或钩椎关节增生，多伴有交感神经症状，眼源性、耳源性眩晕应除外，椎动脉Ⅰ、Ⅲ段供血不全、颅内病变、神经官能症等应除外。

5.交感型　表现为头晕、眼花、耳鸣、手麻、心动过速、心前区痛等一系列自主神经紊乱的症状，X线有颈椎节段间不稳或退行性改变，椎动脉造影无异常，需排除心、脑血管疾病等。本型的依据也有较多争议。

6.其他型　指颈椎椎体前方鸟嘴样骨质增生压迫食道引起吞咽困难，并经食道钡剂透视检查证实等。

7.混合型　两型或两型以上的症状和体征混合存在，一般来说单一类型的颈椎病较少见，多是几种类型的症状同时存在。

> **颈椎病临床分型**
>
> 颈型、神经根型、脊髓型、椎动脉型、交感型、其他型、混合型七类。

二、主要功能障碍评定

（一）询问病史

了解患者发病过程，诱发因素，职业、生活习惯，日常姿态，锻炼情况等。

（二）临床体检

仔细观察患者的颈椎活动度有无受限，颈肩周围肌肉的紧张程度，高度紧张的肌肉下往往是发生病变的部位；此外肌肉力量的变化，皮肤感觉的变化也是重要的检查内容。为了明确病情，有时还需要做一些特殊的检查，例如：①压顶试验（Spurling试验）：患者坐位，检查者站在患者身后，双手重叠用力向下按压患者头顶，若患者出现一侧或双侧手臂痛、麻者为阳性，说明神经根受压。②臂丛牵拉试验（Eaten试验）：患者坐位，颈部前屈，检查者一手抵于患侧颞顶侧，一手握住患侧手腕，向相反方向牵拉，如患肢出现疼痛或麻木感为阳性，提示臂丛神经受压。③前屈旋颈试验（Feng征）：令患者头颈前屈，做头部左右旋转运动，如颈椎出现疼痛为阳性。提示颈椎小关节有退行性变。④低头试验：患者站立，双足并拢，双臂在体侧自然下垂，低头看足尖1分钟如出现颈肩臂痛和手麻等神经根受压症状；头晕、耳鸣、心慌、胸闷、出汗、站立不稳等椎基底动脉供血不足和交感神经受刺激症状；上下肢无力、小腿发紧、足趾麻等脊髓受压症状，则为阳性。

（三）辅助检查

颈椎部位的影像学检查是诊断颈椎病的必需条件，常用的包括X线平片检查：通过拍摄正位、侧位、双斜位、侧位过屈、侧位过伸等X线平片，可观察到颈椎生理曲度异常（生理曲线变直、反张、发育畸形等改变），韧带钙化、椎体前后缘骨质增生，椎间隙狭窄、椎体移位、钩椎关节增生、椎管狭窄、椎间孔变小、小关节骨质增生等。CT检查:通常临床症状结合X线片的基础上选择此类检查。重点了解椎间盘突出、后纵韧带钙化、椎管狭窄、神经管狭窄、横突孔大小等。核磁共振(MRI)检查:了解椎间盘突出程度(膨出、突出、脱出)、硬膜囊和脊髓受压情况,髓内有无缺血和水肿的病灶,脑脊液是否中断,有无神经根受压、黄韧带肥厚、椎管狭窄等,对脊髓型颈椎病的诊断有重要价值。

在影像学检查的基础上还可以结合一些其他检查如肌电图、运动诱发电位、体感诱发电位、脑血流图、椎动脉造影等以进一步了解疾病状况。

(四)功能评估

对颈椎病的功能评价包括对疾病的评价和对患者日常生活能力影响的评价,对疾病的评价目前还缺乏权威的评价量表。在我国有不少人采用了日本学者和日本骨科学会的评价量表,如神经根型颈椎病评价量表(表4-1)。

表4-1 神经根型颈椎病评价表

项 目	功能状态	评分
(1)疼痛与麻木 (颈肩部分3分,上肢3分,手指3分)	没有	3
	时有	2
	常有或有时加重	1
	常很严重	0
(2)感觉	正常	2
	轻度障碍	1
	明显障碍	0
(3)肌力	正常	2
	轻度减退	1
	明显减退	0
(4)腱反射	正常	1
	减弱或消失	0
(5)椎间孔挤压实验	阴性	3
	颈肩痛(+)颈椎活动受限(-)	2
	颈肩手痛(+)颈椎活动受限(-)	1
	颈肩痛(+)颈椎活动受限(+)	0
	颈肩手痛(+)颈椎活动受限(+)	0
(6)工作和生活能力	正常	3
	不能持续	2
	轻度障碍	1
	不能完成	0
(7)手的功能	正常	0
	仅有无力不适,而无功能障碍	-1
	有功能障碍	-2

说明:正常值为20分。

还有日本骨科学会的脊髓型颈椎病的评价量表(表4-2)

表 4-2　脊髓型颈椎病评价表

项　目	功能状态	评分
上肢运动功能(4)	不能持筷或勺进餐	0
	能持勺,不能持筷	1
	能持筷,很费力	2
	能持筷,但笨拙	3
	正常	4
下肢运动功能(4)	不能行走	0
	走平地需持拐	1
	仅上下楼梯需持拐	2
	上下楼梯不需持拐,但缓慢	3
	正常	4
感觉(6 分,包括上肢 2 分、下肢 2 分、躯干 2 分)	有明显感觉障碍	0
	轻度感觉障碍	1
	正常	2
膀胱功能(3)	尿潴留	0
	严重排尿障碍(排空不充分、费力及淋漓不尽)	1
	轻度排尿障碍(尿频及踌躇)	2
	正常	3

说明:17 分正常,分数越低表示功能越差,以此可评价治疗前后的功能变化。

颈椎病患者会因各种疼痛、无力、感觉障碍等情况而使日常生活和工作受到极大影响,甚至梳头、穿衣、提物、个人卫生、站立行走等基本活动都会明显受限。临床常用 Barthel 指数评价法或 FIM 评价来评价颈椎病对日常生活能力的影响程度。

三、康复护理措施

颈椎病的治疗有手术和非手术两大类,对大部分患者而言,经过恰当的非手术康复治疗就能获得较满意的疗效。而对于症状严重、非手术疗法治疗无效者,或者有进行性的神经压迫情况则须考虑手术治疗,但术后也应该尽早开始康复治疗。康复治疗护理的目标是:减轻颈神经根、硬膜囊、椎动脉和交感神经的受压与刺激;减少神经根的粘连与水肿;增强颈部周围肌力,缓解颈、肩、臂肌痉挛;恢复颈椎稳定性。在康复护理过程中要注意以下两个问题:一是治疗应符合颈椎的生理解剖学基础,由于颈椎解剖结构和生理功能的特殊性,要求在治疗上严格遵循这一原则。避免粗暴操作,超过颈部肌肉骨骼和韧带的承受度。二是在治疗护理过程中应注意观察患者的反应,如果患者出现剧烈的疼痛或麻木,往往意味着局部受损,要立即停止治疗并仔细检查原因。常用的颈椎病康复治疗手段如下:

（一）制动技术

制动的目的是使颈部肌肉获得充分休息，缓解因肌痉挛所致的疼痛；减少突出的椎间盘或骨赘对脊髓、神经根及血管的刺激；减少颈椎间盘的劳损、延缓退变；颈椎术后的制动是为了使手术部位获得外在稳定，有利于手术部位愈合。

颈椎制动包括颈围、颈托和支架三类。颈围制动范围小，但可以自由拆卸。颈围可用石膏也可用塑料加垫制作而成，比较轻便，容易携带。颈托上面托住下颌和枕骨，下面抵住双肩，前面胸部和后面背部稍延长以阻止前后活动。颈托的活动度较颈围小，制动效果好。颈椎制动效果最好是牵引，应根据患者具体情况而定。轻度颈部不适，用塑料颈围制动即可；术后患者宜牵引制动，或用石膏颈围，以保持较长时间的相对制动。

（二）牵引疗法

颈椎牵引的作用是限制或制止颈椎活动，解除颈部肌肉痉挛，减轻神经根及突出物的充血水肿。通过牵引可增大椎间隙及椎间孔，减轻其对神经根的压迫，也可减轻椎间盘的压力，有利于已经突出的纤维组织消肿或回缩。后方小关节的嵌顿和错位也可因牵引而得到纠正。

牵引分为三种方式，即坐式牵引、卧式牵引和携带式牵引。从生物力学的角度看，卧式牵引效果较好。卧式牵引的方法为：患者卧床，床头放置滑轮，后枕及下颌部用枕领带兜住，牵引绳通过滑轮，牵引重量约为 1.5～2.5 kg。此牵引法优点是患者可以充分休息，颈部肌肉比较松弛，可以获得较好的牵引效果。坐式牵引也是用枕领带，牵引绳绕过头顶上方的滑轮，再经另一滑车下垂进行牵引，牵引重量约为 3～5 kg，上限不能超过患者体重的 1/6。在牵引前应根据患者颈椎的曲度、病变的节段和肌肉紧张的状况仔细调节牵引的角度和重量，这往往是获得良好牵引效果的关键。一般来说，颈$_{1\sim4}$的病变或脊髓型早期，头部保持中立位牵引；颈$_{5\sim6}$的病变，牵引时颈部前屈 15°；颈$_{6\sim7}$的病变，颈部前屈 20°；颈$_{7}$～胸$_{1}$ 病变，颈部前屈 25°。牵引时如果患者出现不适和症状加重者，要立即停止牵引或调整牵引重量及角度，注意观察患者的反应。对脊髓型颈椎病患者要慎用牵引疗法。携带式牵引是利用患者双肩作对抗牵引。用一个拱形架，下方用肩托支住两肩，此架两侧是可以螺旋升降的支柱，有调节螺丝可以调节高低，也就是调节牵引力，枕领带固定在拱架顶部，自己调节好牵引力，感到下颌部不痛，颈部舒适即可。其优点是患者可以坐，也可走动。缺点是两肩施加压力，部分患者感觉不适；牵引力小，治疗效果欠佳。

（三）手法治疗

手法治疗包括以调节肌肉、筋膜和韧带的紧张度，改善肌肉平衡为主的西式手法，如麦肯基治疗技术、等长收缩后松弛技术、Maitland 手法（澳氏手法）等；以及以传统中医理论为指导的推拿按摩手法。但不管哪种手法都要注意不可超越颈椎的生理极限，控制好力度，切忌盲目暴力治疗，以免给患者带来新的损害。

（四）物理治疗

理疗是治疗颈背痛的传统方法。其作用是增强局部的血液循环，缓解肌肉痉挛，从而使局部的疼痛和不适得以缓解。常用的颈部理疗方法有离子导入疗法、超短波、短波、石蜡疗法等。应用直流电导人各种中西药，如醋、普鲁卡因等，经临床证明，确实行之有效。电疗法主要是深部电热作用,但需不断地调节。在急性椎间盘突出压迫椎间孔的神经根时,不要用较强烈的热疗。因该部位温度的升高将使血液供应增加,出现水肿,使症状加剧。各种理疗不可长期不间断地应用,一般以10～14天为一个疗程,每个疗程结束后宜休息一段时间后再行理疗。物理治疗中的运动疗法也是治疗颈椎病的重要手段之一,患者通过相应的主动性肌肉力量和协调性的训练,能够有效地提高颈椎的稳定性,改善颈椎活动度,减轻疼痛和不适感。

(五)针灸疗法

针灸对颈椎病的主要作用是舒筋活血,可解除局部肌肉痉挛,提高痛阈,改善血液循环,直到缓解疼痛、麻木的作用。治疗多以颈项局部取穴为主,如大椎、天柱、后溪、颈椎夹脊。根据病情及压痛点所在加减取穴。

(六)行为改善

颈椎病从某种意义上来讲是一个患者各种不良行为的结果,因此改善患者的行为是预防、治疗颈椎病的关键因素。这些需要改善的方面包括:

1.注意保暖,避免损伤　在温度低的情况下,易出现颈部肌肉痉挛等不适,应注意保暖和防潮湿。外伤是引起颈椎发生的常见原因,应避免各种运动损伤、工伤、生活意外伤和交通事故等。及时治疗落枕及颈部不适;保持正确的工作体位,避免长时间固定于一种姿势。

2.纠正生活中的不良体位　注意调整桌面或工作台的高度,长时间视物时,应将物体放置于平视或略低于平视处,长时间固定某一姿势时,应每0.5～1h改变体位,定时抬头远视,有利于缓解眼睛和颈部的疲劳。

3.改善睡眠　要选择合适的枕头,枕头的长度一般长度在40～60cm,或超过自己的肩宽10～16cm为宜,它可确保在睡眠体位变化时,始终能支持颈椎。合适的枕头高度能防止颈椎病的发生与发展,枕头的高度以侧卧时与肩同高为宜,一般为12～15cm。枕头宜置于颈后,保持头部轻度后仰,使之符合颈椎的生理曲度。其次要保持良好的睡姿,一个理想的睡眠体位应该是使头颈部保持自然仰伸位,胸部及腰部保持自然曲度,双髋及双膝略呈屈曲状,如此可使全身肌肉、韧带及关节获得最大限度的放松与休息。注意选择合适的床铺,合适的床铺应有较好的透气性,符合人体各部的生物力学要求,有利于保持颈椎、腰椎的正常生理曲线,维持脊柱的平衡状态。木板床可维持脊柱的平衡状态使脊柱各部分均受到支撑力,有利于颈椎病的防治。

4.加强运动训练　运动训练对各型颈椎病在症状缓解期或术后均可应用,主要是通过颈部功能练习,恢复及增进颈椎的活动功能,防止僵硬,改善血液循环,促进炎症的消退;还可缓解肌痉挛,减轻疼痛;增强颈部和肩胛带肌肉的力量,保持颈椎的稳定,改善颈椎各关节功能。运动训练时应注意在运动前要向医生咨询,选择合适的动作和运动量;脊髓型颈椎病及椎动脉型椎病发作期应当限制运动;运动应缓慢进行,幅度由小逐步增大,避免快速运动;运动要持之以恒,避免三天打鱼两天晒网。

(七)心理护理

由于颈椎病是一种慢性、持续性的疾病,往往会使患者产生焦虑、紧张、烦躁等心理变化。因此需要针对病人的不良情绪,及时疏导,耐心解释,增强病人战胜疾病的信心。

同时与病人进行必要的心理沟通，了解病人的心理需要，使病人主动与医护人员配合。

（八）健康教育

1. 颈椎病是常见病，多产生不适症状，影响人们的学习、工作和生活质量，应引起足够的重视。

2. 退行性改变是颈椎病的重要因素，但是退变不等于一定是颈椎病。故确诊需与临床症状相结合。

3. 虽然随着年龄的增长颈椎可发生不同程度退变，但可以经过积极预防和适当治疗避免或推迟发病。

颈椎病常用康复护理措施

1. 制动技术　2. 牵引疗法
3. 手法治疗　4. 物理治疗
5. 针灸疗法　6. 行为改善
7. 心理护理

4. 颈、肩肌肉劳损是加重颈椎退变的另一个重要因素。特别应强调在青少年人群中提倡合乎生理卫生的体育活动和其他保健措施，避免颈椎受到不良应力损害，对预防和减少颈椎病的发生有极重要的意义。

5. 养成良好的工作、生活习惯，保持正确的体位，避免固定一个姿势过长时间，注意随时变换体位。经常做颈肩部肌肉锻炼和放松活动。

6. 颈椎病是良性疾病，绝大多数经积极防治，预后良好，不会引起瘫痪等后果。严重脊髓型患者经手术等治疗，也会获得满意的生活质量。

（林　坚）

思考题

一、单选题

1. 最常见的颈椎病类型是　（　）

A. 神经根型颈椎病　B. 脊髓型颈椎病
C. 椎动脉型颈椎病　D. 交感型颈椎病

2. 下列哪项只出现在脊髓型颈椎病中　（　）

A. 头部转动时发作性眩晕　B. 下肢无力，有踩在“棉花”上的感觉
C. 颈肩臂疼痛麻木　D. 心慌胸闷

3. 颈椎牵引的作用不包括　（　）

A. 解除颈部肌肉痉挛　B. 减少椎间盘内压
C. 增强颈肌肌力　D. 使扭曲的颈动脉伸张

二、名词解释

颈椎病

三、简答题

1. 简述颈椎病的临床分型及各型主要表现。

2. 简述颈椎病的康复治疗护理措施。

第二节　下腰痛的康复护理

学习目标

1. 掌握下腰痛的康复护理措施
2. 熟悉下腰痛的概念及康复护理原则
3. 了解下腰痛的主要功能障碍的评定

一、概　述

下腰痛(low back pain LBP)是指腰、骶、臀部等部位出现的各种疼痛不适症状，可伴有或不伴有下肢的症状。下腰痛包含了下腰背部的骨骼、椎间盘、关节、神经、肌肉、韧带软组织等受到刺激引起的各种疼痛不适，因此下腰痛不是疾病的病理诊断，是临床非常常见的症状综合征。因此，世界卫生组织用下腰痛作为该类疾病的标准术语，并逐渐规范下腰痛的临床诊断与治疗。世界上许多国家，如美国、英国、德国、澳大利亚、瑞典等国都有下腰痛的临床诊断与治疗指南。

下腰痛在临床上主要分成三个大类，一类是非特异性下腰痛，这类疼痛往往难以确定明确的病理部位，疼痛范围较广泛，缺乏特异性；涵盖了以往的腰肌劳损、肌纤维组织炎、肌筋膜炎等急慢性腰部病变的各种诊断。第二类是特异性下腰痛，主要指由肿瘤、感染、骨折等具体的病理变化引起的下腰痛。特异性下腰痛仅占下腰痛的0.2%，有其各自特殊的治疗方案，当在临床中出现下列情况要高度注意特异性下腰痛发生的可能性。①初次下腰痛的发病年龄小于20岁或大于55岁。②有明显创伤史，或骨质疏松的患者有轻微创伤史。③伴有胸痛。④伴有不明原因的体重下降。⑤伴有鞍区麻木或二便异常。⑥伴有进行性肌无力。⑦查体发现多项神经学阳性体征和直腿抬高试验阳性。⑧疼痛进行性发展或持续4～6周以上。第三类是根性下腰痛，即是俗称的坐骨神经痛，大多数由椎间盘突出压迫或刺激神经根而引起，大多有明确的循神经阶段的感觉运动障碍。

下腰痛的分类

1. 以类型分
   非特异性下腰痛
   特异性下腰痛
   根性下腰痛
2. 以时间分
   急性下腰痛和慢性下腰痛

世界卫生组织将下腰痛分为急性下腰痛与慢性下腰痛，持续时间超过3个月的为慢性下腰痛，少于3个月者属于急性下腰痛。分界线定在3个月是因为3个月的时间超过了组织愈合所需要的时间。一般来说，慢性下腰痛的治疗更为困难，效果较差。

二、主要功能障碍评定

（一）一般情况

患者年龄、身高、体重、生命体征、职业以及对运动的喜好等，下腰痛的发生发展过程以及缓解方式。注意询问有无排尿困难和尿潴留，以及有无便秘等。既往史中要注意患者有无急性腰部扭伤或损伤史，有无长期腰部劳损及其他疾病病史，是否经常处于不良姿势；是否喜欢饮酒，服用兴奋剂、止痛剂及肌肉松弛剂等。

（二）下腰痛的分类

临床上常用的下腰痛分类采用的是 Quebec 分类法（表 4-3）。Quebec 分类是按照患者症状的部位、神经检查的阳性体征、手术等情况将患者进行分类，已经被证实有良好的信度和效度。Quebec 背痛分类法中分类编号越大，表示症状程度越重，造成的功能障碍越明显，引起的生活质量下降越突出。临床的下腰痛患者绝大多数属于分类法中 1～4 类。

表 4-3 Quebec 分类法

1. 背痛，	无放射症状
2. 背痛，	并放射至肢体近端
3. 背痛，	并放射至肢体远端
4. 背痛，	并放射至肢体远端，且伴有神经检查阳性体征
5. 影像检查可能有神经根受压（不稳定或骨折）	
6. 通过特殊影像技术肯定神经根受压的论断	
7. 椎管狭窄	
8. 手术后 6 月以内	
9. 手术后 6 月以上	
10. 慢性疼痛综合征	
11. 其他诊断（恶性肿瘤转移、血管疾病、骨折等）	

（三）疼痛程度的评定

临床常用疼痛视觉模拟尺作为下腰痛疼痛程度的测量标准，视觉模拟尺长度为 10 厘米，一端为 0 即无痛，另一端为 10 是想象的最剧烈的疼痛程度，在无刻度而滑动浮标至与其疼痛相对应的位置，评测者读出反面的刻度作为疼痛的程度记录。

另一个更简单的方法是等级法：应用 0～4，5 个等级对疼痛程度进行记录，0 为无痛，1 为轻微疼痛，2 为中等程度疼痛，3 为重度疼痛，4 为剧烈疼痛。

（四）胸腰椎关节活动度评定

下腰痛会影响脊柱的正常生理曲度及正常活动，通过直接或间接地评估胸腰椎活动情况可以了解下腰痛的严重程度和受限状况。直接测量可以采用量角器法，即患者站立位，以第 5 腰椎棘突为轴心，地面垂直线为固定臂，第 7 颈椎与第 5 腰椎棘突的连线为移动臂，用量角器测量腰椎四个方向的最大活动度，正常值屈曲为 90°，伸展为 30°，侧屈为 30°。腰椎旋转的测量以非旋转侧的肩峰为轴心，起始位双肩峰连线为固定臂，终点位双肩峰连线为移动臂，正常值为30°。间接测量主要通过测量弯腰时双手触及的部位来反应腰椎的活动程度，常用的方法有：①简易腰椎活动评分法：患者并腿立位，弯腰尽量前屈，以手指最远能触及的下肢的位置进行评分，共分为7级。大腿下段为－1，髌骨为0，小腿上1/3为1，小腿中1/3为2，小腿下1/3为3，足背为4，地面为5。②改良的Schober法：检查者首先让患者直立位，在患者两侧骼后上棘连线的中点及其上方15cm处皮肤上分别作标志，然后让患者尽量前屈，在最大屈曲位时测量原标记的两点之间的距离。用所测数据减去15cm，差值作为腰椎屈曲活动度的指标。正常值应大于4 cm。③距离测定法：患者并腿直立位，然后尽量向前屈曲，测量最大屈曲位时中指指尖与地面之间的距离。

（五）腰背肌力评定

下腰痛的发生与腰背肌力的变化有着密切的关系，确切的了解腰背肌力和肌耐力的变化，就能了解到下腰痛的状况及治疗效果。一般对下腰痛患者需要测试以下方面的肌力和肌耐力。①躯干屈肌的肌力：患者仰卧屈髋屈膝位，双手抱头能坐起为5级肌力；双手平伸于体侧，能坐起为4级肌力；仅能抬起头和肩脚为3级肌力；仅能抬起头部为2级肌力；仅能扪及腹部肌肉收缩为1级肌力。②躯干伸肌的肌力：患者俯卧位，胸以上在床缘以外，固定下肢，能对抗较大的阻力抬起上身为5级肌力；能对抗中等阻力抬起上身为4级肌力；仅能抬起上身不能对抗阻力为3级肌力；仅能抬起头为2级肌力；仅能扪及腰背部肌肉收缩为1级肌力。③躯干屈肌的耐力：患者仰卧位，双下肢伸直并拢抬高45°，测量能维持该体位的时间，正常值为60秒。④躯干伸肌的耐力：患者俯卧位，双手抱头，脐以上在床缘以外，固定下肢，测量能保持躯干水平位的时间，正常值为60秒。

下腰痛的评价内容

1. 一般情况
2. 下腰痛的分类
3. 疼痛程度的评定
4. 胸腰椎关节活动度评定
5. 腰背肌力评定
6. 功能障碍的评价
7. 心理评定
8. 日常生活活动

（六）功能障碍的评价

对于下腰痛患者在学习、工作、生活过程中产生的持续功能障碍，临床最常用的是应用Oswestry下腰痛功能障碍问卷进行评价（表4-4）。该问卷有痛强度、个人料理、提举、走路、坐、站、睡眠、性生活、社会生活、旅行十个方面的问题，每一问题分0、1、2、3、4、5六个等级，总分最高为50分，分数越高提示功能障碍越严重，评分的表达方式用实际评分之和/50 ×100％来表示，如实际评分之和为20，则20/50×100％＝40％。由此可知0％为正常，越接近100％功能障碍越严重。

表 4-4　Oswestry 下腰痛功能障碍问卷

问题	0	1	2	3	4	5
痛强度	我能耐受痛而不必用止痛药	痛是不愉快的，但我能设法不用止痛药	止痛药能完全缓解疼痛	止痛药能中度缓解疼痛	止痛药几乎不能缓解疼痛	止痛药对痛无效，我不用它
个人料理（洗漱、穿着等）	我能正常地自己照料自己而不引起格外的痛	我能正常地自己照料自己但引起格外的痛	照料自己时是痛的，我只得缓慢和小心地进行	我需要他人的一些帮助，但能设法在大多数方面自理	在自理的大多数方面，我每日均需帮助	我穿衣、洗涤都有困难，只好呆在床上
提举	我能提举重物而无格外的痛	我能提举重物但有格外的痛	痛使我不能从地板上提起重物，但若它在合适的位置上（如在桌上）时，我能设法提起它	痛使我不能提起重物，但若在合适的位置上有中等重的物体，我能设法提起它	我只能提很轻的物品	我根本就不能提或携带物品
走路	痛不妨碍我走完任何距离	痛使我不能走＞1.6km	痛使我不能走＞0.8km	痛使我不能走＞0.4km	我只能用手杖或拐杖走路	我大多数时间都呆在床上和必须爬到厕所
坐	我可以坐在任一种椅子上，爱坐多久就坐多久	我只能坐在我喜欢的椅子上才能爱坐多久就坐多久	痛使我不能坐＞1h	痛使我不能坐＞0.5h	痛使我不能坐＞10min	痛使我根本就不能坐
站	我能尽可能长久地站着而无格外的痛	我能尽可能久地站着但有格外的痛	痛使我不能站＞1h	痛使我不能站＞0.5h	痛使我不能站＞10min	痛使我根本就不能站
睡眠	痛不妨碍我酣睡	我只有服药才能睡好	即使我服药也不能睡＞6h	即使我服药也不能睡＞4h	即使我服药也不能睡＞2h	痛使我根本就不能睡
性生活	我的性生活正常而不引起格外的痛	我的性生活正常，但引起格外的痛	我的性生活几乎正常，但很痛	我的性生活因痛而严重受限	我的性生活由于痛而几乎停止	痛使我根本就无法过性生活
社会生活	我的社会生活正常而无格外的痛	我的社会生活正常，但加重了我痛的程度	除了较有力的像跳舞等活动外，痛对我的社会生活无显著的影响	痛限制了我的社会生活，我外出的机会不像往常那样多	痛使我只能在家过社会生活	由于痛而不能参加社会生活
旅行	我可到任何一处旅行而无格外的痛	我可到任何一处旅行但有格外的痛	痛是不愉快的，但我可设法旅行 2h 以上	痛使我旅行不能多于 1h	痛使我旅行不能多于 0.5h	除了找医生或到医院去以外，痛使我不能旅行

* 该表摘自：缪鸿石主编，康复医学理论与实践，上海科学技术出版社 2000 年版，第 1708 页。

(七)心理评定

慢性下腰痛的发生、发展以及对各种治疗的反应，与患者心理状态密切相关，因此对这类患者进行心理评定是很必要的。世界卫生组织建议对慢性下腰痛的患者采用 Zung 抑郁量表进行心理评价(表 4-5)。

表 4-5　Zung 抑郁调查表

	相当少或无(ld/w)	有些时候有(1～2d/w)	中等量时间有(3～4d/w)	大部分时间有(5～7d/w)
1.我感到沮丧和悲哀	0	1	2	3
2.我有发作性哭泣或类似的感觉	0	1	2	3
3.我夜间入睡有困难	0	1	2	3
4.我感到没有人关心我	0	1	2	3
5.我注意到我的体重下降	0	1	2	3
6.我有便秘	0	1	2	3
7.我的心跳比正常快	0	1	2	3
8.没有任何原因我就感到疲倦	0	1	2	3
9.我有醒得过早的倾向	0	1	2	3
10.我感到烦躁而不能保持安静	0	1	2	3
11.我比通常易激惹	0	1	2	3
12.我感到十分内疚	0	1	2	3
13.我觉得如果我死了别人会好些	0	1	2	3
14.早上我觉得最好	3	2	1	0
15.我吃得像往常一样多	3	2	1	0
16.我仍喜欢过性生活	3	2	1	0
17.我脑子像往常一样清楚	3	2	1	0
18.我觉得我通常做的事很容易	3	2	1	0
19.我对将来感到有希望	3	2	1	0
20.我觉得我易于做出决断	3	2	1	0
21.我感到我是有用的和他人所需要的	3	2	1	0
22.我的生活十分丰富美好	3	2	1	0
23.我仍能喜欢我过去喜欢的事情	3	2	1	0

该调查表列举了和情绪有关的 23 个问题，按问题的频发度分 0、1、2、3 四个等级，总分最高为 69 分，分数越高提示腰痛对情绪(主要是抑郁)的影响越显著。原作者建议将男≥27 分、女≥29 分作为筛选腰痛患者的标准，并以此判定腰痛是否已在这种患者中引

起抑郁情绪。

（八）日常生活活动

日常生活活动(activities of daily living，ADL)是人类生活中必要的反复进行的基本活动，其能力反映了人们在家庭、社区等活动范围的最基本能力。下腰痛的ADL评定是通过科学的方法尽可能准确地了解其日常生活活动的功能状况，即功能障碍对下腰痛患者日常活动有无影响、影响的程度，为确定康复目标、计划、评定康复治疗的效果提供可靠依据。常用的量表包括Barthel指数(the Barthel index of ADL)、FIM等(评级标准与方法见相关章节)。

三、康复护理措施

下腰痛患者的康复护理原则：一是利用各种因子减少急性期炎性因子的影响，减轻疼痛，恢复活动能力。二是加强腰背部核心稳定能力，维护脊柱的稳定性。三是建立合理的行为模式，避免各种导致损害因素。通过恰当的康复护理可以使患者能有效维持自身脊柱的稳定，适应脊柱各种活动的需要。对于怀疑是特异性下腰痛的患者，一定要由专科医生明确诊断做相应的治疗，不要在病情没有明确的情况下进行处理。对于常见的非特异性下腰痛和一般的根性下腰痛，护理措施如下：

（一）卧床休息

在急性下腰痛发作的时候，短时间的卧床休息可使腰部软组织得到充分的松弛和休息，缓解肌肉痉挛，促进血液循环对缓解疼痛还是有效果的。尽管许多循证的证据显示严格的卧床休息不仅对下腰痛的恢复无积极治疗作用，而且会使患者产生过多的心理负担等问题而延误功能恢复，造成慢性下腰痛。卧床休息时体位不要求固定，以疼痛最小为标准；腰背部要给予足够的支撑；对于根性腰背痛可以采用轻度屈髋屈膝卧位，此时椎间盘的内压最低，有利于减轻神经根的牵涉，有利于神经根水肿的消除。

（二）腰围的使用

腰围多用布或皮革辅以硬支撑片制成，上起肋弓，下达腹股沟，通过支撑腰背部，减少腰椎过度活动，增加腹压，减少腰背部肌肉和韧带的负担，减轻症状。腰围应该避免长期使用，配戴期间应增强腰腹肌训练。

（三）药物和手术治疗

下腰痛的药物包括外用药、口服药物和局部用药，一般对下腰痛患者而言，止痛药物仅短期用于中度以上疼痛的患者，一般应用时间应短于2周，首选解热镇痛药，如对乙酸氨基酚；其次选择非甾体类消炎止痛药，如双氯芬酸(扶他林)、布洛芬等。其他可酌情选择肌肉松弛剂、麻醉性镇痛药、各种复方药物，近年研究小剂量三环类抗抑郁药物对慢性下背痛有效。同时可以适当选用一些中药或中成药如四物止痛汤、独活寄生汤、桃红四物汤、骨刺汤、伸筋活血汤和祖师麻片、仙灵骨葆等；此外松节油、水杨酸甲酯(冬青油)软膏、正骨水、正红花油等外用药物也可以部分缓解腰背部的疼痛。对于有明确痛点或剧烈的根性疼痛可以使用局部药物注射疗法，如局部痛点封闭、硬膜外注射、骶管注射等，常用的药物为激素和局麻药。下腰痛患者有以下情况需考虑手术治疗。患者有明确的马尾综合征，神经根受损体征逐渐加重，出现肌肉萎缩；或患者经非手术治疗症状加重、功能严重受限必须用手术解决。

（四）物理因子的治疗

物理因子治疗具有促进局部血液循环，缓解局部无菌性炎症，减少水肿和充血，缓解疼痛，解除粘连，在临床上广泛应用于下腰痛的治疗。但是目前应用循证医学的研究方法，还没有足够的肯定证据支持它的疗效。临床常根据患者的症状、体征、病程等特点选用高频电疗、低中频电疗、药物离子导入、超声波、光疗、热疗、磁疗等进行治疗。

（五）牵引治疗

腰椎牵引可以使关节突关节上下滑动，关节间隙加宽，后纵韧带张力明显增大，松弛的黄韧带伸张，改善黄韧带血循环，增加了黄韧带与椎间盘之间的间隙，松解神经根周围粘连的软组织，缓解肌肉痉挛。对腰椎根性疼痛的患者，腰椎牵引可以使椎间隙加宽，椎间盘所受的压力减小，有利于突出物回纳，增加椎管容积，减轻对神经根的压迫。因此腰椎牵引是治疗下腰痛的较好方法之一。常用的腰椎牵引方法有：①骨盆重锤牵引法：患者仰卧屈髋屈膝，骨盆牵引带固定在体侧，通过床端的支架滑轮放置牵引重锤。从每侧5 kg开始，每1～3日增加1～2 kg，牵引时间从1小时开始，逐渐增加至持续牵引每天5～8小时。②动力骨盆牵引法：电动牵引床提供持续或间歇两种牵引方式。患者仰卧，用胸、骨盆牵引带固定。牵引重量从体重的30%开始，逐渐增加至60%，每次15～40min，每日1次，15～20次为1疗程。腰牵引前或同时做热疗效果好。③屈曲旋转快速牵引法：需使用特定的设备，为患者设定个体化的参数，进行瞬间大力度的牵引，须有经验的治疗医疗人员操作。

（六）手法治疗

下腰痛的手法治疗包括传统中医的推拿按摩和西式的手法治疗。推拿按摩采用推、揉、滚等手法，被动活动患者关节及按摩软组织，松弛腰背部痉挛疼痛的肌肉，起到解痉、镇痛、松解粘连等作用。但中央型腰椎间盘突出者不宜推拿。国际上较著名的治疗下背痛的手法治疗方法有Chiropractic、Maidland、McKenzie等，手法的主要作用是通过不同的体位摆放，牵伸旋转，缓解痛，改善脊柱的活动度。各种手法有独特的操作方法，治疗评价都各成体系。

下腰痛的康复护理措施

1. 卧床休息
2. 使用腰围
3. 药物和手术治疗
4. 物理因子的治疗
5. 牵引治疗
6. 手法治疗
7. 运动疗法
8. 行为改善和健康教育

（七）运动疗法

下腰痛的发生从根本上说是腰背部肌肉力量失衡的结果，因此一旦下腰痛发生，及时指导患者少卧床，早活动，开始各种运动治疗已经成为被循证证实有效的方法。运动治疗对缩短病程，减少慢性下背痛的发生，改善脊柱功能有重要作用。具体的运动疗法有核心稳定训练方法、Williams体操、McKenzie自我运动方法、治疗性锻炼、肌肉能量技术等等。对下腰痛患者应采用哪种运动最佳，目前还没有循证医学的结论。一般来说，下腰痛的急性期疼痛较重时，患者宜进行一些活动范围小、静力性等长的肌肉运动；而疼痛减轻后以及慢性下背痛的患者除了进行有氧运动以外，还应加强整个腰腹部的肌肉力量训练。

1. 核心稳定力量训练　脊柱周围的肌肉根据其作用可以划分为稳定肌和运动肌两类。稳定肌通常位于脊柱深部，以慢肌为主，耐力性活动时被激活，主要包括骶棘肌、横突棘肌、横突间肌、棘突间肌、多裂肌等，这些肌群通过离心收缩控制锥体活动和具有静态保持能力，控制脊柱的弯曲度和维持脊柱的机械稳定性。运动肌一般位于脊柱周围的表层，呈梭状，具有双关节或多关节分布，以快肌为主，在爆发性活动时被激活，这些肌肉收缩通常可以产生较大的力量，通过向心收缩控制锥体的运动，如背阔肌、腹外斜肌、竖脊肌及腰部的腰大肌等。可见，脊柱稳定性的控制是依靠稳定肌和运动肌共同作用下来实现的，通过加强腰腹部稳定肌肉的协调反应和控制力量就可以有效地维持脊柱稳定，改善下腰痛的状况。临床核心稳定性的训练包括徒手的腹肌训练，骨盆控制训练，多裂肌练习等，还有借助器械的悬吊训练、练习球、健身球、平衡板、重力球、弹力带、小蹦床、稳定球、半球形滚筒、动态滑板等训练方法。

2. Williams 体操　Williams 认为，治疗慢性腰痛最主要是减少骶椎前倾，因为它能增大下腰椎应力。为了减少腰骶椎前倾，就必须加强腰骶椎的屈肌肌群的锻炼，为此，应该伸展已挛缩的伸肌群，以免它们限制屈肌群的活动。Williams 体操的简要示意图如图4-1 所示。

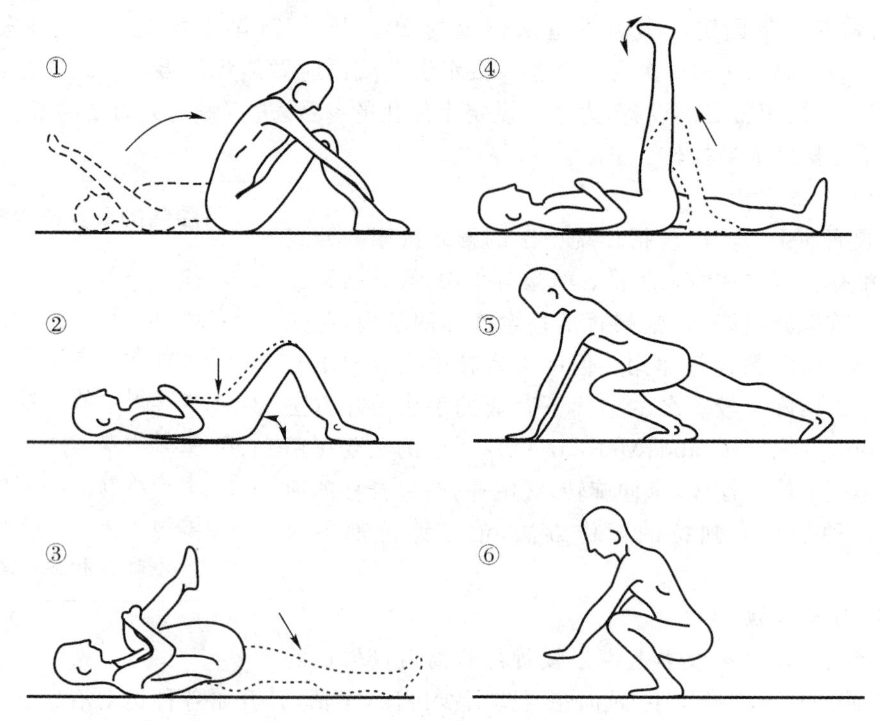

图 4-1　Williams 体操

在体操活动中，有些动作是腰痛剧烈和(或)坐骨神经刺激征明显的患者难以完成的，不应勉强患者，而应等症状消退后再行锻炼。其体操动作分六步进行：

动作Ⅰ：主要是锻炼腰椎的屈肌群-腹部肌群。患者取仰卧位，屈膝，双臂用力向后伸展，然后抬起头、胸部，用手触及小腿，或双臂抱于胸前，抬起头、胸部。动作Ⅱ：主要是锻炼髋伸肌-臀大肌。患者取仰卧位，双手置于腹部，踝尽量靠近臀部，伸髋抬高背中部，使腰骶椎屈曲。动作Ⅲ：主要是主动屈曲腰骶椎和被动伸展腰骶椎的伸肌群——腰背肌群，同时也伸展了挛缩的筋膜和腰骶部后方的韧带。患者取仰卧位，头及肩部固定不动，双手抱膝使膝尽量屈向腋部，该动作可使腰椎关节面吻合，可整复不全脱位。动作Ⅳ：主要是屈曲腰骶椎，伸展腰背肌以及挛缩于屈曲位的下肢肌。患者取坐位，双下肢伸展，双手臂尽量触及脚尖。动作Ⅴ：主要是伸展限制髋关节伸展的髂胫束和髂股韧带。患者双手着地，一侧腿屈曲，足底平整地放于地面；一侧腿伸直，踝背曲与胫骨成直角；身体重心落在跖骨水平线上；通过腿的膝关节屈曲使髋伸展。动作Ⅵ：主要是练习腰骶椎的屈曲和使腰骶椎伸屈的两组肌群平衡，锻炼股四头肌和使髋伸展的臀大肌。患者取立位，低头，双足分开约30°或保持相距约30cm，脊柱呈C形弯曲，双手指指向并触及地面进行下蹲动作，同时保持足跟不离地。

在可能的情况下，上述6种动作每日应进行1～3遍，每种动作根据个人情况应重复进行10～40次。动作Ⅰ和Ⅵ最困难，宜与其他动作交替进行。

（八）健康教育

下腰痛是一种有各种不良行为导致的疾病，因此在下腰痛发生后患者就必须接受相关的健康教育，这些内容包括：

1.正确的脊柱形态控制　经常维持正确的站姿、坐姿、劳动姿势以及睡眠姿势等，保持正常的腰椎生理前凸。避免长时间使腰椎处于某一被迫体位，在工作一段时间后，要注意定时改变和调整自己的姿势和体位，或作简短的放松运动，如腰部的保健体操等。弯腰捡拾物体时，应尽量采取屈髋、屈膝下蹲姿势，以减轻腰椎小关节负荷，避免在双腿伸直站立位时弯腰拾物；携带较重物体时，应尽量使物体贴近胸腹部，减少躯干的重力矩。避免在腰椎侧弯或扭转时突然用力。必须在这些姿势下用力时应该先使躯干肌肉作适当的收缩，以增强脊柱的抗负荷能力。

2.积极适当的运动锻炼　适当的运动锻炼可延缓运动器官的形态与功能的退行性改变，对预防下腰痛有重要意义；通过运动可以增强腰腹肌力量，增强腰椎稳定性，巩固治疗效果，避免腰痛复发。对运动形式的选择可以根据兴趣多种选择，但要注意避免脊柱垂直负重较多的运动如举重，脊柱旋转幅度过大过猛的运动，以及长时间弯腰状态为主的运动。

3.体重控制　超重和肥胖者应该控制饮食，减轻体重，避免身体由于腹部的脂肪累积而重心前移，增加脊柱和腰背肌肉负担。

4.着装选择　下腰痛患者要注意保暖，特别在春秋季节变换的时候尤其要注意。腰痛患者不宜穿高跟鞋，以免影响下腰椎的稳定性，应该选择软底平跟或鞋跟低于3cm的鞋，配合适当硬度的弹性鞋垫对防止腰痛有利。

思考题

一、单选题

1. 下腰痛可发生于任何人,导致其发生的基本因素是 (　　)

A. 腰部肌肉失衡　　B. 骨质增生

C. 慢性积累伤　　D. 受凉

2. 下腰痛患者应该 (　　)

A. 长期卧床休息　　B. 决不能卧床休息

C. 适当短期卧床,尽早活动　　D. 待疼痛全部消失后才能起床活动

二、名词解释

下腰痛

三、简答题

1. 简述下腰痛康复护理原则。

2. 简述下腰痛健康教育的主要内容。

第三节　骨折的康复护理

学习目标

1. 掌握骨折治疗原则、骨折康复原则。
2. 掌握骨折各期康复训练的主要内容。
3. 熟悉骨折治疗的原则。
4. 熟悉骨折病的发生原因及预防方法。
5. 了解常见骨折的康复方法。

一、概　述

骨折就是骨的完整性或者连续性被破坏,其成因包括直接暴力、间接暴力、肌肉拉力、积累劳损,还有因骨骼结构本身发生病变导致的骨折即病理性骨折。根据骨折处是否与外界沟通,可以把骨折分为闭合性骨折和开放性骨折。闭合性骨折的骨折处皮肤或黏膜完整,不与外界相通。开放性骨折其骨折附近的皮肤或黏膜破裂,骨折处与外界相通。根据骨折的程度及形态,则可以把骨折分为完全和不完全骨折。不完全骨折其骨的连续性或完整性仅有部分中断,如发生于颅骨的裂缝骨折,发生于儿童的青枝骨折等。完全骨折其骨的连续性或完整性全部中断,在X光片上可见明显的骨折线。此外,根据骨折线的形态,还可把骨折分为横形骨折、斜形骨折、螺旋形骨折、粉碎性骨折、嵌插性骨

折、压缩性骨折、凹陷性骨折和骨骺分离等情况。

复位、固定、功能锻炼构成了现代的骨折治疗原则，对骨折而言，良好的骨折断端复位、固定是骨折愈合的必要条件，没有良好的复位和固定，骨折就可能延迟愈合、畸形愈合甚者骨不连；但另一方面，为了良好的复位而过多的损伤周围的软组织或者为了牢固固定而过多的制动，都可能造成断端周围组织的失用性变化，如肿胀、肌肉萎缩、关节粘连，韧带挛缩、瘢痕、骨质疏松、骨痂形成缓慢、皮肤自主神经调节失衡等，致使肢体的功能障碍加剧，形成所谓的"骨折病"。为此，围绕功能恢复这一主题，在骨折早期，不影响骨折固定的前提下进行肌肉等长运动；对未固定的关节要早期运动保持其功能；在骨折中后期，在保证骨折端稳定的前提下，引导患者进行正确、及时的运动功能训练，促进骨折愈合，尽快恢复功能，防止骨折病的发生。同时在骨折损伤的过程中其损伤的范围并不局限于骨组织本身，它必定合并有周围的肌肉、血管、韧带等软组织的损伤，这些损伤与骨损伤一样会影响到患者的运动功能；因此现代骨折康复的目标不仅要促进骨折的愈合，而且同样要促使骨折周围相关软组织的功能恢复，消除或尽量降低骨折给患者带来的功能损害。

骨折治疗的原则

复位、固定、功能锻炼

二、主要功能障碍评定

疼痛、肿胀、功能障碍是骨折后的典型临床表现，对康复而言，功能障碍是主要的着眼点。骨折后的功能障碍主要表现在肌力下降、关节活动度减小及由此引起的一系列日常生活能力的低下。因此骨折评价也主要是肌力和关节活动度的评价。

（一）肌力的评价

肌力是指肌肉收缩的力量。肌力评定是测定患者主动运动时肌肉或肌群的力量，主要有徒手肌力和器械肌力评定。我们主要介绍徒手肌力评价法。

徒手肌力评定是一种简便、易行，而又常用的方法。临床常用的徒手肌力检查及肌力分级法是美国哈佛大学医学院整形外科学教授罗伯特·W·洛维特博士（Dr. Robet W. Lovett）于1916年提出的，以后具体操作虽不断修改，但其基本原则未变。肌力分级标准见表4-6所示。

表4-6　肌力分级标准

级别	标　　准	相当正常肌力的%
0级	无可测知的肌肉收缩	0
1级	有轻微收缩，但不能引起关节运动	10
2级	在减重状态下可作关节全范围运动	25
3级	抗重力作全范围关节运动，但不能抗阻力	50
4级	能抗重力、抗一定阻力运动	75
5级	能抗重力、抗充分阻力运动	100

以上每一级还可附加“+”或“-”进一步细分，以补充分级的不足。如测得的肌力比某级稍强时，可在该级的右上角加“+”，稍差时，则在右上角加“-”。测试操作的一般程序是：①先将肢体放置到适当姿位，以便当待测的肌肉收缩时，能使远端肢体在垂直面上自下而上运动。必要时由测试者用一手固定近端肢体，然后令测试者尽量用力收缩被测肌肉，使远端肢体对抗自身重力作全幅度运动，如能完成，说明肌力在3级或3级以上；②应用测试者的另一手在运动关节的远端施加阻力，根据受试者能克服的阻力的大小来判定肌力为4或5级。不能承受外加阻力则为3级；③如不能克服重力作全幅度运动，则应调整体位，将肢体旋转90°，使肢体在水平面上运动以消除重力的作用。测试远端肌肉时可稍托起肢体，测试近端肌肉时可在肢体下放置光滑平板，或用带子将肢体悬挂，以消除摩擦力的影响。在此条件下能完成大幅度运动，可判定为2级肌力；④如仅有微小关节活动或未见关节活动，但可在主动肌的肌腹或肌腱上扪到收缩感，则为1级肌力，扪不到收缩感觉为0级。在测试3级以下肌力时，为了避免改变姿位的麻烦，也可施加助力，根据所需助力的大小判定为2级或1级肌力。此法虽有分级较粗略、评定时带有测试者的主观成分等缺点，但应用方便，可分别测定各组或各个肌肉的肌力，广泛应用于临床医学及康复医学实际工作。在肌力评价时要特别注意以下事项：①采用正确的测试姿位 在等长测试时要特别注意使关节处于正确的角度。测试动作应标准化，方向正确，肢体应正确固定，避免替代动作。②受试者应积极合作，并处于适当的兴奋状态，可作简单的准备活动。③选择适当的测试时机，在锻炼后、疲劳时或饱餐后不作肌力测试。④注意对明显的心血管疾病患者或者测试骨折周围肌肉时，都必须仔细评估其测试的可行性，不能在测试中引起疼痛或其他明显不适。

（二）关节活动度测定

关节活动度测定是衡量关节活动范围的标尺，包括目测测量法、量角器测量法和电子测量法，其中量角器法因其简便，准确度仅次于电子测量法而在临床广泛应用。测量时，在标准测量体位下，将量角器的轴心与所测关节的运动轴心对齐，固定臂与构成关节的近端骨长轴平行，移动臂与关节远端骨的长轴平行并随之移动来测量。各关节活动范围测量方法上肢关节（表4-7）、手部关节（表4-8）、下肢关节（表4-9）、脊柱各节段（表4-10）。

表4-7 上肢主要关节活动范围的测量

关节	运动	体位	量角器放置方法			正常参考值
			轴心	固定臂	移动臂	
肩	屈、伸	坐或立位，臂置于体侧，肘伸直	肩峰	与腋中线平行	与肱骨纵轴平行	屈0°～180° 伸0°～50°
	外展	坐或立位，臂置于体侧，肘伸直	肩峰	与身体中线平行	与肱骨纵轴平行	0°～180°
	内、外旋	仰卧，肩外展90°肘屈90°	鹰嘴	与腋中线平行	与前臂纵轴平行	各0°～90°

续表

关节	运动	体位	量角器放置方法			正常参考值
			轴心	固定臂	移动臂	
肘	屈、伸	仰卧或坐或立位，臂取解剖位	肱骨外上髁	与肱骨纵轴平行	与桡骨纵轴平行	0°～150°
桡尺	旋前、旋后	坐位，上臂置于体侧，肘屈90°，前臂中立位	尺骨茎突	与地面垂直	腕关节背面（测旋前），掌面（测旋后）	各0°～90°
腕	屈、伸	坐位，屈肘，前臂完全旋前	尺骨茎突	与前臂纵轴平行	与第2掌骨纵轴平行	屈0°～90° 伸0°～70°
	尺、桡侧偏移或外展	坐位，屈肘，前臂旋前，腕中立位	腕背侧中点	前臂背侧中线	第3掌骨纵轴	桡偏0°～25° 尺偏0°～55°

表4-8　手部关节活动范围的测量

关节	运动	体位	量角器放置方法			正常参考值
			轴心	固定臂	移动臂	
掌指	屈、伸	坐位，腕中立位	近节指骨近端	与掌骨平行	与桡骨纵轴平行	伸0°～20°，屈0°～90°，拇指0°～30°
指间	屈、伸	坐位，腕中立位	远侧指骨近端	与近侧指骨平行	与远侧指骨平行	近指间为0°～100°，远指间为0°～80°
拇指腕掌	内收外展	坐位，腕中立位	腕掌关节	与示指平行	与拇指平行	0°～60°

表4-9　肢关节活动范围的测量

关节	运动	体位	量角器放置方法			正常参考值
			轴心	固定臂	移动臂	
髋	屈	仰卧或侧卧，对侧下肢伸直	股骨大转子	与身体纵轴平行	与股骨纵轴平行	0°～125°
	伸	侧卧，被测下肢在上	股骨大转子	与身体纵轴平行	与股骨纵轴平行	0°～15°
	内收外展	仰卧	髂前上棘	左右髂前上棘连线的垂直线	髂前上棘至髌骨中心的连线	各0°～45°
	内旋外旋	仰卧，两小腿于床缘外下垂	髌骨下端	与地面垂直	与胫骨纵轴平行	各0°～45°

续表

关节	运动	体位	量角器放置方法			正常参考值
			轴心	固定臂	移动臂	
膝	屈、伸	俯卧、侧卧或坐在椅子边缘	股骨外髁	与股骨纵轴平行	与胫骨纵轴平行	屈 0°～150° 伸 0°
踝	背屈跖屈	仰卧，踝处于中立位	腓骨纵轴线与足外缘交叉处	与腓骨纵轴平行	与第5跖骨纵轴平行	背屈 0°～20° 跖屈 0°～45°
	内翻外翻	俯卧，足位于床缘外	踝后方两踝中点	小腿后纵轴	轴心与足跟中点的连线	内翻 0°～35° 外翻 0°～25°

表 4-10　脊柱各节段活动范围的测量

关节	运动	受检体位	量角器放置方法			正常参考值
			轴心	固定臂	移动臂	
颈部	前屈	坐或立位，在侧方测量	肩峰	平行前额面中心线	头顶与耳孔的连线	0°～60°
	后伸	坐或立位，在侧方测量	肩峰	平行前额面中心线	头顶与耳孔的连线	0°～50°
	左旋右旋	坐或仰卧，于头顶测量	头顶后方	头顶中心矢状面	鼻梁与枕骨结节的连线	各 0°～70°
	左侧屈 右侧屈	坐或立位，于后方测量	第7颈椎棘突	第7颈椎与第5腰椎棘突的连线	头顶中心与第7颈椎棘突的连线	各 0°～50°
胸腰部	前屈	坐位或立位	第5腰椎棘突	通过第5腰椎棘突的垂线	第7颈椎与第5腰椎棘突的连线	0°～45°
	后伸	坐位或立位	第5腰椎棘突	通过第5腰椎棘突的垂线	第7颈椎与第5腰椎棘突的连线	0°～30°
	左旋右旋	坐位，臀部固定	头顶部中点	双侧髂嵴上缘连线的平行线	双侧肩峰连线的平行线	各 0°～40°
	左侧屈 右侧屈	坐位或立位	第5腰椎棘突	两侧髂嵴连线中点的垂线	第7颈椎与第5腰椎棘突的连线	各 0°～50°

（三）肢体围径测量

上肢围径测量：患者坐位或站立位，双上肢在体侧自然下垂。用皮尺绕肱二头肌腱或上臂最隆起处1周，测量结果即为上臂围径；用皮尺绕前臂最粗处一周，测量结果即为前臂围径。

下肢围径测量：患者仰卧位，大腿肌肉放松，从髌骨上缘向大腿中段测量一定距离（一般取髌骨上极向上5、10、15cm），然后在该处测量围径即大腿围径；患者仰卧位，屈膝，双足平放床上，用皮尺在小腿最粗处测量即小腿围径。

（四）日常生活能力的评价

康复的最终目的是提高患者的生活质量，使患者尽可能多地自理日常生活。因此康复工作好坏的最终标准是患者自理日常生活能力有无提高。在临床中我们可以用改良的巴氏指数，FIM 或者 FCA 评价法来进行评价（具体评价方法请参见脑血管意外章节）。

三、康复治疗与护理措施

骨折的康复治疗应该在骨折发生后就应该开始了，而不是等到出现功能障碍以后才想到康复，要时刻记住预防比治疗更有效。因此骨折康复的原则是：在骨折后根据骨折和周围软组织愈合的进展情况，在不同的时期采用相应的康复治疗手段，促进骨折的愈合和周围软组织功能的恢复，预防和治疗各种功能障碍的发生，提高患者的自理生活能力。在此，我们以四肢骨折为例，简要讲述骨折各期的主要康复措施。

（一）骨折初期康复

骨折初期一般指伤后 1～2 周。在此时期，经过临床适当地固定，骨折局部血肿开始形成血凝块，以后逐渐机化，约在骨折后 2～3 周内肉芽形成并逐渐纤维化形成纤维连接，即纤维性骨痂。患者表现出患处肿胀、疼痛、骨折断端不稳定，容易再移位。因此，此期康复训练的主要目的是：在不影响骨折复位的前提下，通过康复治疗增加局部血液循环，促进肿胀消退，预防肌肉萎缩，减少或防止粘连和纤维化的形成。

> **骨折康复的原则**
>
> 根据骨折和周围软组织愈合的进展情况，在不同的时期采用相应的康复手段，促进骨折愈合和周围软组织功能发挥，预防和治疗各种功能障碍的发生，提高患者的自理生活能力。

1. 减轻和消除肿胀

机体遭受创伤之后，全身或局部都会释放出许多炎症因子，这是机体的保护性反应，但是，过多的炎性因子会导致血管内外液体交换的平衡失调，造成过多的液体渗入组织间隙，使肢体肿胀。肿胀若不能及时消除，就会影响肢体的血液循环和营养物质的供给，最终影响创伤修复和愈合。

“RICE”原则是肢体肿胀康复治疗的主要内容。“RICE”是指预防和治疗肢体肿胀的 4 项原则，即 Rest（休息）、Ice（冰敷）、Compression（加压包扎）、Elevation（抬高患肢）。“RICE”是由以上四个英文单词的第一个字母组成。

（1）休息（Rest）：创伤后处理的第一件事就是休息，限制受创肢体的活动，以减少出血、肿胀和疼痛，防止损伤加重。这一点对单纯的周围软组织损伤同样适用。在现代的康复观念中，休息并不是治疗的全部，在休息的同时没有受伤的肢体要积极地进行运动，对受伤的部分也要在无痛范围内进行肌肉的等长收缩以改善循环。所以也有人提出 R 应改为 M（Move），当然这是一个事情的两个方面，两者都不能偏废。

（2）冰敷（Ice）：冰敷的作用是使局部血管收缩，减少再出血，放松受创肢体的肌肉，降低局部代谢率、改变组织的反应过程，减轻局部炎症所引起的红、肿、热、痛。使用时应尽量使冰袋温度维持在0℃或用冰水混合物，接触面积要大，避免冻伤或起不到冰敷作用。每次冰敷15～30min，可反复使用。

(3) 包扎 (Compression)：就是对患肢进行加压包扎，这样做一方面可使损伤组织内部压力增加，促进小血管闭合，减少出血；另一方面可减少渗出，减轻肢体肿胀。将带弹性的织物(弹力绷带、护膝、护踝等)裹在损伤部位或用纱布直接加压包扎患肢。包扎有一定的技巧性，必须采用“面”加压技术，使整个患肢各处均匀受压，且松紧适度，过松达不到效果，过紧则会影响肢体的血供。加压包扎后要注意观察远端肢体的血供情况，若有麻木、痉挛或疼痛加重，说明包扎过紧，应立即予以松解。

RICE 原则	
Rest	休息
Ice	冰敷
Compression	加压包扎
Elevation	抬高患肢

(4) 抬高患肢 (Elevation)：抬高患肢，是消肿的一项重要措施。静脉回流受重力的影响，当然还与机体循环阻力有关。如果肢体位置低于心脏平面，则静脉回流就要克服循环阻力和重力的双重阻力，不利于肿胀的消除。所以应将患肢置于心脏平面以上，使重力转化为动力性因素，促进肿胀消除。

2. 防止肌萎缩和关节粘连，促进骨折愈合

(1) 被动运动：被动运动是指患者在外力的帮助下进行运动，这个外力可以是机械力，也可以是治疗师、家属或者是健侧肢体的帮助。被动运动可以放松痉挛的肌肉，牵伸关节囊和韧带，防止关节粘连，维持关节活动度。被动运动时患者要放松，施术者动作要和缓，活动范围由小到大，要避免暴力的牵拉，避免在断端产生剪力，整个运动过程应无痛或仅有轻微的不适感。

(2) 持续被动活动(CPM)：在20世纪70年代，加拿大著名骨科医师Salter提出了滑膜关节持续被动活动(continuous passive motion，CPM)理论，该方法通过利用电子控制的机械动力装置带动带活动关节的托架，使置于托架上的患者肢体产生模拟人体自然运动模式反复地进行被动关节活动。CPM可加速关节内滑膜液及关节周围血液循环速度，促进关节内渗血及水肿液的吸收，消除肿胀和疼痛；关节滑膜液循环的改善，可提高关节软骨的营养状态，促进软骨细胞再生，加快关节损伤的修复；同时早期活动可有效避免关节粘连，增加关节活动范围，防止关节僵硬或强直等严重并发症。广泛适用于四肢骨折术后，关节置换术后，韧带重建及粘连松解术后，关节镜术后等。使用CPM机时，一般在术后24小时后开始使用，每天2～4次，每次30～60min，一般使用2～3周，使用时从小角度(0°～30°)开始，逐步增加活动度，直至病人的最大耐受程度。运行的速度亦应由慢到快循序渐进。在使用中一定要注意对患者骨折断端有良好固定，避免在断端产生过多剪力。整个活动过程一定要在无痛或微痛范围内进行，避免暴力屈折和肌肉韧带的过度紧张。

骨折初期康复的主要内容

减轻和消除肿胀——RICE
防止肌萎缩和关节粘连
被动运动
持续被动运动(CPM)
等长收缩训练
理疗

(3) 等长收缩训练：等长收缩是骨折初期最重要的肌肉主动运动形式，也是最有效

的康复治疗方式。所谓等长收缩，就是在肌肉收缩时肌肉长度基本不变(肌肉收缩时肌腹稍缩短，但肌腱反而拉长，因此肌的总长度不变)，但肌张力明显增高，此时无关节活动出现，称为等长收缩。由于这一运动形式不引起关节活动，因此不会对骨折断端产生不良影响，而且节奏性的肌肉收缩可以使断端密合，促进骨折的愈合。在肌肉等长收缩训练时一般遵循 Tens 法则，即训练时每次等长收缩持续 10 秒，休息 10 秒，重复 10 次为一组训练，每次训练做 10 组。在骨折早期可以每隔 1～2 小时练习一次。

(4) 理疗：在骨折初期为促进骨折愈合，改善局部循环可以使用多种理疗手段，如超短波治疗，在损伤区对置无热量(微热量)，10～15min，1 次/天。若有金属内固定可改为脉冲短波。也可用低频交变磁疗，置损伤区 600～900GS，30 分钟，1 次/天；其次还可以用磁疗法，选用脉冲电磁，患处置于环状电极中，20 分钟一次，一天一次，20 天为一个疗程。还有光疗法，温热疗法等等，都可以根据病情酌情使用。

(二) 骨折中期康复

在骨折的中期，骨折端开始骨化形成骨痂，其骨化途径有两条，一是通过骨折断端间的纤维组织转化为软骨组织，然后逐渐骨化，形成中间骨痂；另一条途径是骨内、外膜的成骨细胞在断端内、外直接形成骨样组织并逐渐钙化形成内、外骨痂。骨痂经过汇合钙化后约 6～10 周逐步达到临床愈合标准。成人常见骨折平均愈合时间见表 4-11 所示。

表 4-11　成人常见骨折平均愈合时间

部位	平均时间(周)	部位	平均时间(周)
掌骨骨折	2	肱骨外科颈骨折	7
肋骨骨折	3	胫骨骨折	7
锁骨骨折	4	胫腓骨干骨折	8
尺、桡骨骨折	5	股骨干骨折	8
肱骨干骨折	6	股骨颈骨折	12

在此期患肢肿胀逐渐消退，疼痛减轻，骨折处已有骨痂形成，断端已有一定的稳定性，周围软组织亦有部分修复。其康复目标是：防止肌肉进一步萎缩，开始主动增加关节的运动，改善体能，逐步提高生活自理能力。可以进行的康复训练内容包括：

1. 增加肌肉力量，改善关节活动

骨折中期康复目标

防止肌肉进一步萎缩，开始主动增加关节的运动，改善体能，逐步提高生活自理能力。

(1) 被动运动和等长收缩运动：在骨折中期被动运动的着重面在因骨折固定而僵硬的关节，对于已有僵硬挛缩的关节要每天轻柔地活动，作关节周围韧带的轴向牵拉，可以在热敷后再进行被动运动，效果会更好。活动时要注意不要在骨折断端产生促使断端分离的力，特别要避免在断端产生剪力。等长收缩依然是有效且方便的主动运动方法，在骨折中期依然要按前期的要求进行锻炼，只是根据患者的病情适当减少运动的次数。

(2) 等张收缩练习：在肌肉收缩时肌的长度缩短，从而产生关节的活动，但肌张力基本保持不变，此称为等张收缩。等张收缩对肌肉的刺激强度大，是恢复肌力的有效方法。为了逐步增强肌肉的力量，我们必须遵循超量恢复的概念，即肌肉经过锻炼，产生一定程度的疲劳肌力下降，在休息后肌肉力量恢复并不是单纯地回到原有的状态，而是回复到超过原有能力水平的状态，此时如果没有新的刺激，则肌肉力量会再逐渐下降到刺激前的状态，但如果在恢复期内进行再次锻炼就可以在超过原有能力水平的基础上进一步提升肌肉的力量。这个过程称为超量恢复（见图4-2）。在这过程中，如果练得过于频繁会造成肌肉疲劳，力量反倒下降；休息时间过长则刺激不能有效累积，达不到肌肉力量增长的目的。因此肌肉力量的增强必须在正确的时间、采用正确的方法锻炼方能见效。

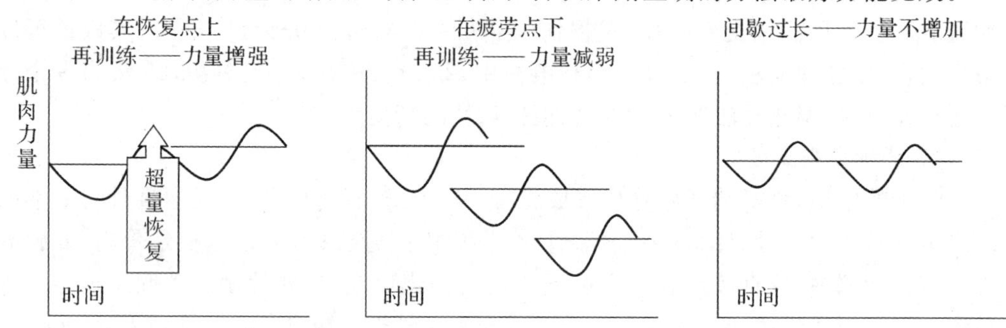

图4-2　超量恢复图

不同的肌力选择的训练方法应不同，当肌力不足2级时，可采用低频脉冲电刺激、助力运动等方法。当肌力为2～3级时，肌力训练以主动运动为主，辅以助力运动，助力可由治疗师提供或在功能牵引网架下减重完成，也可采用水中运动等形式。当肌力达到4级时，应进行抗阻运动，争取肌力的最大恢复。抗阻运动一般采用渐进抗阻训练法（Progressive resistance exercise，PRE）。具体做法是：先测出待训练肌群连续10次等张收缩所能承受的最大负荷量，简称为10RM。取10RM为制订运动强度的参考量，每天的训练分3组进行，即第一组运动强度取最大负荷的50%，重复10次；第二组运动强度取最大负荷的75%，重复10次；第三组运动强度取最大负荷的100%，重复10次。每组间可休息1分钟。1周后复试10RM量，如肌力有所进步，可按新的10RM量进行下一周的训练。近年来为了避免肌肉的损伤，提高测定的效率，也有用待训练肌群1次等张收缩所能承受的最大负荷量，即1 RM作为制订运动强度的参考量的方法来进行训练。训练前要对骨折断端的受力情况仔细分析，确定外加阻力的方向和力量，必要时可在断端局部加强外部固定以保证安全。

2. 提高日常生活活动能力，改善生活质量

在骨折的中期骨折端有明显骨痂生长，断端具有了一定的牢固度后，就应对患者进行相应的作业训练，以提高患者的日常生活能力。在练习前，必须对患者的断端和全身情况进行细致的分析，评估其安全性，并预先进行相应的肌力、关节活动度及模拟动作练习，然后才能具体实施。对完成动作有困难的患者在保证安全的基础上，可以借助各种外部的支撑和辅助，例如：翻身、移动困难的患者，可抓住床栏翻身；或在床尾系一根绳，患者抓住绳梯坐起。进食动作困难的患者，可用健侧上肢辅助患侧上肢送食品入口；将

肘关节放置于较高的台面上以利于手到达嘴边，将食品送到口中；用叉、勺代替筷子；将餐具绑或夹在手指间。修饰困难的患者，可用健手辅助患手进行梳洗；将前臂置于较高的平面以缩短上肢移动的距离；用嘴打开盖子，用双手握住杯子、牙刷、剃须刀、梳子等；使用按压式肥皂液。对一侧上肢或身体障碍者的适应方法：开瓶盖时，将容器夹在两腿之间；将毛巾绕在水龙头上，用健手拧干。穿上衣困难的患者，建议患者穿轻便、宽松的上衣；坐位平衡时应予以支持；穿前开襟的衣服时，先穿患侧，脱衣时，先脱患侧。穿套头式上衣时，先将上衣背朝上放在膝上，将患手插入衣袖，并将手伸出袖口，再将健手插入衣袖并伸出，用健手将衣服尽量往患肩上拉，然后将衣服后身部分收起并抓住，头从领口钻出；最后整理衣服。脱衣时，将衣服后身部分向上拉起，先退出头部，再退出双肩与双手。穿裤子、鞋、袜困难的患者，建议穿轻便、宽松的裤子，穿松紧口鞋或有尼龙搭扣的鞋，避免穿高帮鞋或靴子。对一侧下肢障碍者，在床上穿裤子时，先穿患腿，后穿健腿，用健腿撑起臂部，上提裤子，用健手系皮带；在椅子上穿裤子时，选穿患腿，然后用健手抓住裤腰站起，将裤子上提，最后坐下用健手系皮带；在椅子上脱裤子时，先在座位上松解皮带或腰带，站起时裤子自然落下，先脱健侧，再脱患侧。如厕障碍的训练：如厕前后穿、脱裤子方法与前相同。如果抓握功能较差，可将卫生纸缠绕在手上使用。对下肢关节活动受限者，采用可调节坐便器提高坐便器高度，减少坐位时下肢关节的屈曲程度。

（三）骨折后期康复护理

骨折后期指骨折已达临床愈合至骨痂改造塑型完毕的整个时期。在此时期骨折断端相对牢固，随着肢体的活动和负重，骨折处的原始骨痂逐渐被改造为永久骨痂，具有正常的骨结构。成人一般需要费时一年以上。在这一时期患者的肿胀和疼痛都已消失或仅轻微存在，但肢体运动的力量和速度与正常相比还有较大的差距，一些复杂的动作完成还有困难。如果患者在前期缺乏必要的康复治疗，则在此时往往会发现自己的骨折虽然愈合了，但关节活动却没有恢复，无法回归到正常的生活工作中去。因此在骨折后期主要的康复任务是：增强肌肉的协调和力量，尽可能使肢体功能恢复正常。如果有关节活动障碍等情况则要尽可能恢复受累关节的活动度。确实遗留残疾的要综合应用支具、辅助具等康复工程的手段把对日常生活能力的影响减少到最小。

> **骨折后期康复目标**
>
> 改善肌肉的协调和力量。改善关节活动度。综合应用矫形器、辅助具等提高日常生活能力。

1. 改善肌肉的协调和力量

要有效地完成一个动作，不但要有好的肌肉力量，还要有良好的肌肉耐力和肌群间的协调动作能力，而耐力和协调正是骨折中后期患者最缺乏的，也是后期康复训练的重点。

(1) 协调性训练：协调性(coordination)是指身体统合神经、肌肉系统以产生正确、和谐恰当的活动能力。运动中的协调性可分为神经、肌肉和动作协调三部分。神经协调是在完成动作时神经过程的兴奋和抑制的相互配合和协同；肌肉协调是指肌肉适宜而合理的用力，包括肌肉用力的程度和用力的时间程序，而用力的程度取决于参与工作的肌肉和肌纤维的数量，用力的时间程序则是指肌肉紧张和放松的相互配合。动作协调性是有机体各部分在空间和时间上的相互配合，取决于本体感受所提供的信息。骨折后周围软组织的损伤，使骨折周围的肌腱、韧带挛缩或僵硬，关节周围本体感受器减少，加上由于肌肉力量下降带来的心理紧张，肌肉僵硬，使得整个人的协调运动能力急剧下降，动作笨拙，容易跌倒，危害到患者的安全。协调性训练：首先应克服协调性紧张，协调性紧张是肌肉在收缩后不能充分放松而引起的，是一种不合理的肌肉紧张。在训练中要让患者学会节奏性的肌肉紧张和放松，从而培养出良好的肌肉张力调节能力，使动作能协调和谐地完成。必须让患者明白协调训练是一个长期的过程，需要反复练习才能见效。其次是提高维持静态和动态稳定性的能力，由于身体的平衡是全省肌肉协调一致的结果，特别是身体在动态中保持平衡的能力对肌肉张力和力量的和谐要求更高。因此必须通过静态的平衡练习和在平衡板或平衡训练仪上反复地动态平衡练习来提高这一能力。第三要提高肢体的空间感觉能力和动作的空间准确性，即所谓的本体感觉能力。良好的本体感是动作协调准确的必需要素，也是骨折中后期训练的重点。可以通过角度回放训练、反向练习、变节奏练习、附加练习等方法来提高患者的本体感觉能力。

(2) 耐力训练：肌肉的力量由速度和耐力组成，在中后期的骨折病人，由于较长时间的卧床休息和较低的运动量，其耐力的下降更为明显。尽管耐力训练有许多方法，但在临床中应用最多的还是间歇性训练，其中积极间歇耐力训练法更为常用。具体方法是把一个耐力训练项目分成若干个小部分训练，在每部分间给予一定的低强度活动的间歇时间，训练强度根据患者的能力具体调整。通过这一方法可以较快地提高患者的耐力水平。

2. 关节角度的恢复和关节松动术

人体的关节活动度是由三个部分决定的。一是骨骼的结构，其次是肌肉的丰满程度，三是关节周围韧带、关节囊的弹性延伸程度。在骨折后期的关节活动障碍中肌肉和韧带因素更常见，也是训练的重点。肌肉的丰满主要通过大负荷低频次的负重训练来完成，而韧带关节囊的延伸和弹性恢复则主要通过功能性牵引和关节松动技术来进行。关节松动术是一种由施术者进行的被动关节活动，一个关节的活动度由关节的生理运动和附属运动组成，附属运动是指在关节自身及其周围组织允许的范围内，超过关节生理运动范围完成的运动叫附属运动，关节附属运动一般不能主动完成，需要其他人或对侧肢体帮助才能完成，如关节分离、髌骨的侧方移动等。关节的生理运动指关节在生理范围内完成的运动，可以主动完成，也可以被动完成。施术者通过应用摆动、滚动、滑动、旋转、分离和牵拉等手法来改善受限关节的附属运动和各个角度上的关节生理运动，从而达到改善关节活动度，减轻关节的疼痛，改善关节本体感觉等作用。

3. 骨科矫形器的应用

矫形器(Orthosis)又称支具(brace)，它是通过限制或辅助身体运动，或改变身体力线等，用以减轻患肢骨骼、肌肉系统功能障碍的体外无创固定支撑器材，是现代骨科创伤与肢体畸形治疗康复的一项重要手段。矫形器的基本功能包括：①固定肢体，如四肢骨折采用固定性矫形器，由于限制了患肢断端的异常运动，可减轻局部软组织肿胀及疼痛，防止附加损伤，有利于骨折愈合。②矫正畸形，如对柔软性脊柱侧弯畸形，通过应用矫形器，畸形可以得到较好纠正。对僵硬性脊柱畸形或足踝部畸形，手术治疗前通过应用矫形器可限制畸形的发展，减轻以后手术创伤。③代偿功能，如小儿麻痹症引起的连枷肢，可应用功能性矫形器，对患肢既有支撑作用又有辅助肢体部分运动功能。④免荷作用，如股骨头缺血性坏死，早期可用坐骨承重免荷式矫形器，减轻患肢承载重量，有利于股骨头坏死区细胞修复。辅助具则是通过对日常生活用具的改造使其能适应患者受损的功能状态，如加粗牙刷和匙子的手柄使手指关节活动受限的患者能独立刷牙进食，利用专用的穿鞋、穿袜工具让下肢活动障碍的患者能独立穿鞋袜等等。总之，在骨折的中后期，合理利用各种支具、辅助具可以起到有效提高患者自理生活能力的作用。

（四）常见骨折的康复护理

1. 锁骨骨折　好发于青少年，多为间接暴力引起。如跌倒时手、肘或肩部先着地，暴力沿上肢传导至锁骨，致斜形或横形骨折。直接暴力多导致粉碎性骨折，但较少见。骨折好发于锁骨中段。由于胸锁乳突肌的牵拉，骨折近端可向上、后移位；由于上肢的重力作用及胸大肌的牵拉，骨折远端向前、下移位。儿童青枝骨折或成人无移位骨折可用三角巾悬吊；有移位的骨折需手法复位后再用 8 字形绷带固定。

固定后可练习握拳、伸指分指、屈伸腕、屈伸肘、前臂旋前旋后、耸肩和肩后伸训练等，逐渐增大活动幅度和力量。尽量保持使两肩固定在高度后伸、外旋和轻度外展位置。卧木板床休息，肩胛区可稍垫高，保持肩部后伸。第 2 周可进行被动或助力的肩外展、旋转运动训练。第 3 周可在仰卧位，头与双肘支撑，做挺胸训练。骨折愈合前，严禁抬臂，以免产生剪力影响骨折愈合。去除外固定后，患肢可用颈腕悬吊带挂胸前，先做肩关节前后、内外的摆动训练。1 周后，开始做肩关节各方向的助力、主动运动以及肩胛带的肌力训练。第 2 周，增加肩外展和后伸的主动牵伸。第 3 周可进行肩前屈及内外旋的主动牵伸，逐步恢复肩关节的正常功能。

2. 肱骨外科颈骨折　外科颈相当于大小结节与肱骨干交界，是松密骨的相邻处，易骨折。其内侧有腋神经向后入三角肌，还有臂丛神经和腋神经通过。分内收型、外展型、无移位型。可发生于任何年龄，但以中、老年人居多。为避免关节囊粘连、关节挛缩和肩关节周围肌肉萎缩，应尽早进行功能锻炼。

无移位时，如单纯裂缝骨折或嵌插无移位骨折，无需固定，用三角巾悬吊患肢 3 周即可。用三角巾悬吊后，即可开始腕手部功能活动。1 周左右，开始做肘屈伸、前臂内外旋主动训练。3 周后，以三角巾悬吊保护下，健肢托住患肢前臂做耸肩及肩胛骨内外旋训练。有移位时，外展型和内收型骨折需经手法复位，复位后用 4 块夹板超关节固定，或用石膏固定于贴胸位 3 周。手法复位不成功，复位不满意，或骨折后 3～4 周经复位，仍有明显移位者，用骨圆针或螺钉内固定，固定后强调早期功能锻炼。复位固定后 2～3 天开始训练，内容同无移位骨折。4～6 周去除外固定后，开始做肩关节各个方向的活动训练，逐渐增加肩带肌的肌力，并注意增强斜方肌、背阔肌和胸大肌等肌力训练。复位固定后，外展型骨折应限制肩外展活动，内收型骨折应限制肩内收活动。

3. 肱骨干骨折　可由直接暴力或间接暴力引起，骨折可呈横形、粉碎形或斜形、螺旋形，中下 1/3 处骨折容易发生桡神经损伤。无论是手法复位外固定，还是切开内固定，术后均应早期进行功能训练。

复位及固定后早期宜抬高患肢，多做握拳、屈伸手指及耸肩活动。2～3 周后，患肢可在三角巾胸前悬吊带支持下做摆动训练、肘屈或伸的等长肌肉收缩训练及前臂内外旋活动。去除外固定后，逐渐增加主动活动的幅度，增加肩、肘关节各个方向的活动，加强恢复肩带肌力的训练。要随时检查骨折对位、对线情况，若断端出现分离现象，应及时矫正。

4.肱骨髁上骨折　是指肱骨干与肱骨髁的松质骨与皮质骨交界处发生的骨折。多发生在10岁以下儿童，根据暴力的不同和移位的方向，可分为伸直型、屈曲型，其中90%以上属伸直型，屈曲型较少见。伸直型肱骨髁上骨折的近折端向前下移位可能损伤正中神经和肱动脉。

复位及固定后要严密观察肢体的血液循环，注意检查有桡动脉搏动；观察手的感觉、运动功能；观察有无正中神经损伤及骨筋膜室综合征的发生；抬高患肢。早期进行手指及腕关节的屈伸训练，1周后增加肩部主动训练并逐渐增大运动幅度，对腕、手部肌肉进行抗阻训练。3周外固定去除后，开始恢复肘关节屈伸及前臂内、外旋活动范围的主动训练，伸直型骨折主要练习屈肘位肌肉等张收缩，屈曲型骨折主要练习伸肘位肌肉等张收缩。禁止被动强力屈伸肘关节，以避免骨化性肌炎的发生。

5.前臂双骨折　也称尺桡骨双骨折，多发生于青少年，可由直接、间接及扭转等暴力引起，因治疗复杂、固定时间长，容易后遗前臂旋转等功能障碍。

无论手法复位外固定或切开内固定，复位及固定后要抬高患肢，严密观察肢体肿胀程度、感觉、运动功能及血液循环情况，警惕骨筋膜室综合征的发生。复位固定后1周内进行握拳、伸指分指及腕关节屈伸训练，在健肢帮助下进行肩关节活动训练。第2周始，患肢可行肩关节主动活动训练及手指抗阻训练。3周后进行肱二头肌、肱三头肌等长收缩训练，如推墙(骨折端产生轴挤压力)，做肩关节各方向运动训练。4周后可行肘关节主动运动训练。外固定期间或骨折未愈合前，禁止前臂旋转训练，约8周后拍片证实骨折愈合，去除外固定，进行前臂内外旋主动训练、助力训练，逐渐恢复前臂旋转功能。有旋转功能障碍时，用前臂内旋与外旋牵引，促进前臂旋转功能的恢复。

6. 桡骨下端骨折　多为间接暴力引起，跌倒时手部着地，暴力向上传导，导致桡骨下端骨折。可分为伸直型骨折或称Colles骨折，以及屈曲型骨折或称Smith骨折。两者的康复治疗原则基本相同。

复位固定后肩部悬吊位摆动训练。2～3天后进行肩、肘关节和手指屈伸、对指、对掌等主动活动训练，逐步增加动作幅度和用力程度。第2周做手握拳行屈腕肌静力性收缩训练。第3周增加屈指、对指、对掌的抗阻训练。4～6周后去除外固定，进行腕关节及前臂旋转训练，逐渐增加腕屈伸、前臂旋转抗阻训练和屈腕、伸腕、前臂旋前、前臂旋后牵引。

7. 股骨颈骨折　是指股骨头下至股骨基底部之间的骨折，多发生在老年人，与骨质疏松有关。40岁以上骨质开始疏松，与蛋白质缺乏、少运动、卧床、吸烟饮酒有关。当遭受轻微扭转暴力时可发生骨折。由于股骨头的血液供应差，损伤后导致股骨头坏死。

非手术治疗患者，由于长期卧床，常引发一些全身性并发症，如肺部感染、泌尿系感染、压疮等，甚至危及患者生命。近些年来，多主张对股骨颈骨折采用手术治疗，特别是人工关节置换术。术后3～5天进行趾、踝主动活动训练和股四头肌静力性收缩训练。第2周增加髋与膝屈伸训练，逐渐增加活动幅度。第2月起开始双小腿下垂的坐位训练。第3～4月起，逐步增加下肢内收、外展主动活动训练、股四头肌抗阻训练、膝关节屈伸牵引、起坐训练、站立训练（扶杆、双下肢同时负重）和步行训练（患肢不负重或部分负重的三点或四点步行）。骨性愈合后，逐渐增加扶杆站立，双下肢交替负重训练，髋关节屈伸牵引，单拐步行，髋关节内收、外展和旋转牵引，手杖步行等训练。

固定期间不盘腿、不侧卧；2 年内患肢不宜过多负重；避免在髋关节内收、内旋位时从座位上坐起，避免在双膝并拢、双足分开的情况下，身体向患侧倾斜；避免在不平整或光滑的路面上行走；避免重体力活动和奔跑等髋关节大范围剧烈活动项目。

8. 股骨干骨折　人体最长最粗的管状骨，骨干皮质致密。在负重、跑、跳、行走中起重要作用。股骨干骨折多见于儿童及青壮年，由直接或间接暴力引起。骨折须较长时间才能恢复正常强度。

多数患者可用非手术疗法，可用固定持续牵引（Braun 架），平衡持续牵引架（Thomas 架），复位后用牵引装置维持复位等，必要时需做切开内固定术。无论是内固定患者还是牵引治疗患者，均应尽早进行股四头肌肌力训练及膝关节 ROM 训练。牵引治疗患者，牵引后即可行踝与足部主动活动训练。3～4 周后，可做髌骨被动活动训练，在牵引架上做膝关节主动伸屈训练。内固定患者，可在膝下垫枕，逐渐加高，以增加膝关节主动伸展活动范围。在骨折未愈合前，禁止直腿抬高训练。持续牵引 8～10 周后拍片证实有骨愈合，可在维持牵引条件下做髋、膝关节主动活动及股四头肌等长收缩训练，防止肌萎缩、粘连和关节僵硬。当有牢固的骨愈合后，才可取消牵引，于坐位做躯干及髋、膝、踝关节主动运动。体力恢复后，可开始扶双拐练习不负重行走，并逐步过渡到正常行走。

9. 髌骨骨折　髌骨是人体最大的子骨，三角形，为股四头肌伸膝作用的主要支点。股四头肌肌腱沿髌骨前方，向下形成髌韧带，止于胫骨，其两侧髌旁韧带构成完整的伸膝装置。

髌骨骨折无移位者，伸膝位加压包扎。在复位、石膏托固定后，疼痛减轻时即可做髋、踝、足部主动活动。术后 3～4 周，可每天定时取下石膏托，由治疗师做髌骨侧向被动活动、主动屈膝和被动伸膝训练。外固定去除后，开始做主动伸膝和抗阻屈膝训练。2 周后可做股四头肌等长收缩抗阻训练和扩大膝关节活动范围的牵引，逐渐训练由扶拐步行至正常步行。

10. 胫腓骨骨折　胫骨中下 1/3 骨折，由于血液供应不充足，很容易发生骨折延迟愈合，甚至不愈合。小腿严重挤压伤，会引起小腿的骨筋膜室综合征。腓骨上端骨折可能伤及腓总神经。

对稳定性骨折，在复位、固定术后抬高患肢，2 天后开始足趾屈伸训练及股四头肌等长收缩训练。1 周后做踝关节屈伸训练。2 周后开始屈膝、屈髋训练。6～8 周后开始扶拐不负重行走。10～12 周后可部分负重行走，并逐步恢复正常行走。对不稳定性骨折，应用持续牵引和外固定的患者，在术后 3～5 天开始踝关节屈伸训练及股四头肌等长收缩训练。去除牵引后，逐步练习不负重行走、部分负重行走至正常行走。在骨折未愈合前，避免平卧位直腿抬高训练或屈膝位主动伸膝训练，否则易产生骨折端剪力、成角、扭转应力而影响骨折愈合。

（霍文璟）

思考题

一、单选题

1. 原始骨痂形成期一般是骨折后 （　　）

A. 2～3 周　B. 4～8 周　C. 8～12 周　D. 1 年以上

2. 哪项不是持续被动活动(CPM 机)的作用 （　　）

A. 缓解疼痛　B. 改善 ROM

C. 防止粘连和关节僵硬　D. 增加肌力

3. 当肌力 2 级时，选择适宜的肌力训练方法为 （　　）

A. 被动运动　B. 助力运动　C. 主动运动　D. 抗阻运动

4. 肱骨中、下 1/3 交界处骨折易出现 （　　）

A. 垂腕畸形　B. "餐叉"畸形　C. 肘内翻畸形　D. 垂足畸形

二、多选题

1. 骨折的特有体征是 （　　）

A. 压痛　B. 畸形　C. 骨擦音　D. 功能障碍

E. 异常活动

2. 骨折的康复治疗要点是 （　　）

A. 复位　B. 包扎伤口　C. 固定　D. 牵引

E. 功能锻炼

3. 矫形器的基本功能 （　　）

A. 固定肢体　B. 矫正畸形　C. 代偿功能　D. 增加肌力

E. 免荷作用

4. 肌力达到 4 级时，可采用的增加肌力训练方法 （　　）

A. 助力运动　B. 主动运动　C. 等长肌力训练　D. 等张肌力训练

E. 等速肌力训练

三、名词解释

1. 等长收缩

2. 持续被动活动(CPM)

四、简答题

1. 简述"RICE"原则。

2. 简述骨折中期康复目标与康复内容。

第四节　截肢术后的康复护理

学习目标

1. 掌握截肢术后的主要康复护理措施。
2. 熟悉截肢术后的主要功能障碍表现。
3. 了解截肢的概念及分类。

一、概　述

截肢(amputation)是指将没有生命和功能或因局部疾病严重威胁生命的肢体全部或部分切除，其中包括截骨(将肢体截除)和关节离断(从关节分离)两种。截肢是一种破坏性的手术，患者将终身失去部分肢体，造成残疾。由于失去部分肢体，往往给患者的生理、心理和社会适应能力等各个方面都带来损害，因此需要康复的及时介入才能把对病人的各种不良影响减到最小。截肢的康复是指截肢手术后残端的处理、临时和永久假肢的安装和使用，以及患者重返社会的整个过程。截肢后康复的主要目的是：尽可能地重建丧失的肢体功能，防止或减轻截肢对患者身体健康和心理活动造成的不良影响。截肢后的康复是由外科医师、康复医师、假肢师、康复治疗师、患者及患者家属共同合作完成，截肢康复护理是指从截肢手术到术后处理、假肢的安装和使用，直至重返社会的全过程康复训练和护理。它不但可以影响手术及假肢的效果，也对患者的功能恢复起着重要作用。

> **截肢的定义**
>
> 是指将没有生命和功能或因局部疾病严重威胁生命的肢体全部或部分切除，其中包括截骨(将肢体截除)和关节离断(从关节分离)两种。

截肢常见的原因为严重损伤(包括物理和化学损伤)、肿瘤、肢体血液循环障碍性疾病、严重感染（如气性坏疽)、先天性肢体畸形和发育异常等，截肢的原因对康复时间的长短有直接影响。

截肢常见类型(按截肢部位分类)：

1. 上肢截肢　肩胛带截肢、肩关节离断、上臂截肢、肘关节离断、前臂截肢、腕关节离断、掌骨截肢、指骨截肢。

2. 下肢截肢　半骨盆截肢、髋关节离断、大腿截肢、膝关节离断、小腿截肢、足部截肢。

二、主要功能障碍评估

截肢的康复评定工作贯穿整个截肢康复的全过程，评定的内容和范围也比较广泛，并在不同的阶段有其重点评定内容；参加评定的人员包括骨科医生或康复医生、护士、物理治疗师、作业治疗师、假肢技师、心理医生等，他们根据评定结果制订合理的康复计划和目标。评定的主要内容有：

（一）健康史及相关因素

①患者的年龄、性别、身高、体重、职业、截肢日期及原因、截肢部位、截肢水平、术后伤口处理。②患者神志、生命体征、并发症、局部是否感染和血液循环情况。③患者的心理状况及精神状态、家庭和经济状况、住院及假肢费用的来源等。

（二）辅助检查

血常规、生化、凝血功能检查及残肢X线的检查等阳性结果。

（三）康复评估：

1. 残肢的评定

(1) 残肢状态：① 形状(圆锥形、圆柱形、其他)；② 有无瘢痕、粘连及其位置、程度；③ 有无浮肿；局部软组织厚度、硬度、有无萎缩；④ 皮肤颜色和温度；⑤ 感觉：正常、减弱、过敏；⑥ 疼痛：压痛、幻肢痛、神经痛；⑦ 残端负重能力。

(2) 残端的长度：残端的长度对假肢的选择和安装非常重要，对假肢的悬吊能力、稳定性、步态和代偿功能有直接的影响。常用的测量残端长度的方法如下：

①大腿膝上截肢：测量从坐骨结节至残端的长度。在大腿截肢中，残端的长度是按照将股骨分为上、中、下各1/3来区分的，在各范围内截肢分别为短、中、长残端。

②小腿膝下截肢：测量从膝关节内侧间隙至残端的长度或从胫骨结节至残端的长度，在小腿1/4以上截肢的称为短残肢，在小腿1/2以下截肢的称为长残肢，介于两者之间的称为中残肢。

③上臂截肢：测量从肩峰至残端的长度。上臂短残肢是残肢长度小于上臂长度的50%，上臂中残肢是残肢长度为上臂长度的50%～90%。上臂长残肢是残肢长度大于上臂长度的90%。

④前臂截肢：测量从尺骨鹰嘴至残肢末端的长度。前臂极短残肢是残肢长度小于前臂长度的35%，前臂短残肢是残肢长度为前臂长度的35%～55%，前臂中残肢是残肢长度为前臂长度的55%～80%，前臂长残肢是残肢长度大于前臂长度的80%。

(3) 残肢关节活动度：对上肢截肢者主要评定上肢残端关节有无充分的关节活动范围，如肩关节有无充分的屈曲、伸展、内旋、外旋。对下肢截肢者主要评定髋关节有无充分的屈伸、内收、外展、内旋、外旋。小腿残端者应评定膝关节的屈曲活动范围。对关节活动度受限患者在治疗后要定期测量关节活动度。

(4) 肌力检查：按徒手肌力检查六级法评定残肢的主要肌群的肌力，只有肌力达到三级以上才能配戴假肢。肌力不良配戴假肢后会出现异常步态，而且代偿功能不良。残肢良好的肌力将使假肢发挥良好的代偿功能，前臂截肢残肢良好的肌力是装配肌电假手的有利条件。

2. 假肢的评定

假肢制作人员在为假肢穿戴者装配假肢时，要进行对线检查，包括工作台对线、静态对线、动态对线。对临时假肢要评定假肢接受腔情况、假肢悬吊能力、穿戴假肢后的残端情况和步态。对永久假肢要从穿着感觉、功能、步态、外观和耐用性能等方面进行评定。

从中发现异常现象，以利于指导病人训练和对假肢的改进，根据其不同的假肢，评定范围不同。

(1)上臂假肢。上臂假肢应评定接受腔是否合适。残肢肩的活动范围应达到屈曲90°、伸展40°、旋转45°、屈肘135°，当肘关节完全屈曲伴肩屈曲45°，对残肢施加226N左右的力时，接受腔离残肢下移应小于2.5cm，在接受腔表面施压时，无不适感或痛感等。

(2) 前臂假肢。前臂假肢要求穿上和脱下时肘的屈曲度数相等，穿上时的旋转角度达到不穿时的1/2，加226N力时，接受腔下移离残肢应小于2.5cm，肩背带完好，在接受腔表面施压时，前臂无不适感或痛感等。

另外，对上肢假肢和肌电假手配戴后的日常生活活动能力进行评定，观察其辅助正常手动作时的功能。

(3) 大腿假肢。大腿假肢应评定穿戴后有无不适；站立时坐骨结节是否处在接受腔的坐骨支持面上；当双腿平均负重时，假肢的长度是否合适，足底内外侧是否完全与地面接触，穿脱是否方便，悬吊装置是否可靠，观察残肢残端负重与不负重时活塞运动距离是否小于2cm，超过者为悬吊不良；坐位接受腔是否有脱出现象，屈膝90°时小腿是否垂直；走路时步态是否异常。

(4) 小腿假肢。小腿假肢要求穿脱方便；悬吊可靠；活塞运动小于1cm，假肢与健肢等长；假足外展在6°左右无不适感；承重点正确。

三、康复治疗护理措施

(一) 截肢术后早期康复护理

1. 心理护理

截肢是对患者的巨大打击，其心理状态的变化一般经过震惊、回避、承认和适应等四个阶段。心理康复的目的在于帮助和鼓励患者迅速度过震惊、回避两个阶段，消除悲观、沮丧、自我孤立于社会的态度，正确认识自我的价值，重新确定自尊，采取面对现实的态度。积极主动地配合康复工作者进行康复治疗和训练。

另外还要做好患者及其家属成员的咨询工作，让其了解截肢后伤残程度和假肢的选择，截肢后可能出现的并发症，并简要介绍康复的计划、方法、所需时间和费用等。

2. 保持功能位

截肢后由于残肢主动肌与拮抗肌的肌力不平衡，如不注意正确地摆放残肢，易导致关节挛缩畸形。一旦发生关节挛缩畸形则很难矫正，同时会严重影响假肢的安装和使用。膝上截肢，髋关节应保持伸直，勿外展。膝下截肢，膝关节伸直位，尤其在坐位时更要注意。肘下截肢，肘关节保持在45°屈曲位。

3. 保持残端良好的形态

为保持残端良好的形态，改善静脉回流，减轻肿胀，使残肢皱缩及定型，拆线后常采用弹力绷带包扎法包扎残肢。包扎时需进行对角线缠绕，不能水平缠绕，应呈“8”字形缠绕，开始紧，越向近端越放松，残端末端的压力应最大。小腿绷带缠绕要求达12～15cm，大腿要达到15～20cm。注意不应像止血带那样包扎过紧，以免出现血液循环障碍，每4小时解缠绕一次，夜间持续包扎。也可以教会家属进行绷带包扎法。

4.饮食管理

给予高热量、高营养、粗纤维的饮食，多饮水，保持大便通畅，防止便秘。

5. 残端伤口护理

伤口愈合前医生及护理人员对残肢和伤口应进行检查和护理，观察伤口有无渗血、血肿、检查伤口包扎松紧度、血运情况。指导截肢者在日常身体的护理中如何对残肢进行护理，残端皮肤应保持清洁、干燥。残肢每晚应用水和肥皂清洗干净后擦干，注意防止擦伤、水疱、汗疹、感染等。此外，还应对套筒、衬垫及弹力绷带等进行清洁处理。

截肢术后早期康复护理措施
心理调节； 保持功能位； 保持残端良好的形态； 高能、高热量饮食； 残端处理。

（二）截肢术后中期康复护理

1.假肢配戴前的训练

截肢患者在假肢安装前除了必需的关节活动度训练、肌力增强训练外，对上肢截肢者还涉及很多与日常生活活动相关的训练，对下肢截肢者还应进行站立平衡训练、拐杖的使用训练等。

(1) 恢复体力训练。截肢后由于患者的活动量减少，体力下降明显，应要求患者尽早地活动，有助于提高患者的心、肺功能，维持肌肉和关节的功能及患者体力的恢复。上肢截肢者可进行双上肢肩关节屈曲、外展、伸展、内收、内旋、外旋的练习，下肢截肢者可进行腹肌和股四头肌的等长收缩，仰卧起坐，残肢髋屈曲、伸展、外展、内收及旋转等。

(2)残端的治疗与锻炼。应按照截肢水平和皮肤情况，不同部位残肢皮肤的敏感性和承受性是不同的，应对残肢进行训练使切断的肌肉和骨骼逐渐适应配戴假肢和行走时所承受的重量的要求，措施包括：

① 促进残端角质化训练 根据皮肤情况用不同的材料搓、擦和按压皮肤。如采用治疗泥、泥土或细沙土等。每天 5 次，每次 2 分钟。动脉血供完好的地方可用冰擦残肢的皮肤。瘢痕按摩必须及时进行，在拆线后即可开始。

② 残端负重训练 截肢后的患者要尽早进行残肢负重训练，可以用保护垫将残端包扎后练习，如双侧下肢截肢的患者，可以借助自制支撑架练习残端负重的步行。单腿截肢的患者在平行杠内将木凳调到相应的高度，凳上垫一软垫，身体重心向残肢转移，使残端适应负重。

(3) 维持和改善关节度训练。无论是上肢还是下肢截肢的患者，都应尽早地进行关节活动范围的训练，主要方式有主动训练、主动助力训练、被动训练。训练以主动训练为主，对不能主动活动或已经发生挛缩的关节，应以被动训练为主。运动量应从小到大，每日 1～2 次，做全范围的关节活动，对已出现关节挛缩的部位，可采取手法进行牵伸，进行手法进行牵拉时，勿用暴力，尤其是在关节活动范围的终末端，应在患者能耐受的范围之内进行，牵伸时间应维持 10～20s，每日 1～2 次。这些训练的主要目的是保持正常的关节活动范围，防止关节挛缩，同时预防肌肉萎缩及肌力下降，恢复体力。

(4) 增强肌力训练。增强肌力训练对截肢患者十分重要。充足的肌力是患者使用假肢完成功能活动的基础，只有肌力良好的残肢才能很好地带动和控制假肢。上肢假肢、假手的抓握及日常生活活动能力均与肩关节周围肌肉力量有关，下肢截肢者残肢悬吊能力、控制能力、步态和行走能力都与残肢的肌力密切相关。所以小腿截肢者应进行股四头肌的等长收缩训练，大腿截肢者应进行臀大肌和内收肌的等长收缩训练，前臂截肢者进行屈伸肘肌和肩关节周围肌肉训练。

（5）站立与步行训练。下肢截肢者在假肢安装前，主要活动是靠双拐或轮椅，所以教会患者站立和如何使用轮椅十分必要。

① 应用拐杖行走前，应增强上肢的肌力，以支撑起身体的重量，可用沙袋或哑铃等负荷以增加上肢肌力尤其是增加三角肌、肘伸肌的肌力。也可以坐在床沿，将腿放在椅上，手掌放在床面上用力支撑将臀部抬高或俯卧撑等练习。

② 拐杖的长度要适宜，拐杖的长度＝着常穿鞋站立时身长－41cm；站立位时，大转子的高度即为拐杖把手的高度。

③ 使用拐杖前，应协助患者靠床或墙进行站立平衡训练，练习正确的站立姿势。

使用拐杖行走的常用方法为：三点支撑步法；摆动步法。

④ 利用拐杖行走训练时，治疗师及家属可陪在患者身旁，以防摔倒，当患者行走稳定后，再让其独立行走。

2. 不同水平残肢的训练

（1）足部截肢后的训练。足部截肢时应考虑足底和距骨关节，因为残存的足底皮肤和距骨关节的本体感觉以及尽可能大的支撑面对今后患者的运动、站立、行走都十分重要。

足部截肢后的训练包括

下肢肌力训练；
足部残存关节的活动训练；
改善本体感觉训练。

① 下肢肌力训练：制动和不负重会使整个下肢肌肌力减弱，尤其是股四头肌、臀中肌萎缩较快，应着重训练股四头肌、臀大肌的肌力。

② 活动足部残存的关节：通过轻柔的肌肉牵拉技术，主动活动及手法治疗等措施，可增大其活动范围。

③ 改善本体感觉训练：通过按摩和不同材料的接触进行感觉刺激，借助触觉刺激进行本体感觉训练。

（2）小腿截肢后的训练。小腿截肢后保留的膝关节对截肢者的行走功能具有重大意义，可采取以下方法训练：

① 活动髌骨：术后制动有时会引起髌骨与深部组织粘连，早期进行髌骨的被动活动，可防止由此造成的运动受限。

② 活动膝关节：伤口愈合后，可采用 PNF 方法或牵拉技术及主动活动来保持和增大膝关节活动范围。

③ 牵拉短缩的肌肉：在床上或轮椅上的长期制动以及疼痛保护体位会造成有关肌肉的短缩，相应的牵拉技术、辅助理疗技术可纠正对步态产生不利影响的不良姿势。

④ 大腿和髋部肌肉的力量训练：加强大腿肌和髋部肌肉的肌力训练可减轻跛行。

⑤ 改善协调能力、耐力和运动感觉：为达到协调的步态，不仅要求力量，还要有良好的运动感觉，在不平或较软的平面上行走，尤其需要良好的协调能力。为了进行膝关节

的控制训练，可采用 PNF 技术。

(3) 膝部截肢后的训练。膝部截肢后最大的功能优势在于残端完全的终末负重，这将有利于步态的本体反馈，还能减少骨质疏松和加强残端供血，增强假肢的稳定性。

小腿截肢后的训练包括
活动髌骨； 活动膝关节； 牵拉短缩的肌肉； 大腿和髋部肌肉的力量训练； 改善协调能力、耐力和运动感觉。

① 大腿和髋部肌力训练。髋部肌肉在维持行走站立相时骨盆稳定性方面起重要作用，臀大肌参与维持站立相时膝关节的稳定性，髋屈肌的肌力影响假肢的行走，还可以影响步态的摆动相，应着重对相关肌肉进行肌力训练，通过治疗体位与治疗技术的转换来改善耐力和运动感觉。

② 骨盆运动训练。按照治疗计划在允许进行主动残端训练前就可以进行骨盆的运动，重点是放松和运动感觉的训练，坐位和站位都是较好的训练体位。

③ 步态训练。鼓励患者尽可能早的行走，即使是暂时性的，对患者来说都是极大的鼓励，就康复而言则是一个大的进展。

(4) 大腿截肢后的训练。大腿截肢后肌肉的平衡受到明显的破坏，残端越短越明显，与膝关节离断术相比，它残留的仅仅是髋部和大腿部分肌肉，用来进行机械性膝关节控制和稳定骨盆，因而相关肌群力量必须加强。另外，残端越短，越需要更多的躯干肌的代偿，必须维持腹肌和腰背肌的力量。

(5) 骨盆区截肢后的训练。髋离断或半骨盆切除术后不再残留残端可固定和使用假肢，通过骨盆座上的躯干可控制三个人工关节，应进行的训练：① 增强躯干肌的训练。② 骨盆倾斜和直立训练。③ 改善坐位稳定性。④ 运动转移训练。

(三) 截肢术后后期康复护理

1. 下肢假肢配戴后的训练

术后 1～2 周后，可用临时假肢进行以下训练：

(1) 穿戴假肢：现代假肢要求患者穿戴及脱卸应尽可能简单，首先残端要套上一层或多层袜套，袜套可以纵向伸展，以使残端末端软体部分在穿戴时不会向下滑脱；然后穿软壁体，它要与残端也包括其末端全面接触；接着在软体壁上再穿一层袜套，在这层袜套及外体之间的滑动面可通过使用粉剂来改善；套上假肢的过程与穿马靴相同，在此过程中所有袜套都必须用手拉住。

(2) 站立平衡：一般开始在平行杠内练习站立平衡，先训练双下肢站立平衡，从双手扶杠到不用手扶杠站立，在平行杠内训练 3 级站立平衡，然后练习单腿站立平衡。

(3) 迈步训练：可在平行杠内练习迈步，先健足向前迈步，将健肢后退半步，使健肢完全负重，再将体重转移到假肢侧，伸腰迈出健肢，尽量步幅大一些，再提起假肢跟部使足尖负重，屈曲假肢膝关节，借助身体冲力使假肢向前，练习横向跨步，以利于接近或离开轮椅；练习后退。

(4) 步行训练：可在平行杠外用拐杖练习行走，注意健肢步幅不应缩小，腰部应伸直，残肢应向正前方迈出，在假肢站立期，应让骨盆在假肢上方水平移动，注意保持骨盆水平；上、下斜坡。

(5) 上、下斜坡:越过障碍物;倒地后再站立等;一般膝下截肢需训练 12～15 次;膝上截肢需训练 18～22 次,每日一次,年龄大者可每周 3 次;双膝上截肢者常需训练 6～8 周。

2. 上肢假肢配戴后的训练

对于上肢假肢或假手也应先进行穿戴训练,然后对上臂截肢者进行屈肘、开手和开启肘锁的练习;对前臂截肢者应进行机械手的控制训练,其训练远比下肢复杂困难得多,肌电控制的假手是通过残肢肌肉收缩时的肌电信号来控制假手的抓握。为了使假手在患者日常生活中发挥作用,正确指导训练是非常必要的。为训练假手的操作,先让患者熟悉假手的控制系统原理,后训练粗大的抓握和放松,常用海绵块、纸杯作为最初的训练对象,稍后改为橡皮块、木块,然后再将块形换为圆形。抓握和放松熟练后,可进行穿脱衣服、修饰和日常生活活动的训练。

(四)截肢术后并发症的护理

1. 幻肢痛

(1) 心理治疗:利用催眠、放松技术、合理情绪疗法。

(2) 物理治疗:超声治疗、低频脉冲电疗。

(3) 遵医嘱服用镇静药、止痛药等。

2. 皮肤并发症

(1) 皮肤湿疹:应该暂停穿戴假肢并积极治疗。

(2) 皮肤擦伤气泡:消毒并涂抹含有抗生素的药膏,改进接受腔。

(3)过敏史皮炎:抗过敏治疗,若无效需更换材料。

(五)健康宣教

1. 控制体重　一般体重增减不超过 3kg,否则引起接受腔的过松或过紧。

2. 防止残肢肌肉萎缩　坚持锻炼,注意肌肉的训练。

3. 避免残肢肿胀或脂肪沉积　脱掉假肢应该用弹力绷带包扎,指导患者及家属正确使用弹性绷带。

4. 保持清洁　保持残肢皮肤及假肢接受腔的清洁.

5. 对家属展开康复健康教育　使家属了解截肢手术后的康复程序,督促、帮助患者完成康复训练,并在心理、生活、经济上给予最大的支持。

(顾旭东)

思考题

一、单选题

理想的残端形状应该是下列哪一种?　(　　)

A. 圆柱形　　B. 圆锥形

C. 螺旋形　　D. 任意形状(根据截肢部位决定)

二、名词解释

前臂长残肢

三、简答题

1. 简述截肢后残端的主要评定内容。

2. 简述截肢后残端应如何保持良好的形态。

第五节　关节置换术的康复护理

学习目标

1. 掌握全髋关节康复训练的注意事项
2. 熟悉全髋关节置换术后的康复评定方法
3. 了解全膝关节置换术后康复训练方法

一、概　述

人工关节置换术是指用人工关节替代置换病损或损伤的关节。较常见的是髋关节置换术和膝关节置换术。自1891年德国的Gluck首次尝试使用象牙材料进行髋关节置换术至今已有百余年。中国自1958年起开始研究并临床应用，以人工髋、膝关节置换术在临床上开展较多。近年来，人工置换术已成为治疗严重的关节损伤、重建关节功能的重要手段。关节置换术后早期的康复训练是保证和巩固手术效果、促进患者功能恢复的重要部分。先进的材料、精湛的技术只有与术前、术后康复结合起来才能获得理想的效果。

二、主要功能障碍评定

髋关节置换的目的是为了解除髋关节疼痛，改善髋关节功能。一般应用于60岁以上的髋关节病变引起髋关节疼痛，不能应用其他手术而只能使用股骨头、颈切除术的患者；对于严重影响日常生活功能，要求改进髋关节负重及活动能力的较年轻的患者也是可以考虑髋关节置换的(图4-3)。

人工膝关节置换手术一般应用于严重膝关节疼痛、不稳、畸形，日常生活活动严重受限，经保守治疗无效或效果不显著者，已成为临床上解决严重膝关节病变的常用手术。膝关节主要功能障碍包括膝关节各种炎症性关节炎，如类风湿性关节炎、骨性关节炎、血友病性关节炎、Charcot关节炎等；少数创伤性关节炎；胫骨高位截骨术失败后的骨性关节炎；少数老年人的髌骨关节炎；静息的感染性关节炎(包括结核)；少数原发性或继发性骨软骨坏死性疾病等；下列情况下禁忌行人工全膝关节置换术：①膝关节周围肌肉瘫痪；②关节已长时间融合于功能位，没有疼痛和畸形等症状；③严重骨质疏松、关节不稳及严重肌力减退。

髋、膝关节置换的康复评定的内容包括疼痛程度、关节畸形和活动范围的改变、步态及步行能力、日常生活能力、肌力及肌耐力、放射学检查、健康状态的评价等。此外，针对髋、膝关节置换后的功能状况还有一些特定的评价：

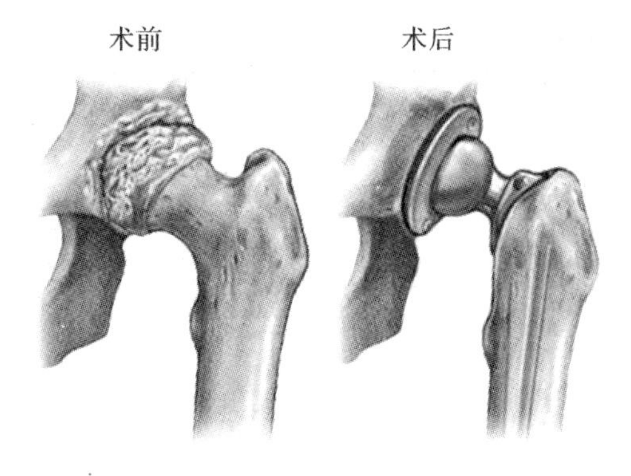

图 4-3　髋关节置换术

(一)人工全髋关节置换术评定

1. Harris 评定标准　Harris 评分中，日常活动能力和步态占 47 分，疼痛占 44 分，关节活动占 5 分，关节无畸形占 4 分，共 100 分，90～100 分为优，80～90 分为良，70～80 分为中，低于 70 分为差。参见表 4-12。

表 4-12　Harris 髋关节功能评分

<table>
<tr><td colspan="4">疼　痛</td></tr>
<tr><td>程 度</td><td colspan="2">表　现</td><td>得 分</td></tr>
<tr><td>无</td><td colspan="2">没有疼痛</td><td>44</td></tr>
<tr><td>弱</td><td colspan="2">偶痛或稍痛，不影响功能</td><td>40</td></tr>
<tr><td>轻度</td><td colspan="2">一般活动后不受影响，过量活动偶有中度疼痛</td><td>30</td></tr>
<tr><td>中度</td><td colspan="2">可忍受，日常生活稍受限，但能正常工作，偶服较强的止痛剂</td><td>20</td></tr>
<tr><td>剧烈</td><td colspan="2">有时剧痛，但不必卧床；活动严重受限；经常服用较强的止痛剂</td><td>10</td></tr>
<tr><td>病废</td><td colspan="2">因疼痛被迫卧床；卧床也有剧痛；因疼痛跛行；病废</td><td>0</td></tr>
<tr><td rowspan="14">日常活动</td><td colspan="2">功能</td><td>得分</td></tr>
<tr><td rowspan="4">楼梯</td><td>一步一阶，不用扶手</td><td>4</td></tr>
<tr><td>一步一阶，用扶手</td><td>2</td></tr>
<tr><td>用某种方法能上楼</td><td>1</td></tr>
<tr><td>不能上楼</td><td>0</td></tr>
<tr><td>交通</td><td>有能力进入交通工具</td><td>1</td></tr>
<tr><td rowspan="3">坐</td><td>在任何椅子上坐而无不适</td><td>5</td></tr>
<tr><td>在高椅子上坐半个小时而无不适</td><td>3</td></tr>
<tr><td>在任何椅子上均不舒服</td><td>0</td></tr>
<tr><td rowspan="3">鞋袜</td><td>穿袜、系鞋方便</td><td>4</td></tr>
<tr><td>穿袜、系鞋困难</td><td>2</td></tr>
<tr><td>不能穿袜、系鞋</td><td>0</td></tr>
</table>

续表

步态	无跛行	11
	稍有跛行	8
	中等跛行	5
	严重跛行	0
行走辅助器	不需	11
平稳舒适行走	手杖长距离	7
	多数时间用手杖	5
	单拐	3
	双手杖	2
	双拐	0
	完全不能行走	0
距离	不受限	11
	6 个街区	8
	2～3 个街区	5
	室内活动	2
	卧床或坐椅(轮椅)	0
畸形	无下列畸形得 4 分	4
	固定的屈曲挛缩畸形小于 30°	
	固定的内收畸形小于 10°	
	固定的伸展内收畸形小于 10°	
	肢体短缩小于 3.2cm	
活动范围(指数值由活动度数与相应的指数相乘而得)		得分
前屈	0°～45°×1.0	5
	45°～90°×0.6	
	90°～110°×0.3	
外展	0°～15°×0.8	
	15°～20°×0.3	
	大于 20°×0	
伸展外旋	0°～15°×0.4	
	大于 15°×0	
伸展内旋	任何活动×0	
内收	0°～15°×0.2	
	活动范围的总分为指数值的和×0.05	

2. Mayo 评分标准　与 Harris 标准不同，Mayo 标准重视评价患者完成日常生活的能力，而非简单测量髋关节的运动范围，并在评定全髋关节置换远期疗效方面较 Harris 标准更加准确。但其术语条目繁多，使用时不够简洁。

（二）全膝关节置换术的评定

1. 美国膝关节外科学会膝关节评分标准　它分为膝关节和功能评分两大部分。膝关节内容包括疼痛、活动范围和稳定性三项，如有屈曲角度和对线良，根据严重程度扣除相应分值。对膝关节对线正确，活动范围 125°，没有疼痛，没有侧方和前后不稳者，满分（100 分）。功能评定同样为 100 分，它分为行走能力、上下楼能力及行走时辅助三大项，前后项各 50 分，根据活动受限程度扣除相应分值。如果患者行走不稳和距离限制，能正常上下楼，则得满分。行走时辅助项为减分。

2. 膝关节置换后总体效果评定　术后 6 个月～1 年为评定时间。评分标准为优、良、中、差。优：肌力恢复正常，病人能独立行走无需拐杖辅助，无跛行，无疼痛，能行走较长距离，关节活动能满足日常生活需要；良：长途行走后稍有疼痛；中：行走稍有疼痛，且轻度跛行；差：不活动时也疼痛，需双拐和手杖，生活不能完全自理。

三、康复治疗护理措施

（一）急性期的康复治疗护理措施

1. 手术前护理

（1）术前 12 小时禁食、6 小时禁饮（通常是：术前一天晚 20:00 后不吃食物，22:00 后不喝水）。第二天手术后，从回病房开始计算 6 小时后才能进食。

（2）练习床上大小便。目的是防止术后因体位不习惯而致尿潴留及便秘。注意放置便盆时，臀部抬起足够高度并避免患肢的外旋及内收动作。给女患者使用特制的女式尿壶以避免过多使用便盆，增加髋部运动。

（3）做好个人清洁卫生工作：术前洗澡，术晨更换衣裤，取下金银饰品及手表、眼镜、发夹、义齿等物。

（4）学会做深呼吸，利用床上拉手做引体向上或抬臀练习。平卧或半卧，患肢外展中立，健侧下肢屈膝支撑于床面，双手吊住拉环，使身体整个抬高，不离床，停顿 5～10s 后放下。

（5）学会做肌肉收缩运动和抬腿运动。①等长收缩训练：踝关节背屈，绷紧腿部肌肉 10 s 后放松，再绷紧→放松，以此循环。②等张收缩训练：一是做直腿抬高、小范围的屈膝屈髋活动、直腿抬高时要求足跟离床 20 cm、空中停顿 5～10 s 后放松。二是做小腿下垂床边的踢腿练习。

（6）术后体位：向患者说明术后为防假体脱位应采取正确的体位。两腿间放梯形垫枕，保持患肢外展及旋转中立位，不坐、不侧卧、正确翻身。

（7）心理康复指导：把心理康复作为机能康复的枢纽，以心理康复促进和推动机能康复，调动积极的心理因素，使其主观能动地参与机能康复的训练。

术前后较多出现两种情况：一是急于求成，锻炼进度盲目超前并随意活动；二是过于谨慎，担心活动后致手术失败。故手术前后应注意详细了解患者的心态反应，一方面鼓励患者增强康复的信心，另一方面介绍康复训练的目的、方法及注意事项。对急于求成者指导其掌握合适的锻炼方法，循序渐进，量力而行；对过于谨慎者则设法消除其疑虑，鼓励并帮助其进行锻炼，最终使所有患者均以良好的心理状态进行康复训练。

(8)指导正确使用拐杖：准备合适的双杖，使拐杖的高度及中部把手与患者的身高臂长相适宜，拐杖底端配橡胶装置(防滑)，对术前能行走者训练其掌握使用方法，练习利用双拐和健腿的支撑站立，在患肢不负重状态下行走。

2.手术后护理

(1)手术结束回病房后，去枕平卧6小时，期间请不要抬头及垫枕，同时保持患肢于外展及旋转中立位(两腿之间放置梯形垫枕)。

(2)术后24小时内，按摩、挤压术侧小腿肌肉，帮助患肢静脉血液回流，防止下肢深静脉血栓形成。

(3)术后搬动病人及使用便盆时要特别注意，应将骨盆整个托起，切忌屈髋动作，以防止脱位。如果病人发生剧烈的髋部疼痛，患肢呈现内旋或外旋位时，应立刻报告医生，进一步明确有无脱位的可能。

术后注意事项
1.正确体位； 2.防止静脉血栓； 3.正确翻身及移动； 4.合理饮食。

(4)多食高蛋白(瘦肉、蛋、鱼等)食物和新鲜蔬菜、水果及富含纤维素的食物，促进机体康复。

3.并发症的护理

(1)神经或大血管的损伤：神经或大血管的损伤部位和手术入路有直接的关系。神经损伤后会出现相应损伤神经所支配的肢体功能障碍，术后应严密观察患肢远端的血运、感觉、活动情况。血管损伤一般容易发现，一旦发现主要神经或大血管的损伤，应及时处理。

(2) 髋关节僵硬：手术后康复训练对手术效果有直接的影响。其原因与术中广泛剥离及术后早期功能锻炼不足有关。

(3)疼痛发生：一般认为轻度疼痛可自行缓解，中重度疼痛较少见，需服镇痛药。护理上应加强对术后疼痛的观察及护理，术后3天疼痛仍较剧者须注意体位的变换和牵引的调整，保持正确、舒适的体位，抬高患肢，利于静脉血回流，避免患肢肿胀而致的胀痛。另外，注意观察体温的变化，注意观察伤口有无感染。

在行早期功能锻炼前，应用止痛药也可减轻活动引起的疼痛。

(4) 感染：髋关节置换后，一旦发生感染往往处理困难，致残率高，并有较高的死亡率。术后1个月内是感染发生的高峰期。术后感染的成因众多，归结起来有以下方面：术野的污染或术后病房的交叉感染；原有的疾病导致机体免疫力下降而致抗感染力下降，如糖尿病、长期服用激素等；手术过程存在有利感染发生的因素，如积血引流不畅，组织缝合过紧致坏死；未预防性应用抗生素等。预防感染需要多方面进行，如掌握好手术适应证，提高手术技巧，改善手术环境，常规预防用抗生素等。护理中要落实以下预防感染措施：①保持切口敷料干燥、清洁，尤其注意避免受排泄物污染。如果伤口渗血较多，要及时更换敷料，给予伤肢按摩，促进血液循环，有利于防止切口感染，加快伤口愈合。②术后4 h测体温，连续观察2周。术后3～5天低热为吸收热，若体温降至正常后再度升高或者伤肢疼痛缓解一段时间后又出现剧痛，应高度怀疑存在感染的情况，给予积极抗感染治疗。③对于糖尿病患者，应严格监测血糖水平，控制血糖波动于正常范围，并尽可能保持平稳。

（5）脱位：髋关节置换后脱位的原因很多，术后搬运不当或术后患肢体位放置错误都有可能导致其发生。预防术后髋关节脱位主要从以下方面入手：①术前改善患者一般状况，术前及术后早期就进行功能锻炼。②改进手术方法及加强手术宣教工作，提高患者对人工全髋关节置换术的认识，并加强医护合作，对预防髋关节脱位有很好的促进作用。③术后应保持肢体的相对稳定，在麻醉消失前搬动病人时，保持肢体在外展15°～30°中立位。卧床期间行皮牵引或穿中立鞋2周以上。

（6）假体松动：假体材料选择、手术设计、手术技巧、病人个体差异、体重及活动量，尤其骨水泥及其技术等均对术后松动有重要影响。如患者疼痛发生在大腿而非髋关节，负重时加重，一般的保守疗法效果不佳，在X线下，牵引和压缩髋关节，看到假体有移位就能够明确诊断假体松动，一旦明确假体松动需行返修手术。在假体的选材中，年龄偏低的尽量选质量相对好的材料，测量假体时，应精益求精，力争做到准确无误。

（7）血栓栓塞：在关节置换术后需注意观察病人的意识、肢体活动及肌力变化，注意患肢肿胀、疼痛和循环情况，垫高患肢，鼓励和指导病人多做患肢主动屈伸运动，以防深静脉栓塞。术后常规给予抗凝药物保持血液流动性如阿司匹林、低分子右旋糖酐等；当发现下肢肿胀且抬高肢体不能消肿、局部皮温升高、疼痛、触痛、远侧皮肤冰冷、苍白、浅表静脉充盈等情况时，应警惕深静脉血栓的发生。应严密监测患者术后的体温、脉搏、小腿周径、腓肠肌触痛等情况，以便及时发现异常情况。术后早期活动对DVT的预防有重要意义，术后第一天患者卧床时应定时转换体位，指导患者进行双侧踝泵活动，股四头肌等长收缩练习，每天4次，每次10 min，术后第1天起即每天下床坐椅，每次约1～2 h。术后第2天练习完全负重性站立，指导患者进行深呼吸及咳嗽练习。卧位时术侧肢体予枕头抬高以利于静脉回流；鼓励患者多饮水，避免血液处于高凝状态；保持大便通畅，避免腹压增高使下肢静脉回流受阻，增加深静脉血栓形成的概率。

（8）异位骨化：异位骨化是一种病理性骨形成，最早出现的症状是患髋活动幅度减小，可感到疼痛及肌痉挛，严重者可出现髋关节僵直。异位骨化可能与以下因素有关：① 手术创伤或遗留骨屑诱发成骨；② 引流不畅，血肿机化，骨化；③假体电解对肌肉形成刺激；④骨水泥对周围组织刺激。全髋置换术难度大、创伤多、渗血多，骨水泥使用较多，骨水泥屑及骨碎屑创口遗留机会多，这也许是异位骨化率高的原因。在术中操作要轻柔，尽量减少软组织创伤，认真止血，彻底冲净切口内异物，术后充分引流，对减少异位骨化有一定的作用。在护理中要动作轻柔，缓慢活动髋关节，避免粗暴活动患肢。

（9）其他并发症：①高龄。高龄病人由于其身体素质差、环境适应能力差和机体抵抗力低等特点，行髋关节置换术后有较多的并发症。全髋关节置换术对老年患者是一种创伤，术中麻醉用药可影响机体功能，因此对合并有高血压、脑血栓的术后患者应严密观察病情变化。②对吸烟者，耐心解释吸烟的危害，使患者主动戒烟。③对糖尿病病人，要注意使用药物治疗及饮食疗法，以减少各种并发症的发生。④病人活动少、卧床久，易出现褥疮、呼吸道及泌尿系感染。对于上述并发症，应给予相应的预防措施。对病人要定期拍背，鼓励其咳嗽、咳痰，必要时做雾化吸入，以防肺部感染，发生坠积性肺炎。手术前开始指导患者进行呼吸功能锻炼，练习深呼吸及有效咳嗽，术前严格戒烟。术后注意保暖，每日以淡盐水漱洗口咽部，保持口腔卫生，避免口咽部定植菌群下行感染。协助患者正确改变体位，每次翻身时叩背以协助排痰，指导患者双上肢可行扩胸运动，以增加肺活量，术后第二天早期即可指导患者30°抬高床头，半卧位有利于胸廓扩张，顺畅呼吸。认真做好会阴部护理，鼓励多饮水，以防发生尿路感染。定期变换体位，并加强对骨突部位的护理，以防发生褥疮。

（二）稳定期康复治疗护理措施

康复治疗是为了使患者更好更快地恢复到健康状态而避免术后并发症或后遗症的出现，正确的康复护理是关节置换术成功的重要环节，指导患者术后早期活动、早期离床及早期功能锻炼是康复护理所须遵循的原则。治疗重点：①心理康复指导；②术前康复训练，包括体位指导、体能训练、床上排便、指导下肢肌锻炼方法、关节活动训练、指导正确使用拐杖；③术后康复护理，包括床上功能锻炼、离床功能锻炼、自理能力训练；④出院前指导，包括自行上、下床及体位指导、肌肉和关节活动训练及负重指导、日常活动指导。对于不同的置换术，也相对地有不同的康复措施。

（三）全髋关节置换后康复训练程序

1. 注意事项

为了防止术后关节脱位的发生，术后3个月内，禁止患肢内旋、内收超过中线，屈髋超过90°等动作（图4-4）。故在训练过程中应向患者反复强调在以下各种体位时应注意：

（1）侧卧时双膝之间应放一个枕头。

（2）坐在床上时身体不能前弯去拉棉被。

（3）坐位时脚不能交叉。

（4）低的椅子、马桶不能坐。

（5）从椅子上站起时，不能向前弯腰站起。

（6）站立时脚尖不能向内。

（7）站立时身体不能过度前弯（甚至触地）。

禁止体位

1. 屈髋超过90°；
2. 下肢内收超过中线；
3. 髋关节内收内旋；
4. 髋关节极度外展外旋。

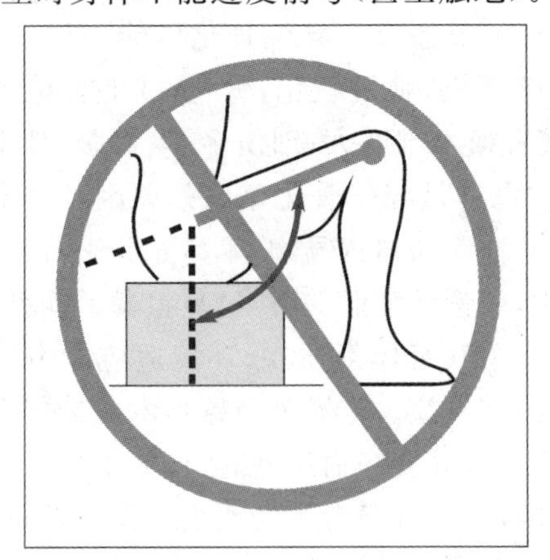

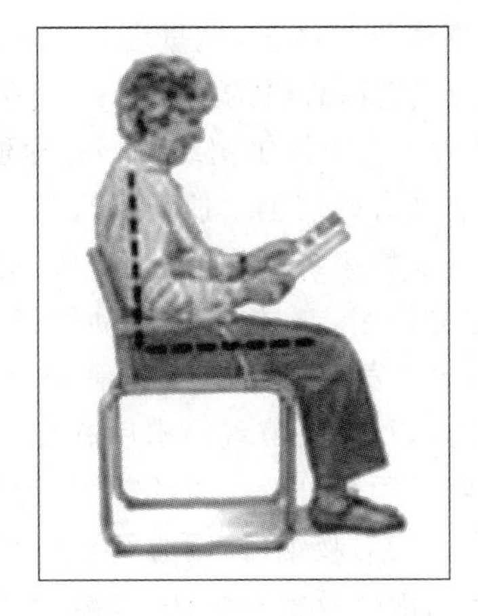

图4-4 全髋置换后的体位

2. 训练内容

训练内容包括肌力训练、ROM、ADL训练。具体内容可分阶段、循序渐进。

第一阶段：卧位及坐位训练

(1)术后第1、2天。术后第1天治疗师即开始参与训练，向患者及家属交代术后注意事项、训练目的及内容，以取得患者的配合。训练内容应根据患者具体情况灵活掌握。

康复的重点是：帮助患者摆脱心理上的焦虑紧张，克服疼痛，防止肌肉萎缩。

① 维持患肢特殊体位　仰卧位：双膝间垫枕，使其双膝及足尖向上，以防患肢内收、内旋。侧卧位：健侧在下，患肢在上，也应在双膝间垫枕，以防患肢内收、内旋。为维持体位，必要时可使用箱型足夹。

② 使用踝关节的"泵"效应　主动最大限度屈伸踝关节(也可加阻力做抗阻训练)，每个动作保持10秒，20次/组，每日2～3组。踝关节的活动对血流动力学的影响是显著的，是防止静脉血栓形成的措施之一。

术后第2天引流管拔除后，可使用膝关节练习器(CPM，图4-5)。注意：角度不宜过大，禁止内收、内旋。

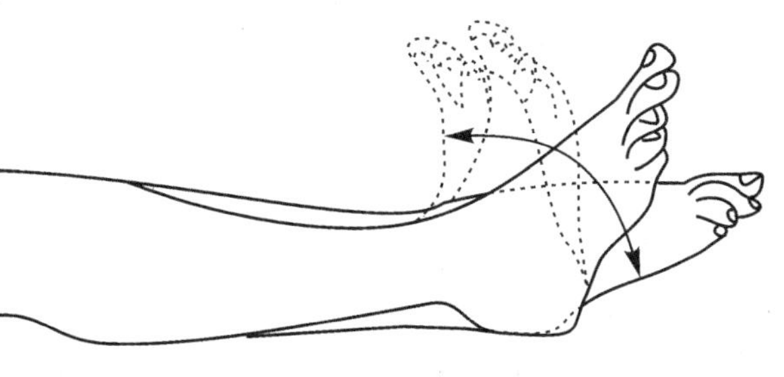

图4-5　踝"泵"运沙

(2)术后第3天

Ⅰ. 平卧位

以下每组动作完成10次。训练时，治疗师可将手放在患肢运动收缩的肌肉上，以观察、指导患者的运动效果，并向患者交代日常练习方法。

①腓肠肌训练：先让患者踝关节蹠屈，足跟向后，然后再让踝关节呈背屈位，使足跟向前推，注意保持膝关节伸直。

②股四头肌训练：让患者大腿肌肉收紧，膝部下压，膝关节保持伸直5秒，再放松5秒。

③股二头肌训练：患者下肢呈中立位，足后跟往下压，膝关节不能弯曲，保持5秒，放松5秒。

④臀大肌训练：卧位臀部收紧5秒，放松5秒。

⑤髋关节训练：患肢脚沿床面向上移动，使患肢髋、膝关节屈曲，但应保持髋关节屈曲不超过90°。

Ⅱ. 半卧位

先将患者床头逐渐抬高，使患者取半卧位，分别于卧位及半卧位时测量患者的血压、心率，观察患者有无头晕、恶心、呕吐、大汗等症状。如果出现上述症状或出现测量前后脉压差大、心率明显增快时，可让患者做深呼吸运动，同时用力快速活动双足踝部，半分钟后再观察。如以上症状减轻，可让患者继续半坐位5分钟；如症状加重，可让患者平卧休息 。

(3)术后第4天

Ⅰ. 平卧位

以下动作每组完成10次。

①～⑤同上。

⑥膝关节训练：放一个小圆枕头（或纸卷）在膝关节下，膝部用力往下压，小腿往上举，使膝关节伸直5秒。

⑦桥式运动：膝关节屈曲，足平放在床上，保持膝关节、足与肩胛同一平面，然后臀部向上举，到与肩胛、膝关节同一条线，保持5秒，后把臀部放下，放松5秒。

⑧股内收肌训练：患者仰卧位，治疗师将手放在患肢股内侧，并予以向外的力量，同时让患者用力抵抗，保持5秒。

⑨股外展肌训练：患者仰卧位，治疗师将手放在患肢股外侧，并予以向内的力量，同时让患者用力抵抗，保持5秒。

Ⅱ.卧位-坐位转移

患者平卧于床上，患肢呈外展位。让患者屈曲健侧下肢，伸直患肢，用双手支撑半坐起。利用双手及健侧支撑力，将臀部向患侧移动，然后再移动健侧下肢及上身。重复以上动作，使患者移至患侧床边。治疗师站在患侧床边，一手托住患者患肢，一手抱住患者肩部，嘱患者双手及健肢同时用力撑床，以臀部为轴旋转坐起。注意患髋屈曲不能超过90°。让患者双足下垂，端坐于床边。注意观察患者有无不适症状，并注意患者的血压、心率。

(4)术后第5天

Ⅰ. 平卧位①～⑨同前。

Ⅱ. 卧位-坐位转移同前。

Ⅲ. 坐位水平移动

向患侧移动时，应先移动患肢，使其呈外展位，再用双手支撑床，移动臀部及健肢。向健侧移动时，应先用双手支撑床，移动臀部及健肢，再移动患肢。

Ⅳ.坐位-站位转移

患者端坐床旁，双足着地，健肢在前，患肢在后，双手握住助行器，利用健肢和双手的支撑力挺髋站起。

第二阶段：站立位训练

(1) 术后第6天

Ⅰ.站立位

以下每组动作完成10次。

⑩股外展肌训练：让患者足伸直，患肢由中立位向外伸展，再回到身体的中立位。注意患肢应一直保持足伸直，膝关节及足趾向外。

⑪髋关节训练Ⅰ：膝关节屈曲抬高患肢。注意不能比臀部高，并保持膝关节向前，小腿与地面垂直，身体不要向前弯

⑫髋关节训练Ⅱ：下肢伸直向后推到身体的后面。注意身体不要向前弯。

(2)站立位平衡训练。让患者双手扶助行器，双足自然分开站立。缓慢地将重心移到健肢，患肢抬起；复位后再将重心移到患肢，健肢抬起。如此反复练习。

第三阶段：步行训练

(1)术后第7、8天

Ⅰ. 站立位时⑩～⑫同前。

Ⅱ. 步行训练——助行器辅助步行

让患者扶助行器练习行走，注意纠正患者的步行姿势。转身时，如果向患侧转，应先让患肢向外迈一步，后移动助行器，再跟上健肢；如果向健侧转，应先让健肢向外迈一步，后移动助行器，再跟上患肢。

(2) 术后第9、10天

Ⅰ. 站立位时⑩～⑫同前。

Ⅱ. 步行训练——双四脚拐辅助步行

行走时，应先向前移动患侧拐，健肢跟上，再移动健侧拐，最后患肢跟上。注意步态。

(3) 术后第11、12天

Ⅰ. 站立位时⑩～⑫同前。

Ⅱ. 步行训练——单四脚拐辅助步行

行走时，患侧上肢持四脚拐。注意正确的步态。

(4) 术后第13、14天

Ⅰ. 站立位时⑩～⑫同前。

Ⅱ. 上下楼梯训练

上楼时，健肢先上，患肢后上，拐随后或同时跟进；下楼时，拐先下，患肢随后，健肢最后。

(四) 全膝关节置换术后康复

目前关节置换手术的损伤很小，一般切口都在10公分以内，技术上已经比较成熟。一般术后1～3天就可下床活动。术后逐步加强康复锻炼能尽快恢复行走能力，避免关节脱位。

1. 人工全膝关节置换术后1～3天：患者疼痛较重，一般不主张活动关节，可以抬高患肢，尽可能地主动伸屈踝关节和趾间关节，开始进行股四头肌等肌肉收缩训练，每小时进行3～5min，以促进血液回流，防止血栓形成。

2. 人工全膝关节置换术后4～14天：患者的疼痛已明显减轻，此时，康复锻炼的主要目的是促进膝关节的活动，膝关节屈伸活动范围应达到0～90°以上。必要时可以在医生的指导下被动运动。有条件时，在医生的指导下借助膝关节连续被动活动器(CPM机)进行关节活动度的训练。方法为：术后第4天开始每天连续使用6～12h，开始伸屈范围在0～45°。以后每天伸屈范围增加10°，出院时应达到95°以上。CPM训练强度和频率可逐渐增加，对早期迅速恢复关节功能有很大的帮助。对不使用CPM机的患者，可在医生的指导下进行床上膝关节屈伸活动、床边膝关节屈伸锻炼、床上侧身膝关节屈伸活动功能锻炼，下床站立下蹲锻炼，此项康复锻炼应在医生的指导下进行。

3. 人工全膝关节置换术后2～6周：主要进行股四头肌的力量训练。同时，保持关节活动度的训练。主要方法为：患者坐在床边，主动伸直小腿多次，循序渐进；患者坐在床上，膝关节下垫一枕头，使膝关节屈曲，然后主动伸直，逐步过渡到站立平衡训练及渐进负重训练。

以上介绍的均为在医院中做的康复治疗，对于患者，为了避免术后并发症或后遗症出现，也应当掌握一些家庭护理知识。

（五）健康教育

1. 髋关节置换术后三周内避免坐位（屈髋角度应小于30°）。三周后可以坐高凳子（高坐位），但应保持屈髋角度不应超过45°。术后六周时，髋关节屈曲可达90°。

2. 髋关节置换术后四周内，患髋维持于外展、伸直位，双膝之间垫枕隔离；并且术后四周内避免完全健侧卧位，防止患髋过度内收（避免患肢过身体中线）。术后三月，如果病人无不适，复诊X线假体位置良好，则可采用各种卧位姿势。

3. 患者出院后，尽量保持居室内空气流通，环境安静、清洁，保证充足的睡眠，增加营养，增强信心，坚持每日髋、膝、踝关节及股四头肌锻炼。

4. 若出现以下情况：①小腿肿胀，肢体末梢苍白、麻木。②患侧髋部红肿、疼痛。③患肢体位异常或感觉髋关节假体脱位（疼痛、弹响、活动受限）。④切口部位发热、出血或渗液、流脓，应及时复诊。

5. 手术后可能因肺炎、龋齿、尿路感染、足癣等引起菌血症，从而导致髋关节晚期感染的发生，因此全髋置换术后的病人如有任何可能引起菌血症的情况发生，如：拔牙或行泌尿生殖系统手术等，均应给予预防性抗生素治疗，并要严密观察髋关节有无任何感染症状。

6. 术后六周复摄X片，观察假体有无松动或位置有无改变，如果病人情况良好，应鼓励病人增加活动量，特别加强髋关节外展肌锻炼及屈髋、屈膝肌的训练。但必须避免髋关节遭受应力，如爬梯、跳、跑、提重物等，应尽量避免长距离行走并减少每天上下楼梯的频率。

7. 体型肥胖的病人应减轻体重或控制体重增加。

8. 6～8周内避免性生活；性生活时患者应取下位，并防止术侧下肢过度屈曲或极度外展，同时应避免患髋受压。

9. 全膝关节置换术后嘱患者出院后继续功能锻炼，加强关节活动度。最大限度恢复生活功能。锻炼顺序可遵循站──→坐──→蹲（3个月后）的原则。

10. 按时来院随诊；手术六周后必须复查一次。

11. 饮食方面多食高蛋白（瘦肉、蛋、鱼等）食物和新鲜蔬菜、水果及富含纤维素的食物。

（刘晓林）

思考题

一、单选题

不是人工全髋关节置换术评定Harris评定标准　（　）

A. 日常活动能力和步态　B. 疼痛

C. 关节活动　D. 关节肿胀

二、多选题

髋关节置换术后并发症的护理有哪些　　　　　　　　　　　　　　　　　　（　　）

A. 神经或大血管的损伤　　　　B. 髋关节僵硬

C. 感染　　　　D. 血栓栓塞　　　　E. 脱位

三、名词解释

人工关节置换术

四、简答题

简述全髋关节置换术后康复训练注意事项。

第六节　手外伤的康复护理

学习目标

1. 熟悉手外伤的功能障碍评定
2. 掌握肌腱修复术后的康复护理措施
3. 掌握手部骨折的康复护理措施
4. 熟悉断指再植的康复护理措施
5. 熟悉手神经损伤的康复护理措施
6. 了解手外伤的分类及病因

一、概　述

手外伤是临床常见损伤之一，常导致手的运动和感觉功能障碍，使患者的日常生活活动和工作能力下降。手外伤康复是康复医学的重要组成部分，它是在手外科的诊断和处理的基础上，针对导致手功能障碍的各种因素，例如肿胀、粘连、疤痕、挛缩、关节僵硬、肌萎缩、感觉丧失或异常等，采取相应的物理因子疗法、运动疗法、作业疗法以及手夹板、辅助器具等综合手段，使伤手恢复最大程度的功能，以适应日常生活活动以及学习、工作的需要。

手外伤常为复合性损伤，可累及手部皮肤、皮下组织、肌肉、肌腱、骨关节、神经、血管等，常见的损伤类型主要有骨折、肌腱损伤、周围神经损伤、断肢（指）、烧伤等。

二、主要功能障碍评定

（一）手的功能

手是运动器官，可以进行各种活动。手的基本动作可分为非抓握功能和抓握功能两类：

1. 非抓握功能　包括手指的推、举、叩、戳等动作。

2. 抓握功能　包括精确性抓握和力量性抓握两种主要抓握方式，以及钩状抓握和剪刀式抓握两种辅助抓握方式。

（1）精确性抓握：由处于对掌状态的拇指指端肉垫和其他手指的指端肉垫之间完成的操作，如握毛笔写字。

（2）力量性抓握：在手指表面和手掌之间完成的操作，拇指起支撑和扶持的作用，如举重比赛中抓举杠铃。

（3）钩状抓握：手指屈肌共同作用的结果，抓握时掌指关节伸直，指间关节充分屈曲，如日常生活中用手提物体。

（4）剪刀式抓握：示指和中指指端骨相邻两侧抓握物体的方式，如吸烟时用手夹持香烟。

手也是感知器官，能非常敏感和精确地反馈各种信息。手具有丰富的感觉神经，尤其是手指的掌面以及正中神经分布的区域，通过手的感知觉可以知道物体的大小、轻重、质地和温度，在不借助视力下帮助完成日常生活或工作中许多精细动作，如系鞋带、扣纽扣等。

（二）一般检查

1.病史

（1）一般资料：患者姓名、性别、年龄、左右利手、职业、个人爱好、生活习惯、居家环境，以及职业或工作对手功能的特殊要求等。

（2）受伤情况：受伤的时间、原因及具体经过，受伤的程度和范围，受伤后接受治疗的情况等。

2.症状　手外伤通常局部症状比较明显，不同类型手外伤的症状表现也存在差异。手外伤一般较少引起全身症状，但严重手外伤不仅可能引起严重的全身症状，而且可能合并身体其他部位的损伤。

（1）开放性损伤：可引起毁形、缺损，及功能障碍或丧失等。

（2）骨关节损伤：骨折脱位可引起疼痛、肿胀、各种畸形及异常活动等。

（3）肌肉或肌腱损伤：屈肌损伤呈伸直位畸形、屈曲功能障碍；伸肌损伤呈屈曲位畸形、伸直功能障碍，伸肌中央束断裂则近指间关节呈“纽扣”样畸形，侧束联合腱断裂则远指间关节呈锤状指畸形。

（4）神经损伤：支配区的感觉丧失及主动运动丧失，可呈现垂腕、猿手或爪状手等畸形。

（5）血管损伤：可引起回流障碍，或缺血坏死，或呈 Volkmann 肌挛缩等。

3.体征　包括望诊、触诊、动诊和量诊四部分。

（1）望诊：观察伤手皮肤的营养情况、色泽、纹理，有无瘢痕，有无伤口，皮肤有无红肿、溃疡及窦道，手及手指有无畸形等。

（2）触诊：了解伤手皮肤的温度、弹性、软组织质地，以及检查皮肤毛细血管反应，以判断手指的血液循环情况。

（3）动诊：主要对手部关节活动的检查，以了解关节大致的主动、被动活动范围，软组织粘连、硬化或挛缩的程度，以及关节僵硬的位置、角度等情况。

（4）量诊：包括关节活动度、肢体周径、肢体长度和容积的测定，可以为进一步手残损或保留功能的判断提供依据。

4.辅助检查

(1)X线平片检查：手外伤的常规检查，根据损伤情况不同可选择手指正侧位或手正斜位X线，了解有无骨折或关节脱位、骨折的类型及移位情况等。

(2)MRI检查：MRI对软组织损伤能提供良好的对比分辨率，尤其是对肌肉或肌腱、指间关节囊或韧带的损伤具有重要的诊断价值。

(3)神经电生理检查：包括肌电图、神经传导速度及体感诱发电位检查，可以进行定位测定和定量分析神经病变，了解有无神经损伤、神经损伤的部位、神经再生及恢复的情况以及预后判断等。

(4)其他检查：多普勒血流探测仪测量单根血管的血流或局部组织区域血流量，对于断肢(指)再植、手烧伤及皮瓣移植等诊治具有重要价值。

(三)功能评定

手外伤后功能评定包括手的运动功能如肌力、肌腱功能和肢体体积评定，感觉功能如触觉、痛觉、温度觉和实体觉检查，以及手功能性活动能力如灵巧性、协调性测试等。此外，手外伤患者还需要进行日常生活活动及职业能力评定。

手外伤后功能评定内容
1.运动功能 肌力 肌腱功能 肢体体积 2.感觉功能 触觉 痛觉 温度觉 实体觉 3.灵巧性、协调性

1.运动功能评定

(1)肌力评定：检查内容包括手的握力，拇指分别与示、中、环、小指的捏力，拇指与示、中指同时的捏力，以及拇指与示指桡侧的侧捏力等评定。肌力检查方法可采用徒手肌力检查(MMT)，或握力计、捏力计等器械检查。

(2)肌腱功能评定：关节总主动活动度(TAM)是肌腱功能评定的常用方法。使用小号量角器分别测量手指的掌指关节(MP)、近侧指间关节(PIP)和远侧指间关节(DIP)的主动及被动关节活动范围，然后用MP、PIP、DIP的主动屈曲角度之和减去各关节主动伸直受限角度之和，即为TAM。该方法优点是能够全面反映手指肌腱功能情况，也可以对比手术前后的主动、被动活动情况；缺点是测量及计算方法比较繁琐。

(3)肢体体积测量：使用软尺测量手腕、手掌及手指的围度或长度，或测量仪测量手的体积。测量仪包括有一个排水口的大容器及量杯。测量时，将肢体浸入容器中，使肢体进入容器中的一定位置，排出的水从排水口流出，用量杯测出排水的体积，即为待测肢体的体积。

2.感觉功能评定

(1)温度觉检查：患者闭目接受测试，通常用盛有热水(40～50℃)及冷水(5～10℃)的试管测试，让患者回答自己的感受(冷或热)。

(2)痛觉检查：患者闭目接受测试，大头针的针尖以均匀的力量轻刺其皮肤，让患者立即陈述具体的感受。测试时注意两侧对称部位的比较，检查后记录感觉障碍的类型(正常、过敏、减退、消失)和范围。

(3)触觉检查：患者闭目接受测试，用棉签轻触其皮肤，让患者立即回答有无轻痒的感受。触觉检查的另一种方法是两点辨别试验,也是手部神经修复后常采用的检查方法,两点辨别试验的距离越小或越接近正常值范围,说明该神经的感觉恢复得越好。

(4)实体觉检查:Moberg 拾物试验是实体觉检查的常用方法。检查用具有木盒、秒表和 10 种日常用品如钥匙、硬币、茶杯等。把 10 种常用物品放于患者面前,分别在睁眼和闭眼状态下将物品逐一放入另一器皿中,并且辨别其种类及名称。记录患者完成操作所花费的时间。

3. 灵巧性、协调性测试:测试方法有许多种,常用的有 3 种标准测试方法:Jebson 手功能测试、明尼苏达操作等级测试和 Purdue 钉板测试。三种测试方法基本原理相同,即令受试者将物品从某一位置转移到另一位置,并记录完成操作的时间。手灵巧性、协调性有赖于运动和感觉功能的健全,也与视觉等其他感觉灵敏度有关。

三、康复治疗护理措施

(一)基本康复护理措施

基本康复护理措施

1. 适宜制动
2. 物理因子治疗
3. 运动疗法
4. 作业治疗
5. 中医传统康复治疗
6. 心理康复治

1. 制动　软组织修复,以及骨折、关节脱位复位或内固定后,伤手需要制动以免修复组织断裂或骨折、关节脱位发生再移位。制动有利于组织的愈合,同时也会造成软组织的粘连和关节僵硬。因此,制动的时间和范围要根据创伤和组织修复的具体情况来确定。一般而言,肌腱缝合术后需制动 3～4 周;神经缝合术后至少应制动 3 周;关节脱位复位后需制动 3 周;骨折的制动则要根据创伤程度、部位、内固定等情况确定所需要最短的制动时间和最小的制动范围。

2. 物理因子治疗　早期应用超短波、微波、红外线、紫外线等可改善局部血液循环和淋巴循环,增强细胞膜通透性,提高组织再生能力,以达到消炎、消肿、镇痛、促进创面愈合的目的。后期可应用超声波、音频电疗、蜡疗等,以减轻组织粘连和软化疤痕。

3. 运动疗法　利用器械、徒手或患者自身力量,通过被动运动、助力运动、主动运动及抗阻运动等不同运动方式,使伤手的运动功能、感觉功能改善或恢复的训练方法。

运动疗法是手外伤康复治疗的核心部分,也是手功能进行作业治疗的前提条件,主要包括关节活动度训练、肌力与耐力训练及感觉训练等。对于手外伤患者,早期主要以关节被动运动为主,若无肌腱损伤或损伤已愈合可酌情进行肌肉肌腱的牵伸训练,随着患者病情的稳定则进行受限关节的关节松动术、手部肌肉的肌力与耐力训练等,伴感觉神经损伤者则需要感觉再训练或感觉脱敏治疗。

① 肌力训练:手外伤后,手及上肢的肌肉萎缩和肌力下降非常常见。也是手部功能障碍的原因之一。可根据肌力的大小分别采用助力运动、主动运动和抗阻运动的方法。负荷要稍大于肌力的水平,让患者必须经过努力才能完成运动。通过一定时期的练习可使患者的肌力恢复至接近正常的水平。

②关节活动度的恢复:关节活动范围的减少在手外伤患者中非常普遍。根据伤情的不同,涉及的范围可从单指关节至多指关节。严重者可致关节完全僵直。常用治疗方法

有：关节松动术、关节活动范围扩大训练、关节定向牵引等。

③ 手的综合动作练习：手的实用性动作基本都是综合动作。这些动作的完成是由组成手的活动性结构（关节）和动力性结构（肌肉、肌腱）共同作用的结果。任一结构不正常都会影响综合动作的完成。综合动作练习可以促进和统合基本结构的功能，使手的功能逐渐趋于实用。手的综合性动作分为：单手指的屈、伸，内收、外展，拇指对掌练习；多指同向性屈伸动作；多指对向性动作如单指捏、三指捏、多指捏和握拳的动作，也包括相邻两指的夹指动作。

④感觉训练：手的皮肤感觉较其他部位敏感，在对外界的感知中具有重要的作用，在手的功能中具有重要的地位。手感觉的恢复顺序为痛觉、温度觉、32Hz振动觉、移动性触觉、恒定性触觉、256Hz振动觉和辨别觉。当压觉和振动觉恢复后即可开始感觉训练。训练初期以保护性感觉训练为主，包括针刺觉、深压觉和冷热觉的训练，当针刺觉和深压觉恢复后可进行定位觉的训练。治疗者用指尖敲击患者的掌侧，让其用健手食指指出敲击的位置，指错时再睁眼学习。如此反复练习多次。同时可进行形状觉的训练，让患者闭眼触摸大小不同、形状各异的木块，并进行描述比较，说错时睁眼再感觉一次。如此反复练习。进一步可辨别异形物体和生活中的实物。织物觉训练是让患者触摸粗细相差很大的砂纸，然后触摸相差较小的砂纸，最后辨别质地不同的织物，如皮毛、棉织物和丝织物等。感觉在恢复过程中常出现感觉的过敏，此时要进行脱敏训练。用柔软的织物轻擦过敏区至麻木感觉出现，1～2h后重复进行治疗。患者适应上述刺激后增加刺激物的粗糙程度，如绒布、粗布、麻布再进行上述治疗。适应后可按以上方法进行叩击和振动的刺激治疗。手部的热疗、主被动运动和神经电刺激治疗对手部感觉的恢复都有一定的促进作用。

4.作业治疗　通过有目的、有选择的作业活动为主要治疗手段，帮助手功能障碍患者最大限度地改善和提高生活自理、工作及休闲娱乐等能力，使之重新回归家庭与社会。

（1）治疗性作业疗法：如工艺、木工、雕刻、游戏等，主要作用在于改善关节活动范围，增强手指肌力、耐力，增加手指灵活性与协调性等。

（2）功能性作业疗法：如扣纽扣、拉拉链、系鞋带、开关水龙头、拧毛巾，以及持筷夹物、写字练习等，以提高日常生活活动能力。患者还可以进行模拟职业训练等，以提高工作能力。

（3）自助具、矫形器的制作与应用：根据患者的具体情况，灵活地设计、制作和训练患者熟练使用矫形器，如手夹板、手支具等。

5.中医传统康复治疗　包括针灸、推拿、拔火罐及中药熏洗治疗等方法，对手外伤患者功能障碍的恢复具有促进作用。

6.心理康复治疗　心理康复治疗应贯彻于康复治疗全过程，帮助患者摆脱否认、愤怒、抑郁、失望等不安状态，树立其战胜病痛的信心，提高其主观能动性并积极配合治疗。

（二）肌腱损伤的康复

早期保护性固定及科学、合理的活动能够促进肌腱内源性愈合，预防和减轻肌腱粘连，最大程度恢复手的功能。临床上，不同肌腱损伤修复术后对康复治疗的要求有所不同。

1.屈肌肌腱修复术后的康复计划

(1)Ⅰ期(0～3周):主要康复目标是保持修复肌腱的稳定性,预防或减轻组织肿胀,缓解疼痛,促进肌腱愈合。具体康复护理措施有:①夹板固定:术后即用背侧夹板使腕关节屈曲20°～30°,掌指关节屈曲60°～70°,指间关节屈曲0～20°,敷料加压包扎。2～3天拆除敷料,继续用夹板和支持带保护;②运动疗法:术后2～3天开始早期活动,夹板控制范围内主动伸指间关节,利用橡皮筋牵引被动屈曲指间关节,持续3周。禁止主动屈曲指间关节及被动伸指间关节;③物理因子治疗:冷疗、超短波、紫外线、红外线、电疗等。

(2)Ⅱ期(4～6周):主要康复目标是继续保持修复肌腱的稳定性,防止肌腱粘连和关节僵硬。具体康复护理措施有:①夹板固定:换腕部夹板仅固定腕关节;②运动疗法:夹板固定内单个手指的被动屈曲/伸直练习。治疗师指导下进行掌指和指间关节主动屈伸活动,及去除夹板保护下主动活动腕关节。禁忌任何抗阻活动;③物理因子治疗:音频电疗、蜡疗、超声波等;④中医传统康复治疗:中药熏洗治疗。

(3)Ⅲ期(7～12周):主要康复目标是控制组织粘连与疤痕,改善关节活动范围,增强手指肌力、耐力,增加手的功能性活动。具体康复护理措施有:①夹板固定:6周后去除腕部夹板,改用动态伸展夹板;②运动疗法:关节全范围的被动活动、主动活动及抗阻活动,8周后强化抗阻练习;③治疗性作业疗法、功能性作业疗法;④物理因子治疗基本同前;⑤中医传统康复治疗:中药熏洗治疗、推拿等。

(4)Ⅳ期(12周后):增加手指的协调性及灵巧性,强化日常生活的手功能,进行职能训练。

2.伸肌肌腱修复术后的康复计划

(1)Ⅰ期(0～3周):主要康复目标是保持修复肌腱的稳定性,预防或减轻组织肿胀,缓解疼痛,促进肌腱愈合。具体康复护理措施有:①夹板固定:术后即使用静态掌侧夹板固定伤手于腕背伸30°～45°,掌指关节屈曲0～30°,指间关节伸直,敷料加压包扎。2～3天后拆除敷料,前臂背侧置夹板使腕背伸40°～45°,掌指关节和指间关节用橡皮带牵拉于0°;前臂屈侧置夹板,2周时缩至中节指骨,3周时缩至近节指骨;②运动疗法:夹板控制范围内主动屈曲手指,依靠橡皮带被动伸直。禁止被动屈指和主动伸指;③物理因子治疗:冷疗、超短波、紫外线、红外线、电疗等。

肌腱修复术后康复护理措施

Ⅰ期:保持肌腱稳定性,消炎,消肿,止痛,促进肌腱愈合。

Ⅱ期:防止组织粘连和关节僵硬。

Ⅲ期:改善关节活动范围,增强手的运动功能。

Ⅳ期:恢复手协调性和灵活性,恢复ADL能力及职业能力。

(2)Ⅱ期(4～5周):主要康复目标是继续保持修复肌腱的稳定性,防止肌腱粘连和关节僵硬。具体康复护理措施有:①继续夹板固定;②运动疗法:4周时,每天去除掌侧夹板,尽可能全范围主动屈曲指关节,尤其是掌指关节。5周时,夹板缩至掌骨,自由活动掌指关节,每天去除夹板保护下主动活动腕关节;③物理因子治疗:音频电疗、蜡疗、超声波等;④中医传统康复治疗:中药熏洗治疗。

(3)Ⅲ期(6～12周):主要康复目标是控制组织粘连与疤痕,改善关节活动范围,增强手指肌力、耐力,增加手的功能性活动。具体康复护理措施有:①夹板固定:换腕部夹板仅固定腕关节;②运动疗法:6～7周时指间关节全范围主动伸直,7～8周时增加强度,做关节全范围的抗阻活动，10～12 周时完全自由活动；③治疗性作业疗法、功能性作业疗法；④物理因子治疗基本同前；⑤中医传统康复治疗：中药熏洗治疗、推拿等。

（4）Ⅳ期（12 周后）：增加手指的协调性及灵巧性，强化日常生活中手功能，进行职能训练。

（三）骨折的康复

1. 手部骨折的康复治疗原则与人体其他部位骨折相同，即准确的复位、有效的固定与合理的功能锻炼。牢固的骨骼支撑是关节和肌腱发挥良好功能的前提与基础，牢固的骨折固定是手部骨折康复的第一步。骨折固定时间因损伤部位和程度不同而有差异。通常情况下，舟状骨骨折需制动 8～12 周，第一掌骨基底部骨折（Bennett 骨折）需制动 6 周，掌骨骨折需制动 6 周，指骨骨折需制动 4～6 周。

2. 康复治疗程序

（1）Ⅰ期（0～3 周）　主要康复目标是保持骨折固定的稳定性，预防或减轻肿胀，缓解疼痛，促进骨折愈合。具体康复护理措施有：①夹板固定：使伤手呈功能位；②被动活动：骨折上下未受损关节进行温和的被动活动，如指、腕、肘、肩；③主动活动：术后 1～3 周在不增加疼痛和不影响骨折愈合的情况下，进行轻微地主动活动和助力性活动；④物理因子治疗：冷疗、超短波、紫外线、红外线、干扰电、直流电等。

> **骨折康复护理措施**
>
> Ⅰ期：保持骨折固定的稳定性，消炎，消肿，止痛，促进骨折愈合。
>
> Ⅱ期：防止组织粘连和关节僵硬。
>
> Ⅲ期：改善关节活动范围及手的运动功能。
>
> Ⅳ期：恢复手协调性和灵活性，恢复 ADL 能力及职业能力。

（2）Ⅱ期（4～6 周）：主要康复目标是继续保持骨折固定的稳定性，防止组织粘连和关节僵硬。具体康复护理措施有：①主动活动和辅助主动活动；②治疗性活动；③感觉脱敏治疗；④物理因子治疗基本同前；⑤中医传统康复治疗：中药熏洗治疗。

（3）Ⅲ期（7～12 周）：主要康复目标是控制组织粘连与疤痕，改善关节活动范围及增强手指肌力、耐力。具体康复措施有：①被动活动包括关节松动、肌肉牵伸及疤痕按摩；②主动活动和助力性活动；③治疗性作业活动；④感觉脱敏治疗及再训练；④物理因子治疗如音频电疗、蜡疗、超声波等；⑤中医传统康复治疗：推拿、中药熏洗治疗等。

（4）Ⅳ期（12 周后）：主要康复目标是恢复手的正常肌力、耐力及关节活动能力，恢复手功能协调性和灵活性，恢复日常生活活动能力及职业活动能力。具体康复护理措施有：①主动活动和抗阻性活动；②感觉脱敏及再训练；③功能性作业活动包括模拟性工作训练等。

（四）断肢再植的康复

断肢再植术后的康复治疗要求严格，主要目的是保护修复后组织，减轻肿胀及疼痛，促进愈合，避免关节僵硬，加速功能恢复。其康复流程大致如下：

1. Ⅰ期（1～3 周）　主要康复目标是预防感染，促进血液循环，维持修复血管畅通和加速修复组织的伤口愈合。具体康复护理措施有：①夹板固定：腕关节固定于中立位，掌指关节屈曲 40°，指间关节伸直，拇指外展 45°及背伸。并视肌腱缝合的牢固度，逐步调节角度；②主动活动：未受伤部位要适当活动，如肘、肩关节等。受伤部位在可行条件下亦可作早期渐进、轻柔、无阻力的主动活动，以活动关节为原则；③被动活动：术后4～10天可进行温和的、保护性的被动活动。活动时如疼痛难忍，则要终止活动，以免影响植肢存活；④物理因子治疗：如超短波、紫外线、红外线、干扰电等；⑤康复教育：包括抬高患肢、植肢保暖及戒烟、酒、咖啡等。

2. Ⅱ期(3～6周)　主要康复目标是控制水肿，防止关节僵硬和肌腱黏连。具体康复护理措施有：①夹板固定：逐渐增加脱下夹板活动的时间，或逐渐改变夹板的角度，使其接近功能位；②主动活动：逐渐加强Ⅰ期主动活动。③被动活动：继续进行Ⅰ期被动活动，可进行附属活动；④物理因子治疗：如超短波、超声波、红外线、蜡疗等；⑤中医传统康复治疗：中药熏洗治疗。

3. Ⅲ期(6～12周) 主要康复目标是恢复主动关节活动范围，恢复手的正常感觉尤其是触觉，增强手的肌力和耐力以及增加手的功能性活动。具体康复护理措施有：①被动活动行关节活动度训练；②主动活动和抗阻性活动；③感觉脱敏治疗及再训练；④物理因子治疗如音频电疗、蜡疗、超声波；⑤治疗性作业疗法、功能性作业疗法；⑥中医传统康复治疗：推拿、中药熏洗治疗等。

4. Ⅳ期(12周后)　增加手的协调性及灵巧性，强化日常生活的手功能，进行职能训练。

断肢再植康复护理措施

Ⅰ期：消炎，消肿，止痛，维持血管畅通和促进组织修复。

Ⅱ期：防止关节僵硬和组织粘连。

Ⅲ期：改善关节活动范围，改善手的感觉、运动功能。

Ⅳ期：恢复手协调性和灵活性，恢复ADL能力及职业能力。

(五)神经损伤的康复

手部神经损伤后的典型表现为相应支配区域的运动和感觉障碍。康复治疗的目的是防治合并症，促进受损神经再生，保持肌肉质量，促进运动功能与感觉功能的恢复，最终恢复日常生活自理和工作能力。手部神经损伤康复治疗应根据不同时期、不同病情进行有针对性的处理。

1. 早期　主要康复目标是尽早消除炎症、水肿，促进神经再生，防止肢体发生挛缩畸形。具体康复护理措施有：①夹板固定：使伤手关节尽可能保持在功能位；②被动活动：在关节正常活动范围内进行温和、无痛、保护性活动；③主动和助力性活动：损伤程度和肌力允许情况下，早期可进行适度运动；④物理因子治疗：超短波、紫外线、红外线、激光疗法及水疗法等。

神经损伤康复护理措施

早期：消炎，消肿，止痛，促进神经再生，防止关节僵硬和组织粘连。

恢复期：促进手的运动功能和感觉功能恢复。

后期：恢复手协调性和灵活性，恢复ADL能力及职业能力。

2. 恢复期　主要康复目标是促进神经再生，保持肌肉质量，促进运动功能和感觉功能恢复。具体康复护理措施有：①运动疗法：根据损伤神经和肌肉瘫痪程度循序进行被动活动、助力性活动、主动活动及抗阻性活动；②治疗性作业疗法、功能性作业疗法；③感觉脱敏治疗及再训练；④物理因子治疗如低频脉冲电流、脉冲电磁场法等、肌电生物反馈等；⑤中医传统康复治疗如针灸、推拿等。

3.后期　主要是增加手指的灵巧性、协调性，强化日常生活的手功能，进行职能训练。康复目标是使病人最大限度地恢复原有的功能，恢复正常的日常生活和社会活动，重返工作岗位或从事力所能及的工作，提高患者的生活质量。

（六）烧伤的康复

手为人体暴露在外的器官，经常与外界接触，是最常见的烧伤部位之一。手烧伤以手背烧伤最为严重，深度烧伤常残留畸形和功能障碍，康复治疗可最大限度保留手的外形及恢复手的功能。烧伤后康复也应根据不同时期、不同病情进行针对性的处理。

1.早期　烧伤早期的康复目标是预防和控制感染，消除水肿，减轻疼痛及加速创面愈合。具体康复护理措施有：①安全位固定：烧伤24小时内不要活动各关节，以防肌腱断裂。平时则以夹板固定，活动时取下。手背烧伤时使腕背伸，掌指关节屈曲，诸指间关节伸直，拇指外展。手掌烧伤时腕、指掌、指间关节均伸展。全手烧伤时使腕呈微背伸位，指掌关节屈曲70°～90°，指间关节微曲5°～10°；②物理因子治疗，如超短波、紫外线、红外线、干扰电等；③中医传统康复治疗：中药熏洗治疗。

烧伤康复护理措施

早期：消炎，消肿，止痛，促进创面愈合。

后期：改善关节活动范围，促进手的运动功能和感觉功能恢复。

2.后期　烧伤后期的康复目标是增加手的关节活动范围，增强手的肌力和耐力以及增加手的功能性活动。具体康复护理措施有：①保持正确的体位，防止挛缩；②被动活动包括关节松动、肌肉牵伸及疤痕按摩；③主动活动和抗阻性活动；④物理因子治疗：音频电疗、蜡疗、超声波；⑤治疗性作业疗法、功能性作业疗法；⑥中医传统康复治疗：推拿、中药熏洗治疗等。

（七）常见合并症的康复

手外伤后常出现组织肿胀、粘连、疤痕、挛缩等合并症，如不及时控制，可直接导致手功能障碍或使手功能障碍进一步加剧。

1.肿胀　无论创伤或炎症都会引起组织肿胀，皮下组织、筋膜间隙、肌肉间筋膜和腱鞘、关节囊等会浸于浆液性渗出液内，如果渗出液不及时清除，上述组织将会机化造成粘连、僵硬。因此，肿胀须在早期得到控制，使之降至最低程度。组织肿胀预防及处理方法：

（1）抬高患肢：高于心脏平面10～20cm，且肘比肩高，手比肘高。

（2）运动疗法：包括肩、肘关节的全范围主动或被动活动。

（3）压力治疗：可选用压力衣，亦可用弹性细绳向心性缠绕。

（4）物理因子治疗：冷疗、蜡疗、电疗、光疗等。

（5）向心性按摩：如皮肤条件许可，可在伤肢抬高位做向心性按摩。

2.疤痕与粘连　整个创伤或手术范围内的任何组织均可产生粘连、疤痕，疤痕组织缺乏伸展性，发生在关节或肌腱周围，可导致关节活动范围减少。治疗方法：①早期控制肿胀，尽早开始活动；②局部推拿按摩；③被动伸展运动；④物理因子理疗：蜡疗、中频电疗、超声波治疗等；⑤手术治疗。

3. 挛缩　挛缩通常发生在虎口等皮肤松弛部，包括肌肉、韧带、关节囊等缩短。预防措施是应尽早让患者在适当范围内主动运动，挛缩发生后可采用徒手方法或借助某些器械牵伸挛缩的组织。

（八）健康教育

1. 发生手外伤后应立即制动，保护创面，防止污染，将断指、断肢放入干燥、低温的容器中运送，及时就医处理。

2. 软组织损伤和骨折愈合后，要尽早开始全面的康复训练，有助于肢体功能的康复。

3. 注意劳动保护和交通安全，避免手外伤的发生。

（周亮　李亮）

思考题

一、单选题

1. 下列不属于支配手部神经的是　（　）

A. 正中神经　B. 坐骨神经　C. 尺神经　D. 桡神经

2. 手外伤后肌腱功能评定最常用的方法是　（　）

A. MMT　B. ROM　C. TAM　D. Brunnstorm

二、多选题

1. 手外伤常见的损伤原因有　（　）

A. 刺伤　B. 锐器伤　C. 钝器伤　D. 火器伤

E. 挤压伤

2. 手外伤后的基本康复护理措施有　（　）

A. 制动　B. 物理因子治疗　C. 运动疗法　D. 作业疗法

E. 中医传统康复疗法

3. 手外伤后常见合并症有　（　）

A. 肿胀　B. 粘连　C. 疤痕　D. 挛缩

E. 感觉过敏

三、简答题

简述手的功能位、休息位概念及其临床意义。

第五章　其他疾病的康复护理

第一节　高血压病的康复护理

学习目标

1. 熟悉高血压诊断、发病相关因素、治疗目标
2. 熟悉高血压病康复评定的基本内容
2. 掌握主要的康复护理措施
3. 熟悉常用的运动疗法及其方案设定

一、概　述

高血压病是最常见的心血管疾病之一，以动脉血压持续性升高为主要临床表现，可伴有多种心血管疾病危险因素（如：高血脂、高血糖和肥胖），并影响心、脑、肾等重要脏器的结构和功能，可导致脑卒中、冠心病、心力衰竭和肾衰竭等严重靶器官损害。高血压病原因不明，又称原发性高血压，相对继发于其他疾病（如：肾血管性、肾实质性、内分泌性疾病）的血压升高，所占比例较大（>95%），是本章论述的主要内容。

（一）高血压病的诊断标准

> **诊断标准**
>
> 在未服用降压药的情况下，收缩压≥140mmHg 和/或舒张压≥90mmHg。

高血压病的诊断标准为：在未服用降压药的情况下，收缩压≥140mmHg 和/或舒张压≥90mmHg。本文中血压均以毫米汞柱（mmHg）为单位，1mmHg＝0.133kPa。人群血压水平呈连续性正态分布，正常血压与高血压之间并无明确界限。以 140/90mmHg 来界定是出于对靶器官的保护。因为血压水平与靶器官损害发生的危险相关。当血压升高并超出一定范围后，降压干预的利大于弊，这种血压水平就是高血压。根据血压升高水平，可进一步分为 1～3 级，其所对应的轻、中和重度，仅从血压升高水平提示严重程度，而未将靶器官损害程度、心血管疾病的危险因素考虑在内。目前我国采用的血压分类和标准见表 5-1 所示。当收缩压和舒张压分属不同级别时，取级别较高者。高血压病还可根据靶器官损害程度分级（表 5-2）。

表 5-1　血压的定义与分类

类　别	收缩压(mmHg)	舒张压(mmHg)
正常血压	<120	<80
正常高值	120～139	80～89
高血压		
1 级(轻度)	140～159	90～99
2 级(中度)	160～179	100～109
3 级(重度)	≥180	≥110
单纯收缩期高血压	≥140	<90

表 5-2　按靶器官损害程度的高血压病分级

Ⅰ:无器质性改变的客观体征
Ⅱ:至少存在下列器官受累体征之一
左室肥大(X 线,心电图,超声心动图证实)
视网膜动脉普遍或局限性狭窄
蛋白尿和/或血浆肌酐浓度轻度升高(1.2～2.0mg/dL)
隐性冠心病的客观证据
Ⅲ:器官损害的症状和体征
心脏:心绞痛,心肌梗死,心衰
脑:短暂性脑缺血发作,脑卒中,高血压性脑病
眼底:视网膜出血,渗出,伴或不伴视神经乳头水肿
肾:血肌酐浓度大于 2.0mg/dL,肾衰竭
血管:动脉瘤破裂,有症状的动脉闭塞性疾病

根据血压水平、靶器官损害程度、心血管疾病的危险因素,可将高血压病分为低、中、高和极高危 4 组,以指导分层治疗,设定方案与力度,并判断预后。

高血压病发病率及血压水平随年龄递增,高血压病(尤其单纯收缩期高血压)在老年人群中较常见,人口老龄化成为其患病率增加的重要原因之一。自 1959 年到 2002 年,我国所做 4 次较大规模的成人血压普查显示:高血压病患病率(1959 年为 5.11%,2002 年为 18.8%)呈明显上升趋势,而知晓率(30.2%)、治疗率(24.7%)和控制率(6.1%)仍很低。

(二)发病相关因素

高血压病的发生原因尚未明确,但与遗传、环境和饮食等因素有关。①高血压病的发病率具有明显的家族聚集现象。双亲或其一患有高血压病的家庭,其子女的发病率更高。约 60%患者可问及高血压病家族史。以上现象提示高血压病与遗传有关。②某些不良环境因素会诱发人体改变。持续噪音的环境、高强度的脑力劳动、持续精神紧张状态容易导致血压升高。去除噪音、放松身心、休息调整可降低其血压。③食盐摄入量与高血压病的发病率明显相关,高钠摄入可使血压

发病相关因素

遗传因素
环境因素
饮食因素

升高而低钠摄入可降低血压。高脂肪、高热量饮食可导致肥胖，肥胖者高血压病患病率是体重正常者的 2～6 倍，肥胖的高血压病患者，减肥后血压可下降。此外，高蛋白饮食、饮酒与血压升高也具有一定的相关性。

(三)临床表现

根据疾病发生和发展的缓急，高血压病可分为缓进型和急进型，绝大部分患者属于前者，后者又称恶性高血压，仅占本病患者的 1%～5%。

1. 缓进型高血压病　高血压病一般在中年隐匿起病，渐进发展，可有头晕、头痛和耳鸣等非特异性临床表现。一般在测量血压时，或因靶器官损害的表现而在体检时发现。其非特异性临床表现可在紧张、劳累时加重，但症状严重程度与血压水平可不一致。高血压病患者可合并其他原因的头晕、头痛，其往往与血压水平无明显相关，而与合并症、并发症或药物有关(如：短暂性脑缺血发作、偏头痛、过度降压、直立性低血压)，需进一步查找原因。

血压水平可随季节、昼夜和情绪等因素而波动。血压随季节变化可有“冬高夏低”现象，主要与体表血管舒缩等因素相关。正常血压呈现明显的昼夜波动现象，在动态血压曲线上一般有“双峰一谷”表现：夜间血压偏低，晨起稍活动后血压开始升高，6～10 AM 可达第一个峰值血压，然后回落并在 4～8 PM 出现第二个峰值血压。高血压病患者可出现类似的血压动态波动，而幅度更大。情绪对血压的影响在日常生活中较多见。

2. 急进型高血压　少数高血压病患者病情急骤进展，且血压水平偏高，舒张压持续≥130mmHg。可有头痛，视物模糊，眼底出血、渗出等表现。肾脏损害的表现较突出，可表现为持续蛋白尿、血尿，肾功能逐渐减退。若无迅速、有效的降压等措施，预后不佳，可死于肾衰竭、心力衰竭、脑卒中等继发疾病。

(四)并发症

1. 高血压危象　因紧张、疲劳、寒冷和突然停药等诱因，全身小动脉强烈痉挛，血压急剧上升，出现头痛、眩晕、恶心、呕吐、视物模糊等症状，以及椎基底动脉、颈内动脉和冠状动脉等血管痉挛，而导致相应靶器官缺血表现。

2. 高血压脑病　当动脉血压在一定范围内波动时，脑血管可舒缩以调节其阻力，从而使脑血流灌注量保持相对稳定。但若血压过高，超出脑血管自动调节范围，导致脑血流灌注过多，发生脑水肿。从而出现头痛、恶心、呕吐、意识障碍、全身或局部肢体抽搐等现象。

3. 其他常见的靶器官损害　①脑血管疾病(如：脑出血、脑梗死、短暂性脑缺血发作)：头晕、眩晕、头痛、感觉或运动障碍等；②心脏疾病(如：心绞痛、心肌梗死、心力衰竭)：心悸、胸闷、胸痛、气急、水肿等；③肾脏疾病(如：肾衰竭)：口渴、多尿、水肿等。

(五)康复治疗的作用

高血压病的临床药物治疗一般效果明确，但也存在一些问题，需要康复治疗的介入。首先，因担心运动引起血压升高，而刻意限制活动量，导致运动能力下降，该问题无法单靠药物解决。第二，高血压病及其合并症、并发症可导致靶器官损害和严重功能障碍，甚至死亡。降压药物主要可控制血压，而运动可对更多危险因素(如：血糖、血脂、运动习惯)进行更全面协同地调节，从其他途径降低并发症与合并症的发生率。第三，药物长期使用难免有副作用，而且有经济上的压力，同时配合康复训练能减少药物用量，减低副作用。

对于轻症患者，可单以康复治疗来控制血压；而对于病情较重（2级以上）者，则必须合用降压药物。只要康复治疗发挥一部分作用，就能减少药物使用量，减轻靶器官损害，提高体力活动能力和生活质量。药物治疗无法取代之，故是高血压病治疗的必要组成部分。而康复护理是其中的重要内容。

一般认为，运动训练2周后血压开始下降，继续训练可使降压效果维持数年甚至更长时间，而一旦停止训练，降压效果就会消失。值得注意的是，较为剧烈或更为频繁的运动似乎并无更大降压效果，甚至使效果下降。

> **治疗目标**
>
> 血压控制在＜140/90mmHg。（伴有糖尿病或肾病者宜控制在＜130/80mmHg）

（六）治疗目标

将血压控制在140/90mmHg以内，减少靶器官损害。伴有糖尿病或肾病的高血压病患者，宜控制在130/80mmHg以内。

二、主要功能障碍及评定

（一）血压评测

因血压具有波动性，故须于不同时间多次测量，才能判断是否持续性升高。常用的血压测量方法有以下3种：①诊所偶测血压：医务人员在标准条件下按统一规范来进行测量，为诊断和分级的标准方法。用核准的血压计，可于安静休息坐位时，测上臂肱动脉部位的血压。②自我测量血压：受测者在家中或其他环境、状态下给自己测量血压，反映日常生活状态下的血压水平，是诊所偶测血压的一个重要补充，一般较前者略低。③动态血压监测：在一天24h内，日常生活的各种状态下，一般每隔30min测一次血压。可提供日常生活中包括休息和运动等的各种状态，白天与夜间各时段的血压信息和波动曲线。

> **血压评测方法**
>
> 诊所偶测血压；
> 自我测量血压；
> 动态血压监测。

（二）心血管疾病的危险因素

常见的有：血压水平（1～3级），年龄（男性＞55岁，女性＞65岁），肥胖（可用BMI指数和腰臀围比等衡量），久坐不动的生活方式，吸烟，盐、脂肪、热量、糖和酒精的过度摄入，血脂异常（总胆固醇＞6.5mmol/L，LDL胆固醇升高、HDL胆固醇降低），糖耐量异常或糖尿病，持续的工作紧张和疲劳状态，不良心理应激、情绪控制能力低，睡眠质量低。

（三）运动能力

1. 运动强度指标　初次参加康复运动，以及进入每一个阶段之后，均需要对患者的运动功能贮量进行评价，以指导制订和调整安全、有效的康复治疗方案。运动强度指单位时间里的运动量，可反映功能贮量。常用的参数有：①运动负荷/运动时间（如速度）；②靶心率：指康复训练时要求达到的目标

> **运动强度指标**
>
> 运动负荷/运动时间（如速度）；
> 靶心率；
> 吸氧量（VO_2）%；
> 主观用力积分（RPE）。

心率。常采用50%～70%最大心率。最大心率是极量运动时所达到的，心脏跳动的最快频率。③吸氧量(VO_2)%：常采用40%～60%最大吸氧量。最大吸氧量是人体在运动中所能摄取的最大氧气量，是综合反应心肺功能状态和体力活动水平的最好生理指标。④主观用力积分(RPE)：是指患者自我感觉的运动劳累程度，也是最容易采用的评测方式，比较适用于家庭和社区康复锻炼。通常采用11～13分，即轻度到中等程度用力的劳累程度。

2. 运动反应指标　在运动过程中，必须注意区分患者正常与异常的运动反应。若将正常运动反应视为异常，不必要地限制运动量，不利于患者运动方案的开展和运动能力的提高；若将异常的运动反应视为正常，则增加心脑血管疾病和骨关节损伤等运动意外的风险。通常值得关注的运动反应指标有：心率、心律、血压、呼吸、疲劳感、动作的协调性、运动后的恢复时间等。尤其须注意胸部、左臂、颈部和下颌疼痛、紧束等不适感，与平时不一致的运动反应(如轻度运动时出现气喘、出汗、疲劳感)，头昏、眩晕，心跳异常加快或减慢、不规整，面色发白、大汗，肌肉、关节的异常疼痛，步伐不稳、动作不协调。

运动反应指标

心率；
心律；
血压；
呼吸；
疲劳感；
动作的协调性；
运动后的恢复时间。

(四)相关的问诊、查体和辅助检查

常用的有：①平时24h血压波动规律，最高和通常的血压水平；②病程和血压变化趋势；③头晕、头痛、耳鸣等非特异性症状；④心、脑、肾等靶器官损害的表现(见上文)；⑤高血压、心脑血管疾病、糖尿病、高脂血症的家族史；⑥心尖搏动部位、左心界大小、有无心脏杂音；⑦尿常规、肾功能、血糖和血脂；⑧ECG、胸片、心脏彩超和眼底检查。

(五)心脏负荷试验

临床上一般在静息状态下测定血压，却无法了解患者运动时的心血管反应。心脏负荷试验，配合心电图、超声心动图和气体分析等技术，能较准确、全面地评价运动者的心血管反应和功能贮量，有助于评价功能状况，保障安全，指导康复运动。有学者对高血压病患者和健康人做超声心动图活动平板试验，发现患者的心脏收缩功能(射血分数)基本正常，而舒张功能明显减退，运动耐量明显下降。

高血压病患者无论静态(肌肉等长收缩)或动态运动，都将引起收缩压和舒张压明显升高。随运动负荷增加，收缩压上升，而高血压病患者上升幅度加大。虽然到目前尚未见到动态运动增加猝死、脑血管意外等并发症风险的报道，但为了保障安全，还需对以上评价指标进行关注。有危险因素的高血压病患者，需做运动试验；若无危险因素，血压轻度升高者，无需做运动试验。

(六)50%最大握力试验

参加抗阻训练者，还需做等长收缩时的运动试验，常用50%最大握力试验。即一手用50%力量等长收缩抓握持续90s，在对侧肢体每隔30s测血压1次，若>180/120mmHg，表示有高血压反应。

三、康复治疗护理措施

高血压病的康复护理是综合的，包括心理调节、健康宣教、危险因素预防和控制、有氧运动、放松训练和医疗体操等运动疗法、药物干预和物理疗法等方面。

（一）适应证与禁忌证

1. 适应证　血压正常偏高，1～2级高血压病，部分病情稳定的3级高血压病，没有过度血压升高等运动心血管反应，都是康复治疗的适应证。而且，对于舒张压增高为主者，康复治疗是很有效的，因运动可扩张外周血管。

2. 禁忌证　任何临床情况不稳定的现象，如急进型高血压、高血压危象、病情不稳的3级高血压病，合并其他严重并发症，如严重心律失常、不稳定性心绞痛、未控制的充血性心衰，运动中血压过度升高（＞220/110 mmHg），以及出现降压药的严重不良反应（如：低血压、心动过缓、支气管哮喘）而未能控制，均为康复治疗禁忌证。此时均需要紧急临床处理，康复治疗很可能延误，甚至加重病情。继发性高血压一般血压水平较高，且有潜在病因，故力求对因治疗，康复治疗一般不适用。

（二）一般护理措施

1. 心理护理　早期高血压病患者，因没有明显症状和体征，故容易被忽视。而当出现头晕、头痛等症状，以及到医院检查发现靶器官损害之后，患者及其家属容易产生焦虑心态，不利于疾病控制。故康复治疗应从心理疏导开始，缓解焦虑情绪，调整易激动性格。宣教、沟通以提高患者的主观能动性，同时避免增加不必要的心理负担，是心理护理的主要方式。可告知高血压病发生和发展的原因和过程，常见的表现，药物和非药物的治疗方法，药物的名称、剂量、使用方法、治疗作用和不良反应的观察等。当患者发现，可以在医务人员的帮助下，并通过自己的努力，将疾病控制住，就能产生战胜疾病的信心，从而缓解焦虑的心态，更好地配合医务人员开展治疗。所以，心理护理非常重要。

2. 调整饮食结构　限盐（3～5g/d），限酒、限脂（减少胆固醇和饱和脂肪酸的摄入），控制热量摄入，戒烟，多吃富含纤维素的新鲜蔬菜、水果，少吃动物内脏。

3. 合理安排丰富健康的生活，组织棋类、绘画、摄影、郊游等活动，可增进交流、锻炼身体、放松身心、稳定情绪。适度参加体力活动，通过减少热量摄入，增加活动消耗来降低体重。

4. 避免过分情绪激动　一方面避免过度的心理应激，另一方面，提高承受外界应激的能力。

（三）运动疗法

通常采用中低强度，较长时间，大肌群的动力性运动，亦即中低强度的有氧训练。有研究表明，运动强度过大对高血压患者无益。何种运动强度最为合适，目前尚无文献支持。此外，还可采用放松性运动，如气功、太极拳、放松疗法。轻症患者可以运动疗法为主，2级以上高血压病患者可在降压药物基础上行运动疗法。

> **运动疗法**
>
> 有氧训练；
> 循环抗阻运动；
> 气功疗法；
> 太极拳等拳操。

1. 有氧训练　常用的有氧训练方式有步行、踏车、游泳等。运动强度应维持在中等强度以下，更强的运动似乎并不增加疗效，甚至使效果减退。有学者主张靶心率为50%～70%的最大心率，主观用力积分RPE为11～13(稍累)，40%～60%最大吸氧量。一般要求，心率在运动停止后3～5分钟内恢复正常。步行速度一般不超过110步/min(50～80m/min)，50岁以上者活动时心率一般不超过120bpm。训练时间一般30～60min/次，1次/d，3～7d/周。产生训练效应需要至少1周时间，达到较显著降压效应需要4～6周。

2. 循环抗阻运动　过去认为高血压病患者禁忌作抗阻训练，因为抗阻训练时肌肉等张收缩，可导致血压升高。近年来研究显示，轻度高血压病患者，若抗阻运动试验时无血压过分升高，可通过循环抗阻训练，安全(并不引起血压过分升高)、有效地降低并维持血压，同时增强肌力。抗阻训练应采取重量轻、重复次数多的程序，以RPE 12～14可重复10～15次为宜，亦有人主张以1RM的30%～50%为训练负荷。

3. 气功疗法　主要通过调节精神和情绪使意念集中、调节身体运动、调节呼吸这三个环节来改善身体功能，有静功与动功之分。国内多项研究表明，气功可有效降压，效果较国外运动疗法更为有效，值得进一步研究确认。气功不仅有运动训练的作用，而且有调整心理平衡的作用，是一种综合的康复疗法，值得进一步深入研究。

4. 太极拳及降压操　太极拳等拳操是社区康复锻炼的常用方式，其动作柔和，协调，放松，要求意念集中，动作和呼吸相结合，有助于患者的放松和降压。一般不宜强调高难度和高强度。

5. 运动疗法注意事项

(1)运动前后准备：须注意准备活动和结束活动。这是运动强度渐增和渐减的过程，心血管意外和骨关节损伤常因这两个时期未准备充分而发生，故必须重视。

(2)运动需要持之以恒：运动效应的积累需要过程，若停止训练，该效应可在2周内完全消失。

(3)运动量把握：高血压病合并冠心病者，运动强度应偏小一些。过高的运动负荷可能诱发过度的心肌缺血而导致意外。

(4)药物和运动兼顾：不应轻易撤除药物治疗，尤其2级以上高血压病患者，运动往往是辅助治疗方法。须考虑药物对运动时心血管反应的影响。因药物和运动都会对心血管系统产生影响，当两个因素同时起作用时，必须兼顾两方面。

(5)运动中安全监护：对于特殊患者(伴冠心病、脑动脉硬化等合并症)需进行必要的监护和指导。

运动疗法注意事项

运动前后准备；
运动需要持之以恒；
药物和运动兼顾；
运动中安全监护。

(四)降压药物疗法

运动疗法可以辅助降低高血压病患者的血压，2级以上高血压病患者必须合用降压药。在康复治疗中应了解药物治疗的基本原则。各种降压药均有不同作用机制和不良反应，对运动中的心血管反应产生影响，选用降压药因人而异。常用的降压药物有利尿剂、β受体阻滞剂、钙拮抗剂(CCB)、血管紧张素转换酶抑制剂(ACEI)、血管紧张素Ⅱ受体(AT1)拮抗剂。在以上5类药物单独治疗效果欠佳时，可考虑2类或3类药物联用。

常用的配伍方式为：①利尿剂+β受体阻滞剂或ACEI；②CCB+β受体阻滞剂或ACEI；③利尿剂+ACEI+CCB或β受体阻滞剂；④利尿剂+β受体阻滞剂+CCB。用药时应注意个体化原则，老年人或肾功能减退患者降压药物剂量要相对减小，增加剂量须缓慢，尽量避免使用可导致首剂反应或体位性低血压反应的药物，逐步将收缩压和舒张压降至正常高值(140/90mmHg)，青年、中年人或糖尿病患者则降至理想或正常血压(<130/85mmHg)。

> **降压药物种类**
>
> 利尿剂；
> β受体阻滞剂；
> 钙拮抗剂(CCB)；
> 血管紧张素转换酶抑制剂(ACEI)；
> 血管紧张素Ⅱ受体(ATl)拮抗剂。

利尿剂是常用降压药物之一，如氢氯噻嗪、呋塞米，其常见不良反应是：低钾血症等电解质紊乱，降低糖耐量，升高血糖，增加血尿酸。β受体阻滞剂(常用的有美托洛尔)可减慢心率，降低心肌收缩力，降低最大吸氧量和运动贮量，使患者提前出现疲劳，并有发生运动性支气管哮喘的风险。钙拮抗剂(常用的有硝苯地平、氨氯地平)可阻滞钙离子进入细胞内，从而抑制血管平滑肌收缩，扩张血管，降低外周阻力，产生降压效应。其血管扩张作用加上运动代谢导致的血管舒张，可诱发运动后低血压，在合并使用血管扩张剂和β受体阻滞剂的患者身上更容易出现。血管紧张素转换酶抑制剂(常用的有卡托普利、培哚普利)主要通过抑制血管紧张素转化酶，扩张血管，降低外周阻力。该种药物不增加心率，不影响最大吸氧量和功能贮量，在某些患者身上可能出现高血钾症状。

(五)自然因子疗法

以自然因子治疗高血压病是康复与疗养的重要手段之一。①矿泉疗法：采用氡泉浴、二氧化碳泉浴、碘泉浴、硫化氢泉浴及淡泉浴等。从半身浸浴开始，逐渐过渡到全身浸浴，水温35～37℃，10～15min/次，1次/d或1次/2d，10～15次为1个疗程。慎重选择可进行该疗法的患者，治疗处必须配备一套抢救设备、对讲机或呼叫系统。护理人员应恪守岗位，及时观察患者的治疗反应。②空气浴：可选择海滨、森林疗养地等场所。海滨空气清新、细菌量少、空气中负离子量较多，加上大海碧蓝广阔的壮观景色，有益于平和情绪。森林的气温和气压变化较小，湿度大、风力弱、空气负离子含量特别丰富。晨起可在海滨或林地中散步、练太极拳、做呼吸操。③日光浴：利用日光照射对人体进行治疗，以达到保健目的。可选择在河岸、海滨浴场、山区及日光浴场中进行。有全身照射和局部照射两种方式。照射量逐渐增加。

(六)物理疗法

1. 直流电离子导入法　在直流电的作用下，将药物离子导入人体内，在局部组织内形成“离子堆”，从而达到降压的目的。常用药液有：10%硫酸镁、10%碘化钾、10%溴化钠，中药有0.8%～3%的川芎碱，1～3次/周，6～12周为1个疗程。

2. 脉冲超短波疗法　强烈地刺激压力感觉运动神经，可使血压和心率降低。无热量脉冲超短波、短波和超短波微热量作肾区治疗，1次/d，10次为1个疗程。

3. 穴位磁疗　通过磁场刺激穴位，来影响和调节人体的神经功能，达到降压目的。常选用50～300MT磁片贴敷于百会、曲池、太阳、足三里、风池、神门和风府等穴位，选择2～3个穴位开始，以后可根据情况增加，亦可选用耳穴降压沟。20～30min/次，1次/d，20次为1个疗程。

（七）心理疗法

情绪波动对血压的影响特别明显，长时间的情绪波动是造成血压升高的直接原因。故应指导患者做情绪调节训练。

1. 自我分析法　找出影响情绪的主客观根据，然后自觉地调整自己的需要、动机、目的是否与现实吻合，以便与困难进行有效的斗争。

2. 自我冷化法　原发性高血压患者性格特征多为易激动、行为带有冲动性、求全责备等特点。故指导患者遇到心理应激时候，从时间和程度实行“冷化”，如马上离开诱发心理应激的环境，对感情进行“冷处理”。

3. 松弛训练　紧张状态会伴有肌肉紧张、呼吸急促、心跳加快，可通过松弛训练，调节情绪。方法是站立或静坐，全身放松，做深呼吸，或一边缓步行走，一边深呼吸。

4. 生物反馈　借助于电子仪器，让高血压病患者学会有意识地控制自己的心律、血压等功能活动，以改善各器官系统的状态，达到治病的目的。降压效果较好的有肌电生物反馈、皮肤电反馈。

心理疗法

自我分析法；
自我冷化法；
松弛训练；
生物反馈。

（八）针刺疗法

体针可选三组穴位：①印堂、人迎、内关；②风池、曲池、太冲；③曲泽、丰隆、合谷。每日针一组穴位，可留针半小时，次日更换另一组，10～12 次为 1 疗程。耳针可取降压沟、交感、神门等穴位，左右耳交替针刺，每次可留针半小时，10～12 次为 1 疗程。

（九）药膳疗法

常用药膳方有：①取鲜芦根 30g，粳米 50～100g。芦根洗净后水煎取汁，加入粳米煮粥服用。每日 1 剂。能清热生津。②取枣仁 9 克，苡米 250g，大米 50g。前二味加水煎烂后，加入大米及适量水，煮成粥分次服用，可健脾、利湿、补肺、养肝和宁心安神。③取枸杞子 15g，大米 50g。加入水中，共煮成粥服用，每日 1 剂。可滋润肾肺、补肝明目。

（十）中医药疗法

高血压病属阴虚阳亢症，可选用以下方药：①取地黄 15g，枣皮、山药、丹皮、茯苓和牛膝各 10g，泽泻 9g，肉桂 3～5g。入水煎服，每日 1 剂。可益肾降火。②取夏枯草 12g，龙胆草 6g，益母草、芍药和生地各 9g，甘草 6g。加水煎服，每日 1 剂。可清热平肝降压。③取生杜仲、黄芩、当归、川芎、黄芪、钩藤和生地各 9g，夏枯草和益母草各 6g，桂圆肉和藁本各 7.5g，槐花 4.5g。加水煎服，每日 1 剂。可益肾平肝、清热活血。

（十一）对症护理

1. 剧烈头痛伴有恶心、呕吐，伴血压突然升高，常为高血压脑病的表现，应立即让患者卧床休息，并观测血压及脉搏、心率和心律的变化，积极协助医师迅速采取镇静与降压等措施。

2. 出现呼吸困难、发绀时，常为高血压性心脏病引起左心功能不全的表现。应立即给予半卧位、吸氧，其湿化器内应装有 20％～30％乙醇，并按医嘱应用强心药物。

3. 如有心悸，应严密观测脉搏、心率及心律等变化，并做好记录。卧床休息，安慰患者，以缓解其紧张情绪。

4. 晚期高血压病伴心、肾衰竭时，可出现水肿、少尿等表现。应注意严格记录出入量，限制钠盐和水分的摄入，卧床休息、抬高患肢、注意皮肤护理，并预防压疮的发生。

5. 晚期高血压病易引起脑血管意外，出现昏迷与偏瘫等状况，故应注意安全护理，防止坠床、窒息等状况发生。病情严重时，应立即协助医师送往抢救室处置。

（十二）高血压危象的预防及护理

1. 明确引起高血压危象的各种常见诱因，如精神创伤、过度疲劳、心理应激、感染、用药不当等。在护理过程中，应注意尽可能避免各种诱因，注意观察血压、神志、心率、心律和呼吸的变化，食盐摄入量应限制在每日 2.5g 以下。服用利尿剂的患者，应提醒其注意补充含钾丰富的食物（如橘子、香蕉），并禁烟酒。

2. 严密观察是否有头痛、恶心、呕吐、抽搐、视力模糊等高血压危象的表现，一旦出现即应迅速救治。主要原则是降压、脱水降颅内压、抑制抽搐、并防治并发症。抬高床头、吸氧、保持安静，避免躁动。

（十三）高血压脑病的护理

1. 严密观察病情变化：高血压脑病常先有血压骤然升高、头痛、恶心、烦躁等表现，然后可有剧烈头痛、呕吐伴心动过速、视力障碍、呼吸困难、抽搐甚至昏迷的表现。也可发生一过性偏身感觉障碍、失语等表现。

2. 降压：迅速降压或人工冬眠疗法等。迅速降压指：在几分钟或几小时内（根据病人情况而定）血压迅速降至（160～170）/（100～110）mmHg，或使平均动脉压下降 20%～25%，之后用口服降压药物维持疗效。

3. 控制抽搐：常用的有地西泮和苯巴比妥钠。

4. 脱水降颅内压：常用的有呋塞米（速尿）、甘露醇等药物。

（十四）健康教育

1. 告诉患者及家属有关降压药的名称、剂量、用法和作用，应严格遵医嘱服药，注意药物的副作用，定期门诊复查，有情况随时就诊。

2. 根据病情选择快走、慢跑、降压操、太极拳等有氧运动，避免竞技性和力量型运动，掌握适合自己的运动量。

3. 限盐、低脂和低胆固醇饮食，避免过饱和饥饿，多吃水果和蔬菜，保持大便通畅，控制体重，限酒戒烟。

4. 养成良好的生活习惯，劳逸结合，保证充足的睡眠，保持乐观情绪，避免情绪紧张和激动。

（全挺剑）

思考题

一、单选题

高血压病中发病率较高的是　（　　）

A、缓进型高血压病　　B. 急性型高血压病

C. 高血压危象　　D. 高血压脑病

二、多选题

1. 血压评测常用的方法有　　(　　)

A. 诊所偶测血压　　B. 自我测量血压

C. 动态血压监测　　D. 多体位测量血压

E. 运动中测血压

2. 常见的需要干预的心血管疾病危险因素有　　(　　)

A. 肥胖　　B. 久坐、缺乏运动

C. 高盐饮食　　D. 高龄

E. 情绪应激

3. 运动过程中出现以下哪些反应需要注意　　(　　)

A. 胸部、左臂、颈部和下颌疼痛、紧压等不适感

B. 轻度运动时出现气喘、出汗、疲劳感

C. 运动后肌肉酸胀感

D. 面色发白、大汗

E. 肌肉、关节的异常疼痛，步伐不稳

三、名词解释

50%最大握力试验。

四、简答题

简述高血压病患者康复治疗的适应证和禁忌证。

第二节　冠心病的康复护理

学习目标

1. 掌握冠心病主要康复护理措施。
2. 掌握冠心病的康复教育。
3. 熟悉冠心病的主要功能障碍及评定。
4. 了解冠心病康复的目标和意义。

一、概　述

冠心病是冠状动脉粥样硬化性心脏病(coronary atherosclerotic heart disease)的简称，也称为缺血性心脏病，是由于冠状动脉粥样硬化，使血管腔狭窄、阻塞，引起心肌缺血、缺氧的心脏病，其基本病变是心肌供血不足。病理生理核心是心肌耗氧和供氧失去平衡。

冠心病是当今威胁人类健康的主要疾病之一，欧美占心脏病死亡数的50%～70%，我国占心脏病死亡数的10%～20%，近年来有上升的趋势，2000年其死亡率居我国城市

第三位、乡镇第四位。

本病多发生在40岁以上中、老年人，男性多于女性，且以脑力劳动者多见，女性在60岁以后发展较迅速。目前，冠心病重要的易患因素是高脂血症、高血压、吸烟和糖尿病。此外肥胖、少活动等因素也与发病有关。

二、主要功能障碍评定

冠心病患者主要影响的是患者的体力而不是肢体的功能。造成患者的残疾往往不像瘫痪、截肢这样直观。与残疾相关的因素包括低水平的耗氧运动能力、肌力下降和高抑郁评分。患者自我感觉的活动无力不一定与实际体力不足相符。冠心病对患者功能的影响可以通过以下方面的评定来衡量。

（一）心血管功能障碍评定

冠心病患者往往减少体力活动，从而降低心血管系统适应性，导致循环功能降低。主要表现在血容量减少，回心血量增加；心脏前负荷增大，心肌耗氧量相对增加；血流较缓慢，血液黏滞性相对增加。这种心血管功能衰退只有通过适当的运动训练才能解决。

1. 心绞痛：分为4级

Ⅰ级：日常体力活动（如散步，登梯等）不会引起心绞痛，但在情绪紧张、工作节奏加快或行走时间延长时可发生心绞痛。

Ⅱ级：日常活动轻度受限，心绞痛发生于快步行走和登梯，爬坡，餐后活动；寒冷，刮风；情绪激动，或者发生于睡醒后数小时。心绞痛发生于行走超过2个街区的距离，或以通常的速度和状态登越二层或以上楼梯时。

Ⅲ级：日常体力活动明显受限。心绞痛发生于在行走超过1～2个街区距离或以通常速度登一层楼梯时。

Ⅳ级：轻微体力活动均可引起心绞痛，休息时亦可能出现心绞痛。

心绞痛的发生限制了患者的活动，影响了患者的休息，患者害怕活动后引起心绞痛而不敢活动，这种恶性循环将进一步导致患者外周循环系统和肌肉系统适应能力减退，活动能力下降。

2. 心功能减退　急性心肌梗死可以引起心功能衰竭，陈旧性心肌梗死可引起慢性心功能不全。

纽约心脏病学会将心功能分为4级：

Ⅰ级，患有心脏病，体力活动不受限。

Ⅱ级，患有心脏病，体力活动稍受限。

Ⅲ级，患有心脏病，体力活动明显受限。

Ⅳ级，患有心脏病，体力活动完全丧失。严重患者休息、卧位下都感到呼吸困难。心功能的减退，妨碍了患者正常的生活、学习和工作。

冠心病和缺乏运动均导致机体肌肉萎缩、吸氧能力减退和氧化代谢能力降低，从而降低了全身运动耐力。

（二）呼吸功能障碍

心血管功能障碍可导致肺循环功能障碍，使肺血管和肺泡气体交换的效率降低、吸氧能力下降，诱发或加重缺氧症状。冠心病患者卧床休息，横膈活动降低，发生通气及换气功能障碍。具体评价方法见第5章第3节COPD部分。

（三）代谢功能障碍评定

主要是脂质代谢和糖代谢障碍，表现为血胆固醇和甘油三酯增高，高密度脂蛋白胆固醇降低。脂肪和能量物质摄入过多而缺乏运动是基本原因。缺乏运动还可导致胰岛素抵抗，除了引起糖代谢障碍外，还可促使形成高胰岛素血症和血脂升高。

（四）心理负担加重评定

由于患者经常出现心绞痛、心律失常等，同时伴有一些相关的危险因素存在，患者随时有发生心肌梗死的可能。这造成患者极大的心理压力和精神负担，出现情绪上的不稳定。此外，长期的卧床制动往往增加患者的恐惧、焦虑和消极情绪，均不利于患者的康复。

（五）活动能力障碍评定

1.运动负荷试验　运动负荷试验是制订运动处方，进行运动疗法的基础。目前多用活动平板、功率自行车等方法进行测定。首先要掌握以下基本概念。

（1）代谢当量："梅脱"（metabolicequivalents，METs），是运动中氧耗量和安静时氧耗量之比。1METs相当于机体在休息状态时，每公斤体重、每分钟消耗3.5ml氧。

因为METs所代表的概念比较通俗易懂，也很容易被测出，同时又可与其他运动项目、生活活动及劳动量进行比较，所以得到了十分广泛地应用。世界卫生组织曾对各种日常的生活自理活动、家务劳动、娱乐活动和职业活动等进行能量消耗测定，取得平均值。

代谢当量定义

是运动中氧耗量和安静时氧耗量之比。1METs相当于机体在休息状态时，每公斤体重、每分钟消耗3.5ml氧。

（2）双倍乘积（dubleproduct）或称"血压心率乘积"（pressurerateproduct，PRP）：因最大心肌耗氧量≈动脉收缩压×心率，故以此为指标，评价心脏功能。

在临床应用中，心率监测十分重要。在运动负荷试验过程中每分钟记录一次心率，每2分钟记录一次血压。

（3）自觉劳累程度分级（RPE）：自觉劳累程度分级是持续运动中用力水平的可靠指标，与心肺和代谢指标以及分级运动高度相关，可供康复训练或运动实验中参考（表5-3）。11～13之间是较为适宜的运动量，并掌握其训练方法。

表5-3　自觉劳累程度分级表

分级	6	7	8	9	10	11	12	13	14	15	16	17	18	19	20
表现	非常轻			很轻	较轻			稍累	累			很累	非常累		

2.心电运动试验　是一种心脏功能试验，又称心脏运动负荷试验，是通过观察患者在运动负荷递增的状态下心电图变化来测定心功能容量的方法。该试验在心血管疾病康复方面，已被广泛使用。许多学者认为试验不仅安全，而且提供了心脏功能容量（cardiac functional capacity)的客观指标。

通过心电运动试验，分析心电图的改变，可以1)诊断冠心病，并对无症状者筛选有无隐性冠心病；2)估计冠状动脉病变的严重程度，并筛选高危病人以行手术治疗；3)测定冠心病病人心脏功能和运动耐量，以便客观地安排病人的活动范围和劳动强度；4)观察冠心病患者对治疗(药物、手术或运动锻炼)的效果；5)对心肌梗死病人的预后进行判断估价，以此来指导和安排以后的日常生活与体育锻炼。

心电运动试验定义

是通过观察患者在运动负荷递增的状态下心电图变化来测定心功能容量的方法。

1)实验方法　按使用的设备可分为活动平板、踏车运动和二级登梯法。

①活动平板方法：应用渐进的Bruce运动试验方案。即通过增加活动平板的速度和坡度增加负荷。

②踏车运动：患者在固定的自行车上进行运动。通过对轮子不断增加摩擦力的大小控制运动量。

③二级梯运动试验方法：本法简便易行，患者按照节拍器所要求的速度从一侧登上固定高度的梯子(每级高23厘米)，并从对侧下梯，转身后再从另一侧登梯，从对侧下梯；重复直至达到规定的次数。

2)终止试验的标准

①极量运动试验：要求患者运动到精疲力竭、心律达到按年龄预测的最大心率，并能测出VO_{2max}及最大心率为止。

②次极量运动试验：要求患者心率达到最大心率的65%～85%。该试验用于评定患者的健康状态或用于监测心血管的健康水平。

③症状限制性运动试验：要求患者运动到出现指定的症状，如心绞痛、呼吸困难或运动引起血压下降≥1.3Pa(10mmHg)，连续3个以上室性早搏或室性心动过速为终点。

3)心电运动试验的注意事项

①解释：要用最通俗、扼要的方式向患者介绍心电运动实验方法，取得患者合作；②合适的温度和湿度：室内温度最好为22℃左右，湿度小于60%；③合适的时机：受试者非饱餐或空腹，一般在饭后2小时进行实验；④实验前停用影响实验结果的药物，如各类作用于心血管的药物；⑤感冒或其他病毒、细菌性感染后1周内不宜参加实验，实验前1天内不参加重体力活动。

4)运动终点

①绝对指征：血压表现异常，如运动负荷增加，而收缩压降低；收缩压>250mmHg，舒张压>120mmHg；心电图表现异常，如运动负荷增加，心率不增加反而下降；出现明显心绞痛；出现严重的心律失常；难以辨认运动故障或心电仪器故障；出现中枢的症状，如共济失调、头晕、恶心等，面色苍白、发绀、冷汗等；患者要求停止。

②相对指征：运动负荷增加而收缩期血压降低10～20mmHg；ST段下移或上抬；持续的一般性心律失常。

三、康复治疗护理措施

根据冠心病康复治疗的特征，国际上将康复治疗分为三期：

（一）Ⅰ期康复

指急性阶段住院患者的康复。急性心肌梗死2周以内，冠状动脉分流术和冠状动脉气囊腔内成形术后早期为冠心病Ⅰ期康复。发达国家此期已经缩短到3～7天。

1. 康复目标　争取尽早生活自理、早期离床并尽早出院，并且从监视下的活动过渡到家中无监视和安全的活动。低水平运动试验阴性，可以按正常节奏连续行走100～200m或上下1～2层楼而无症状和体征。运动能力达到2～3 METs，能够适应家庭生活，使患者理解冠心病的危险因素及注意事项，在心理上适应疾病的发作和处理生活中的相关问题。

2. 临床应用　适应证：急性心肌梗死后2周以内，生命体征稳定，无明显心绞痛。安静心率<110次/分，无心衰、严重心律失常和心源性休克，体温正常，血压基本正常。禁忌证：不稳定性心绞痛，血流动力学不稳定，包括血压异常、严重心律失常、心衰或心源性休克；严重合并症，包括体温超过38℃，急性心肌炎或心包炎，未控制的糖尿病、血栓或栓塞；手术切口异常；出现新的心电图心肌缺血改变，患者不理解或康复治疗不合作。

3. 康复方案　目前在国内外比较一致的急性心肌梗塞后康复程序，主要是规定患者每天所做运动的内容（包括日常生活练习、大小便处理等），并根据活动时的心率、血压反应和症状改变来调节训练进度。现将国内外最多推广应用的急性心肌梗死后和相应手术后的康复治疗程序介绍如下。虽然各医院所采取的具体方法可以有所不同，但基本原则和步骤相同，可参照进行（表5-4）。

表5-4　Wenger急性心肌梗塞住院期康复程序

监护病房		
监护运动	病房活动	教育-娱乐活动
1. 床上做所有肢体关节的主、被动活动。 非睡眠时，教患者做踝关节屈伸活动，每小时1次	部分活动处理，自己进食，垂腿于床边，使用床边便器，坐椅子15min，1～2次。	介绍监护病房，个人急救和社会支援。
2. 做所有肢体关节的主动运动，坐于床边。	坐椅子，15～30min，2～3次/日，床上生活完全处理。	介绍康复程序和工作人员，戒烟，需要时给予教育材料，计划转出监护。
普通病房		
监护运动	病房活动	教育-娱乐活动
1. 热身运动，2METs；伸展运动，体操运动员慢步走15m，并返回关节活动和体操	随时坐椅子、轮椅出病房、教室，在病房里走步	介绍正常的心脏解剖和功能、动脉硬化、心肌梗死发生的基本知识
2. 5METs中速走23m，并返回家，教会自测脉搏	如能随，可在监护下下床，走向浴室、病房、教室	介绍冠心病危险因素及其控制

续表

普通病房		
监护运动	病房活动	教育-娱乐活动
3.关节活动和体操 3METs 校正患者自测脉搏;试着下几个台阶;走 92m,1 次/日	走到候诊室或电话间,随时在病房走廊里走步	介绍饮食卫生、节省体力的方法,介绍简单作业技术(需要时)
4.继续以上活动,走下楼(坐电梯返回);走 153m,2 次/日;教会家庭运动	监护下做温热淋浴,去作业治疗室、临床教室	介绍以及病发作时的处理;药物、运动、手术、对症治疗、回归家庭时的家庭、社会适应
5.继续以上活动;走上楼:走 153m、2 次/日;继续介绍家庭运动;提供院外运动程序资料	继续以前所有的活动	计划出院:提出有关药物、活动、饮食,回归工作、职业、娱乐、运动程序的建议;提供教育资料、药物卡

上述程序通常 2 天为 1 阶段。因此在无特殊情况下 6 阶段在 2 周内完成,就可出院。

刚开始康复训练时,必须在康复人员监测下执行,配合心电和血压的监护。康复治疗的主要内容是加强对患者进行教育,心理治疗,控制危险因素,指导患者进行床上、床边和床下日常生活活动能力训练。每一步持续的时间和进展的速度因人而异;并依据患者的体力和心理状态,决定下一阶段的治疗。心梗面积较大,年纪较老者,进行的速度较慢;心梗面积较小,年纪较轻者,进行的速度较快。

4.注意事项　康复程序应根据不同个体的情况进行选择,以循序渐进地增加活动量为原则,胸痛症状一旦消失,生命体征稳定,无合并症时即可开始。如果患者在训练过程中没有不良反应,运动心率增加<10 次/分,次日训练则可以进入下一阶段。运动中心率增加在 20 次/分左右,则需要继续同一级别的运动。运动中心率增加超过 20 次/分,或出现任何不良反应,则应该退回到前一阶段运动,甚至暂时停止运动训练。当患者顺利完成第七步训练后,可以让患者进行低水平心电运动试验,或在心电监护下进行步行,确认患者可连续步行 200 米无症状和无心电图异常,可以安排出院。

(二)Ⅱ期康复

即出院期的心脏病康复。出院后至病程的 12 周左右一般为冠心病Ⅱ期,即恢复初期。患者出院至病情稳定,时间为 5～6 周。心肌梗死瘢痕形成需要 6 周左右的时间,Ⅱ期康复期在心肌瘢痕形成之前,病情仍然有恶化的可能性,较大强度的运动有一定的危险性。因此在此期患者的体力活动要保持适当,逐步过渡到适宜的家庭活动,等待病情完全稳定,准备参加第Ⅲ期康复锻炼。对体力活动没有更高要求的患者可停留在此期。由于急性阶段缩短,Ⅱ期的时间也趋向于逐渐缩短。

1.康复目标　Ⅱ期康复目标主要是保持并进一步改善出院时的心功能水平,逐步恢复生活完全自理,直至恢复正常的社会生活,提高生活质量。逐步恢复一般日常生活活动能力,包括轻度家务劳动、娱乐活动等。运动能力达到 4～6METs,提高其生活质量。对体力活动没有更高要求的患者可停留在此期。此期在患者的家庭完成。

2.临床应用　适应证:包括患者运动能力达到 3METs 以上,病情稳定的心肌梗死患者、冠状动脉分流术后和冠状动脉腔内成形术后患者、劳累性心绞痛、心律失常患者。禁忌证与Ⅰ期相似。

3.康复方案　包括室内外散步、医疗体操（如降压舒心操、太极拳等）、气功（以静功为主）、家庭卫生、厨房活动、园艺活动或在邻近区域购物、作业治疗。患者最常用的锻炼方法是行走，包括户内外行走，须每天进行。行走可逐渐增强其耐力，从15～30min开始，在可耐受的情况下逐渐增加行走速度。此阶段应在医院门诊康复科进行监护下的有氧运动锻炼，活动强度为最大心率的40％～50％。活动时主观劳累程度不超过13～15，一般活动无需医生监测。目前国内尚无成熟的这一时期的康复程序，康复治疗应根据病人的年龄、身体基本素质以及心功能状况制订相应的计划，在同等运动量持续1周康复治疗中，病人无任何不良反应，可适当增加运动量，如增加运动量后出现异常反应时，应退回原运动量，一般运动量取该病人运动试验能达到的最大心率的75％～85％。这里介绍国际建议的Effraim的步行程序（表5-5），操作比较简单实用，可供参考。

表5-5　出院后恢复期步行程序（Effraim）

出院后周数	距离（m）	时间（min）	次数
1	400	5（散步速度）	2次/日
2	800	10（散步速度）	2次/日
3	1200	走20，休息5，反复进行	1次/日
4	1600	20	1次/日
5	2400	30	1次/日
6	3200	35～40	1次/日

在进行较大强度活动时可采用远程心电图监护系统监测，或由有经验的康复治疗人员观察数次康复治疗过程，以确立安全性。对于没有异常表现的患者，可以通过自我监护或在家属的帮助下过渡到无监护活动，应安全稳步地提高运动负荷。这一阶段一般需要6～12周。对于进展顺利、无明显异常表现的患者，约6～8月即可达到6METs的运动负荷，并顺利地进入心脏康复的第三期。在恢复后期应进行功能性运动试验，以评估身体负荷能力和心血管功能。试验中一旦ST段显著下移即可评估出最大身体负荷能力。功能性试验的结果可用于决定患者是否能恢复工作、锻炼及性活动，并且可用于评价治疗效果。进行运动试验的早晚主要取决于心脏损伤的范围、患者年龄、重返工作的迫切性。

4. 注意事项　注意循序渐进，禁止过分用力，活动时不可有气喘和疲劳。所有上肢超过心脏平面的活动均为高强度运动；应该避免或减少。训练时要注意保持一定的活动量；但日常生活和工作时应采用能量节约策略，比如制订合理的工作或日常活动程序，减少不必要的动作和体力消耗等，以尽可能提高工作和体能效率。每周需要门诊随访一次。任何不适均应暂停运动，及时就诊。

（三）Ⅲ期康复

冠心病的康复重点放在此期，前2期的康复治疗目的在于提高患者的日常生活能力，为此期康复奠定基础。康复程序一般为2～3个月，自我锻炼应该持续终生。康复治疗以等张和节律性的有氧运动训练为主，通过训练后，患者的临床症状有明显改善。一般认为，运动训练可以使外周骨骼肌和自主神经系统产生适应性而改善外周和中心血流动力学和心功能，提高人体的运动能力。此外，有氧运动可降低冠心病的危险性，控制血压、血脂、血糖，改善糖耐量，改善心理状态，恢复发病前的生活和工作。有人将终生维持的锻炼列为第Ⅳ期。

1.康复目标　是巩固Ⅱ期康复成果，控制危险因素，改善或提高心血管功能和身体活动能力，最大限度地恢复其生活与工作。此期可以在康复中心完成，也可以在社区进行。

2.临床应用　适应证：指病情处于较长期稳定状态，包括陈旧性心肌梗死、稳定型劳力性心绞痛、隐性冠心病、冠状动脉分流术和腔内成形术后、安装起搏器后、心脏移植术后。过去被列为禁忌证的一些情况如病情稳定的心功能减退、室壁瘤等现正在被逐步列入适应证的范畴。

3. 基本原则

(1)个体化：根据年龄、性别、个性、爱好、疾病诊断和病期、相应的临床表现、治疗目标、患者的心理状态和需求等，因人而异地制订康复护理方案。

(2)循序渐进：遵循学习适应和训练适应机制，学习适应指掌握某一运动技能时由不熟悉至熟悉的过程，是一个由兴奋、扩散、泛化至抑制、集中、分化的过程，是任何技能的学习和掌握都必须经历的规律。训练适应是指人体运动效应提高由小到大、由不明显到明显、由低级到高级的积累发展过程。

(3)持之以恒：训练效应是量变到质变的过程，训练效果的维持同样需要长期锻炼。如果在训练计划中要休假，也应该制订与运动形式相类似的练习计划或其他类似的活动，以便在假日期间坚持锻炼。一般认为，额定训练时间产生的训练效应将在停止训练类似的时间后消失。运动训练没有一劳永逸的。

(4) 兴趣性：根据病人兴趣选择训练项目，兴趣可以提高患者参与并坚持康复治疗的积极性和主动性。如果康复运动治疗方法单一，又不注意定时定期改变方法，或采取群体竞赛的形式，穿插一些活动性游戏，则患者常感到参加运动治疗枯燥无味，长期就成为负担，导致不少患者中途退出的现象。

(5) 全面性：冠心病患者往往合并有其他脏器疾病和功能障碍，同时患者也常有心理障碍和工作、娱乐、家庭、社会等诸方面的问题，因此冠心病的康复绝不仅仅是心血管系统的问题，对患者要从整体看待，进行全面康复。

Ⅲ期康复基本原则

个体化原则；
循序渐进原则；
持之以恒原则；
兴趣性原则；
全面性原则。

4. 康复方案　全面康复方案包括：有氧训练、循环抗阻训练、柔韧性训练、医疗体操、作业训练、放松性训练、行为治疗、心理治疗等。在整体方案中，有氧训练是最重要的核心。本节主要介绍有氧训练的基本方法。

(1) 运动方式：运动处方的制订是确保冠心病患者有氧运动安全性、有效性的关键。主要是应用大肌群活动，最常用的方式包括：步行、登山、游泳、骑车、中国传统形式的拳操等。慢跑曾经是推荐的运动，但是其运动强度较大，下肢关节承受的冲击力较显著，运动损伤较常见，因此近年来已经不主张使用。无论哪一种方法都要注意安全，尤其是那些有中度或有明显骨质疏松的患者应防止出现骨折或意外。

(2) 训练形式：可以分为间断性和连续性运动。间断性运动指基本训练期有若干次高峰靶强度，高峰靶强度之间强度降低。其优点是可以获得较强的运动刺激，同时时间较短，不至于引起不可逆的病理性改变。主要缺点是需要不断调节运动强度，操作比较麻烦。连续性运动指训练的靶强度持续不变，这是传统的操作方式，主要优点是简便；患者相对比较容易适应。

(3) 运动量：运动量是康复治疗的核心，要达到一定阈值才能产生训练效应。合理的每周总运动量为 700 卡～2000 卡（相当于步行 10～32 公里）。运动量＜700 卡/周只能维持身体活动水平，而不能提高运动能力。运动量＞2000 卡/周则不增加训练效应。运动总量无明显性别差异。运动量的基本要素为：强度、时间和频率。

靶强度的定义

运动训练所必须达到的基本训练强度。可用心率（HRmax）、心率储备、最大吸氧量（VO_2max）、METs、主观劳累计分等方式表达。

1) 运动强度：运动训练所必须达到的基本训练强度称之为靶强度，可用心率（HR-max）、心率储备、最大吸氧量（VO_{2max}）、METs、主观劳累计分等方式表达。靶强度与最大强度的差值是训练的安全系数。靶强度一般为 40%～85%VO_{2max}或 METs，或 60%～80%HR 储备，或 70%～85%HRmax。靶强度越高，产生心脏中心训练效应的可能性就越大。

2) 运动时间：指每次运动锻炼的时间。按一般习惯都安排在清晨或上午。因为此时空气新鲜，尘埃较少，对心理和病情均有利。但也应同时注意到心血管系统的反应受神经-体液因素特别是肾上腺素和去甲肾上腺素影响较大，而这些激素在体内分泌和释放有生物钟的自然规律。例如，冠心病的发病上午较高，这和去甲肾上腺分泌在上午 8～10 时最多有关。又如，有不少猝死发生在午夜，这又和肾上腺素在 0～2 时分泌为高峰有关。作为运动应激同样可刺激肾上腺素和去甲肾上腺素分泌和释放，因此，宜避开这两个高峰。根据以上的规律，康复运动时间安排在下午为宜。若与生活习惯相悖，则尽量安排在 6 时前后较妥。靶强度运动一般持续 15～30 分钟（10～60 分钟）。在额定运动总量的前提下，训练时间与强度成反比。准备活动和结束活动的时间另外计算。

3) 训练频率：训练频率指每周训练的次数。国际上多数采用每周 3～5 天的频率，根据患者的年龄、体重和残疾情况设定的运动训练方案。合适运动量的主要标志：运动时稍出汗，轻度呼吸加快但不影响对话，早晨起床时感舒适，无持续的疲劳感和其他不适感。

5. 注意事项　遵循个体化原则、循序渐进原则、持之以恒原则、兴趣性原则和全面性原则，注意周围环境因素对运动反应的影响，如寒冷和炎热气候要相对降低运动量和运动强度。定期检查和修正运动处方，避免过度训练；运动时如出现胸部不适、无力、气短、骨关节疼痛等应停止运动，及时检查处理。每次训练都必须包括准备活动、训练活动和结束活动。强化的和高水平的第Ⅲ期冠心病康复，可能需要 6～12 个月，这是一个漫长的艰苦训练过程，要帮助和鼓励患者坚持按运动处方的要求进行，以维持康复效果，提高生存质量。

6.康复教育

(1)合理膳食：应清淡、易消化、低脂低盐饮食，多食富含不饱和脂肪酸的食品，如鱼类；多食富含维生素C和粗纤维的新鲜蔬菜和水果；严禁暴食或过饱，以少食多餐为宜。

(2)预防便秘：食用高纤维素的食物及含果胶多的水果。高纤维素蔬菜有芹菜、竹笋、金针菜、豆芽等。含果胶多的水果有生梨、苹果等。

(3)通过个人或小组形式进行咨询和教育，使病人改变不正确的生活方式和树立健康行为的自信心，教会病人处理应激的技巧和放松方法，保持乐观、松弛的精神状态，避免紧张、焦虑、情绪激动或发怒。

(4)以讲座及问答题形式，向病人及家庭介绍心脏结构、功能及其相关冠心病知识，根据病人了解的程度，增加有关方面的教育。

(5)控制高血压、糖尿病、高脂血症和肥胖等冠心病危险因素。根据高血压水平及其危险因素分为低、中和高危三层，对不同层次进行药物和运动训练的治疗。鉴别糖尿病的分型，进行药物、饮食和运动疗法，运动前后监测血糖以调整运动量和药物剂量。

(6)帮助患者戒烟，鼓励其签订书面戒烟计划，可应用针灸、戒烟糖和可乐定片；少饮酒、不饮浓咖啡和浓茶，生活规律，保证充足睡眠；注意保暖，预防上呼吸道感染。

(7)冠心病患者家中应备有硝酸甘油等急救药物并随身携带，以便发病时自己或家人能及时取到并服用，用药要针对病情，不宜过多；心绞痛或心肌梗死突发时，应立即舌下含服硝酸甘油或异山梨酯、速效救心丸等，病情不缓解可再次含服药。

冠心病康复教育包括

合理膳食；
保持大便通畅；
保持情绪稳定；
知识普及；
风险控制；
养成良好的生活习惯；
自救的措施；
坚持适当锻炼；
定期健康检查。

(8)合理安排生活和工作，参加力所能及的工作，适当进行有氧健身活动，消除紧张心理，可使精神愉快、心情舒畅，对增强体力、改善心脏功能、促进血液循环、调整脂肪代谢、防止肥胖等均有裨益。要注意劳逸结合，避免连续做过度繁忙的工作，坚持锻炼(保健操、太极拳、散步、打乒乓球等)。保证足够的睡眠时间，避免精神紧张或突然用力动作，饭后休息0.5～1h，冬天注意保暖，避免迎风或在雪地上快步行走。在任何情况下一旦有心绞痛发作及急性心肌梗死先兆，即停止活动，安静休息。

(9)定期到医院做健康检查，如有病情变化，及时采取有效的治疗。对于已患冠心病的患者，早期应注意控制病情的发展，积极参加康复治疗。

(李厥宝)

思考题

一、单选题

1. 增强心血管健康的运动是　（　　）

A. 有氧运动　B. 协调运动

C. 灵活性运动　D. 力量性练习

2. 下列各项，属于心脏康复内容中主要组成部分的是　（　　）

A. 心理咨询　B. 运动训练

C. 医学评估　D. 营养咨询

3. 急性心肌梗死恢复期患者，体能 4.2METs，出院前适于进行运动试验作医学评估的是　（　　）

A. 非标准运动试验　B. 极量运动试验

C. 低水平运动试验　D. 上肢功率计试验

二、多选题

1. 无合并症的急性心肌梗死患者，在监护病房适宜做的活动有　（　　）

A. 走廊内步行　B. 踏车运动

C. 坐椅子　D. 床上或床边个人卫生运动

E. 四肢被动或主动运动

2. 急性心肌梗死住院期 6 步康复方案适用于　（　　）

A. 成功的 PTCA 术后　B. 轻型心肌梗死

C. 冠脉搭桥术后　D. 严重心律失常

E. 心力衰竭

三、名词解释

代谢当量

四、简答题

简述冠心病Ⅰ期康复的注意事项。

第三节　慢性阻塞性肺部疾病的康复护理

学习目标

1. 掌握常用的呼吸训练及排痰方法；
2. 掌握慢性阻塞性肺疾病患者的健康宣教；
3. 熟悉慢性阻塞性肺疾病缓解期的主要的康复护理措施；

4. 了解慢性阻塞性肺部疾病的主要功能障碍及评定；

5. 了解呼吸功能的测定及意义。

一、概　述

慢性阻塞性肺疾病（chronic obstructive pulmonary disease，COPD）表现为气流不完全可逆性受限，并可呈进行性发展的肺部疾病，是由于慢性支气管炎、慢性肺气肿致终末细支气管远端（呼吸细支气管，肺泡管，肺泡囊和肺泡）的气道弹性降低，过度膨胀、充气和肺容量增大，并伴有气道壁破坏的病理性疾病。临床表现主要为咳嗽、咳痰、气急、呼吸困难，严重时因缺氧并发呼吸衰竭、肺心病、肺性脑病等。

二、主要功能障碍及评定

COPD 随着病程的发展，可引起不同程度的呼吸和运动功能障碍，对呼吸功能的损害表现为远端肺泡持续扩大而回缩障碍，肺泡周围毛细血管网大量破坏，通气/血流比例失调，严重时可出现呼吸功能衰竭和右心功能衰减或至衰竭。

（一）呼吸功能障碍评定

COPD 患者呼吸功能障碍主要表现为有效呼吸降低，呼吸肌无力，出现以胸式呼吸为主甚至动用辅助呼吸肌的病理式呼吸模式，这些状况均可使机体氧耗量增加和活动能力减退。

在康复医学日常工作中进行的呼吸功能评定，一般沿用临床常用的评定方法，从简单的呼吸指标测定至较高级的呼吸生理试验，包括主观呼吸功能障碍程度分级和客观半定量化检查。

1. 自觉气短、气急分级法　根据 Borg 量表改进（南京医科大学）

1 级　无气短气急；

2 级　稍感气短气急；

3 级　轻度气短气急；

4 级　明显气短气急；

5 级　气短气急严重，不能耐受。

2. 呼吸功能改善或恶化程度　可以用以下分值半定量化：

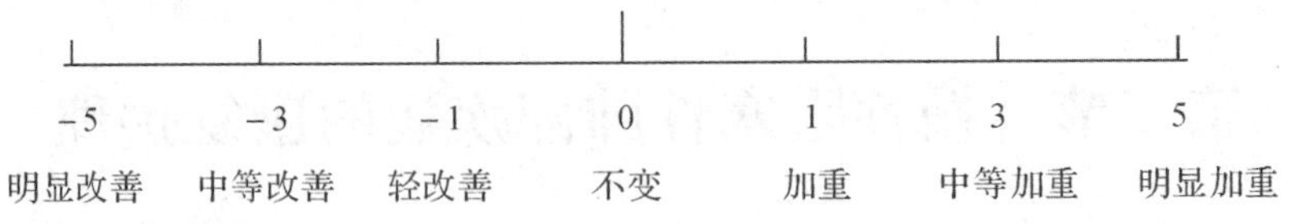

3. 肺通气功能评定

（1）静态肺容量评定：潮气量（TV）、补吸气量（IRV）、补呼气量（ERV）、深吸气量（IC）、肺活量（VC）、功能残气量（FRC）及残气量（RV）、肺总量（TLC）；

①潮气量：安静呼吸状态下，每次呼出或吸入的气量。参考值：男性 500ml 左右，女性 350ml 左右。潮气量易受体内代谢率、运动、情绪变化的影响而增大或减小。

②补吸气量：安静吸气后，再做最大吸气可吸入的气量。参考值：男性 2100ml 左右，

女性 1550ml 左右。可反映呼吸肌肌力和肺、胸弹性。

③补呼气量:安静呼气后,再做最大呼气可呼出的气量。参考值:男性 910ml 左右,女性 560ml 左右。可反映肺、胸弹性和呼吸肌肌力。

④深吸气量:做最大吸气时可吸入的最大气量。相当于潮气量与补吸气量之和。参考值:男性 2600ml 左右,女性 1900ml 左右。可反映呼吸肌肌力及胸腹壁或膈的活动度。

⑤肺活量:最大吸气后,再做最大呼气所能呼出的气量,相当于潮气量、补吸气量与补呼气量三者之和。参考值:男性 3470ml 左右,女性 2440ml 左右。

⑥残气量:最大呼气后残留在肺内仍不能呼出的气量。残气量可随年龄的增加而增加。参考值:男性 1530ml 左右,女性 1020ml 左右。临床常以残气容积占肺总量的百分比(RV/TIC%)作为判断指标,正常为 20%～30%,高于 35%为异常,见于肺气肿疾病。

(2)动态肺容量评定:最大通气量(MVV)、用力肺活量(FEV)、最大呼气流速-容量曲线等。

①最大通气量:限定时间内每分钟内用最大速度和幅度进行呼吸,呼出或吸入的气量值。一般以一分钟来计量。参考值:男性 104L 左右,女性 82L 左右。一般是以实测值占预计值的百分比作为判断指标,降低超过 20%为异常。

②用力肺活量 用力吸气后,再用力最快呼出,至完全呼出,其总的呼出气量即为用力肺活量。为更好地反映慢阻肺早期小气道的问题,通常应用时间肺活量来评价肺功能。时间肺活量是指最大深吸气后做最快速度呼气,在一定时间内所呼出的气量。分别计算第 1 秒末、第 2 秒末和第 3 秒末的用力呼气量即为 1 秒用力呼气量、2 秒用力呼气量和 3 秒用力呼气量。将各值与 FVC 相比则为 1 秒率、2 秒率、3 秒率,正常值分别为 83%、96%、99%。根据 FEV1/FVC、FEV1%预计值和临床症状可对 COPD 的严重程度做出分级(表 5-6)。

表 5-6　慢性阻塞性肺疾病的临床严重程度分级

分级	肺功能特征
0 级:高危	有罹患 COPD 的危险因素,肺功能在正常范围,有慢性咳嗽、咳痰症状
Ⅰ级:轻度	$FEV_1/FVC<70\%$,$FEV_1 \geq 80\%$预计值,有或无慢性咳嗽、咳痰症状
Ⅱ级:中度	$FEV_1/FVC<70\%$,$50\% \leq FEV_1<80\%$预计值,有或无慢性咳嗽、咳痰症状
Ⅲ级:重度	$FEV_1/FVC<70\%$,$30\%<FEV_1<50\%$预计值,有或无慢性咳嗽、咳痰症状
Ⅳ级:极重度	$FEV_1/FVC<70\%$,$FEV_1<30\%$预计值或 $FEV_1<50\%$预计值,伴有慢性呼吸衰竭

当然 COPD 严重程度评估还需根据患者的临床症状、肺功能异常、是否存在合并症(呼吸衰竭、心力衰竭)等情况来确定。

③最大呼气流速-容量曲线(流速容量曲线) 用力吸气后,再用力最快呼气,至完全呼尽的过程中,连续监测不同流量下肺容量与相应的压力改变,绘制而得的曲线称为流速-容量曲线。在不同肺容量下,压力、流速的关系存在一些差别。可任意选择肺容量中的某一容量值来确定在此容量时产生某一流速所需的压力(表 5-7)。临床上多用于小气道疾病的检查。

表 5-7 COPD 肺功能分级参考标准

	正常	轻度	中度	重度	极重度
VC(推断%)	>80	>80	>80	↓	↓↓
FEV_1/FVC(%)	>75	60~75	40~60	<40	<40
MVV(推断%)	>80	65~80	45~65	30~45	<30
RV(推断%)	80~120	120~150	150~175	>200	>200
PaO_2	N	↓E	↓	↓	↓↓
$PaCO_2$	N	N	↓	↑E	↑R
呼吸困难(严重性)	0	1+	2+	3+	4+

N:正常;R:静息时;E:活动时

4. 肺换气功能评定

(1) 肺泡通气量:即有效通气量:为(潮气量－无效腔气量)*呼吸频率。参考值为4200ml/min,超过5000 ml/min为通气过度,小于2000 ml/min为通气不足。无效腔气量是指有参与通气,但不与血管中血液进行气体交换的部分气量。

(2) 通气与血流比率:肺泡内气体与肺泡周围毛细血管血流气体交换时,要有足够的通气和充足的血流量。当有通气无血流时为无效腔样通气;当有血流而无通气时,则无气体的交换,相当于动静脉分流。

通气与血流比率＝每分钟肺泡通气量/每分钟肺脏血流量

正常值约为4000ml/5000ml＝0.8

5. 气道阻力与肺顺应性

(1) 气道阻力:呼吸时气体在气道内流动所产生的阻力。其大小与气道内径、气流速度及气体的黏度和密度有关。阻力增加提示有气道阻塞,见于阻塞性肺部疾病。

(2) 肺顺应性(CL):单位压力改变时肺容量的改变率,即 $CL=\Delta V/\Delta p$(L/kPa)。分为静态肺顺应性和动态肺顺应性,分别是指在呼吸周期中,气流暂时阻断和未阻断时测得的顺应性。动态肺顺应性易受气道阻力的影响,当动态顺应性随呼吸频率改变而变化时,为频率依赖顺应性。小气道阻塞患者,动态肺顺应性随呼吸频率增加而降低。

(二)运动能力障碍评定

1. 运动试验指标

(1)有关通气功能指标:每分通气量(VE)、最大通气量(VE_{max})。

每分通气量:每分钟肺呼出或吸入的气体总量。增加取决于肺的代偿能力,是评价呼吸疾病运动受限的关键指标。参考值:男性:VE＝35±5.4L/min,女性:VE＝37±4.4L/min。

最大通气量:运动达到极限时的每分通气量,指运动试验中达到的峰值通气量。一般可达MVV的60%~70%。MVV是指在单位时间内以最大幅度和最快速度进行呼吸的最大气量。

(2) 有关气体交换的指标:最大耗氧量、氧通气当量、呼吸商。

最大耗氧量(VO_2max)也称最大摄氧量,指人体运动达到最大功量时组织细胞消耗的最大氧量。表示一个人的最大运动能力。VO_2max＝心输出量*(动脉氧分压－静脉氧分压)，经常锻炼可提高最大耗氧量。

氧通气当量 VE 与 VO_2 比值，正常为 22～27，可间接反映通气/血流比值。

呼吸商(RQ)指肺内每分钟二氧化碳排出摩尔数与每分钟氧气消耗摩尔数之比。参考值：0.8～0.85；过度通气时 RQ>1，通气受限时 RQ<1。

2. 递增运动负荷试验(graded exercise test) 也称为平板或功率车运动试验。通过一定负荷的生理运动，了解患者的生理病理变化。用活动平台或功率自行车进行运动量递增的运动，至患者的最大负荷或达到最大靶心率的 85%。最大负荷即被试者感到筋疲力尽不能再继续坚持为止，最大靶心率即(220－年龄)±10～12 次/分。试验过程中监测心率、呼吸频率、血压、心电图、最大吸氧量(VO_2max)、氧分压(PaO_2)、二氧化碳分压($PaCO_2$)、血氧饱和度(SaO_2)、最大代谢当量值(METs)、运动时间等量化指标。也可通过平板或功率车运动试验中患者的主观劳累程度分级(Borg 计分)等半定量指标来评定患者运动能力。

3. 计时步行距离测定(timed walk distance)和定距离步行计时测定 让患者在平地尽最大努力快速步行 6 分钟(或其他时长，视患者耐受而定)，记录其所能行走的最长距离。让患者尽最大努力快速行走一百米(或其他距离)，记录其所能行走的最少时间。对于不能进行活动平板运动试验的患者可采用此步行试验评定，以判断患者的运动能力及运动中发生低氧血症的可能性。

4. 呼吸肌肌力评定 患者仰卧，在腹部放适当重物，测试腹式呼吸时能抬起的重量，粗略评估膈肌肌力。测口腔内压亦可以判断吸气肌的力量，分级标准见表 5-8 所示。

表 5-8 判断吸气肌的力量分级标准

分级	最大口腔内压	可隆起的重量
Ⅰ重度低下	22.2±8.5cmH_2O	0～5kg
Ⅱ中度低下	40.2±7.7cmH_2O	5～10kg
Ⅲ轻度低下	57.3±14.0cmH_2O	10～15kg
Ⅳ正常	87.4±17.0cmH_2O	15kg 以上

5. 其他肺功能试验

(1) 屏气试验 计算屏气时间的长短。其方法有：吸气后屏气法、平静屏气法、呼气后屏气法。

(2) 吹火试验 吹一口气，测量能吹灭蜡烛的最大距离。

以上两试验因个体差异及缺少量化指标，目前一般较少应用，但可初步了解患者呼吸功能。

(三)日常生活能力障碍评定

COPD 患者日常生活能力根据呼吸困难程度可分为六级(表 5-9)。

表 5-9　COPD 患者日常生活能力评定

分级	表　现
0 级	虽存在不同程度的肺气肿，但活动如常人，对日常生活无影响，活动时无气短
1 级	一般劳动时出现气短
2 级	平地步行无气短，速度较快或登楼、上坡时气短
3 级	在平地上慢走不及百步即有气短
4 级	讲话、穿衣等轻微动作时即有气短
5 级	安静时出现气短、不能平卧

三、康复治疗护理措施

（一）一般护理

1. 环境　保持室内合适的温度和湿度，室内定时通风换气，保持空气清新。应具备冬暖夏凉设备，有利于患者疾病恢复。

2. 休息　慢阻肺患者仅有通气障碍时可适当活动，如散步、慢跑、打太极拳等；若有缺氧和二氧化碳潴留时，应卧床休息，必要时吸氧；呼吸困难时，应取半卧位，床上活动或被动床边活动为佳。病情缓解后根据病情适当活动，循序渐进，避免加重心肺负荷。

3. 饮食　为保持患者良好营养状态，应给予高热量、高蛋白、高维生素、易消化的饮食，及充足液体摄入量，每日至少为 2 500～3 000ml。多食肉、鱼、蛋及豆制品等高蛋白饮食，同时应注意维生素及微量元素的补充，忌烟、酒及辛辣食物。

（二）病情观察

观察患者生命体征如神志、呼吸、脉搏、体温、血压、尿量等，询问咳嗽咳痰情况、有无胸闷、气促等；观察呼吸状况和躯体缺氧程度，注意口唇、末指关节等是否出现发绀；观察患者精神状态及二氧化碳潴留表现；观察患者的不良心理状态和情绪变化。

（三）急性加重期的康复护理

慢阻肺患者往往由于感染或气温突变等诱因进入急性加重期。急性加重期是指患者日常状况持续恶化，在短期内患者咳嗽、咳痰、气短和（或）喘息加重，其痰量增多，呈脓性或黏液脓性，可伴发热等炎症明显加重的表现。康复护理措施应不影响临床抢救和不造成病情恶化情况下尽可能早期介入。在配合医生完成抗生素、激素、支气管扩张剂等药物治疗，有创或无创机械通气，补充营养，以及观察并防治呼吸衰竭、肺源性心脏病、心力衰竭、上消化道出血等急性并发症的同时，应开展一些有利的康复措施。

1. 控制性氧疗　无严重并发症的 COPD 患者吸氧疗状态下一般可达较高的氧合水平（PaO_2＞60 mmHg 或 SaO_2＞95％）。吸入氧浓度不宜过高（一般以 25％～30％为宜），以免因缺氧改善而失去对呼吸中枢的兴奋作用，发生 CO_2 潴留及呼吸性酸中毒。氧疗时注意观察患者神志有无改变，监测血氧饱和度，以达最大氧疗效果，必要时可复查动脉血气。

2. 排痰，控制炎症、清除分泌物、保持呼吸道通畅是治疗和控制 COPD 病情的有效手段　具体方法同稳定期。

3. 在心肺可耐受情况下，适当主动活动，以活动时及活动后不出现明显气急、气促为宜，而非一味卧床休息，延缓肺功能的下降。

（四）稳定期的康复护理措施

COPD急性症状控制后，无明显禁忌证时应早期开始综合康复锻炼，提高自身肺功能代偿能力，减少急性发作次数，可阻止病情进一步发展，阻止肺功能下降，改善患者活动能力，提高日常生活质量，降低病死率。主要康复护理措施包括：

1. 呼吸训练

（1）放松练习：呼吸功能障碍患者害怕氧耗增加而引起精神和颈背部肌肉紧张，导致耗氧量增加，进一步加重呼吸困难。因此在康复锻炼前应指导患者进行放松训练。具体方法为：①放松体位训练，如下肢抬高时采取仰卧位或半卧位、前倾坐位和立位等，注意颈部、双肩、髋部、膝关节处等垫柔软枕头或棉被等，放松相关部位肌肉。②肌肉放松训练，依次将颈、肩、面部和腹部的肌肉交替完成紧张与放松，放松时间尽量延长。

呼吸训练

放松练习、腹式呼吸、缩唇呼吸、缩唇腹式呼吸、缓慢呼吸及膈肌起搏等。

呼吸运动形式的训练：生理呼吸模式即腹式呼吸（又称膈式呼吸），主要靠腹肌和膈肌的收缩进行的一种呼吸，COPD患者为代偿呼吸，常表现为胸式呼吸。训练方法：一手置于上腹部，呼气时手随腹部下陷，并轻轻用力，以增高腹压，推动膈肌上抬；吸气时上腹部对抗所加的压力，徐徐隆起。反复练习，可促进膈肌收缩，增加活动范围。病情允许下，卧位、坐位或立位及行走时，均可随时随地进行锻炼，形成正常的呼吸方式。

（2）诱导腹式呼吸，常用方法有：

①双手加压法：患者可卧位或坐位，双手置上腹部，呼气时手随腹下沉并施加压力，以增加腹压，从而使膈肌上抬；吸气时腹部对抗施压的手，缓缓隆起。反复锻炼，即可逐渐改善和增加膈肌的活动，还可纠正不正确的腹式呼吸方法。

②下胸布带束胸法：患者取坐位，用一宽布带交叉束于下胸部，患者双手抓住布带两头，呼气时收紧布带以增加腹压，吸气时逐渐放松，反复进行。

诱导腹式呼吸常用方法

双手加压法、下胸布带束胸法、下腹部重物加压法、抬臀呼气法等。

③下腹部重物加压法：患者取仰卧位，砂袋或其他重物置于下腹部，以1.5～2.5 kg重量的砂袋逐步增加至5～10 kg，训练从5分钟逐渐增加至30分钟，每天2次；也可仰卧位反复进行双下肢向胸部的屈髋屈膝动作，以增强腹肌肌力。

④抬臀呼气法：仰卧位，双足置于床面，呼气时抬高臀部，吸气时还原。利用腹内脏器的重力使膈肌上抬，将膈肌推向胸腔，从而增加潮气量。

（3）缩唇呼吸及缩唇腹式呼吸法：缩唇呼吸又称pursed-lip breathing（PLB）法或吹笛样呼气法。可采取"吹笛状"呼气法，将嘴唇缩成吹笛状，使气体通过缩窄的口形徐徐呼出，延长呼气时间，增加气道压力，延缓气道塌陷，改善肺内气体交换，提高动脉血氧饱和度。病人经鼻吸气，然后通过缩唇（吹口哨样）缓慢用口呼气。

在缩唇呼吸基础上结合腹式呼吸即缩唇腹式呼吸，可延长呼气时间，增加腹压，抬高膈肌，有效促进肺内气体交换，利于二氧化碳的排出，从而改善呼吸困难。具体方法：患者取立位、坐位或卧位全身放松，先均匀呼吸3分钟，然后一手放于胸部，另一手放于腹部；鼻子吸气、尽量挺腹，手感到腹部向上抬起、胸部不动；吸气结束开始由口徐徐缩唇呼气、同时收腹，腹肌收缩，手感到腹部下降。呼气完毕再用鼻孔吸气，如此反复。

(4)缓慢呼吸：COPD患者常吸气短促，呼气深长而费力，不利于肺通气功能。如果每分呼吸频率控制在10次左右，可有效减少功能残气量，提高肺泡通气量，提高血氧饱和度。

(5)膈肌起搏(体外膈神经电刺激)治疗法：通过功能性电刺激膈神经引起膈肌收缩。分植入式膈肌起搏器(IDP, implanted diaphragm pacers)和体外膈肌起搏器(EDP, external diaphragm pacemaker,)两种。因前者具有创伤性及其他医源性因素，目前难以被患者接受。体外膈肌起搏常使用低频(常规40Hz)通电装置或体外膈肌起搏仪，将刺激电极置于颈部胸锁乳突肌外侧中下1/3处，给予低强度电刺激，当确定刺激部位正确后，即可用脉冲电流进行刺激治疗。每次40分钟，每天1～2次。

2.促进有效排痰　控制炎症，清除呼吸道分泌物，保持呼吸道通畅、降低气流阻力是治疗和控制COPD病情的有效手段。

促进有效排痰方法

湿化气道法、咳嗽排痰法、体位引流法、胸部叩击和震颤法。

(1)湿化气道：适用于痰液黏稠难以咳出者。鼓励患者多饮水，保持气道湿润；雾化吸入可促进恢复或保持支气管内黏液层纤毛的功能，有超声雾化吸入法和蒸汽吸入法。湿化时应注意：①防止窒息：吸入时帮助病人翻身拍背，进行有效咳嗽，及时排出痰液以防窒息。②加强巡视，尽早发现痉挛的支气管。③控制湿化温度：一般应控制在35～37℃。过高可引起呼吸道灼伤，过低可能诱发哮喘、寒战反应。④防止交叉感染：严格无菌操作，加强口腔护理，定期进行湿化装置及病房环境的消毒。⑤用药注意：有严重肝脏疾病和凝血功能异常者禁用糜蛋白酶；防止药物过量出现中毒。雾化吸入的抗生素尽量与全身用药一致。

(2)咳嗽排痰：咳嗽是呼吸系统的重要防御功能之一，有效咳嗽可使痰液顺利排出，减轻肺部感染症状。护理人员应教会患者正确的咳嗽方法：患者取坐位或立位，重症患者可半卧位，放松双肩及腹部肌肉，先做5～6次深呼吸，深吸气后保持张口，连续轻咳，待痰液到达咽部时，深吸气并屏气2或3秒后突然开放声门，运用腹肌的有力收缩，将痰液咳出。部分咳嗽无力患者，可嘱家属或陪护辅助排痰：双手置患者上腹部，随患者咳嗽同时向下突然用力挤压腹部，推动膈肌向上活动，有效促使痰液排出。

(3)体位引流(postural drainage)：适用于呼吸道分泌物过多的患者，利用重力将肺叶内、各肺段的分泌物引流到较大的呼吸道，从而排出。引流频率根据分泌物的多少而定，分泌物少者，每天上、下午各引流一次，分泌物多者，每天引流3～4次，饭前1小时至饭后2小时不宜进行，以免发生呕吐。每部位引流5～10min，总时间不宜超过30～45min，以免疲劳；引流时应注意观察：脸色，有无发绀、出汗疲劳、呼吸困难等情况，如有发现，随时终止。

(4)胸部叩击和震颤：适用于排痰无力的患者。

胸部叩击：①目的：叩击胸壁，可震动气道，使痰液松动，便于咯出，结合体位引流更为有效。②方法：操作者站在叩打肺叶的对侧，手指并拢，掌心成杯状，掌指关节自然成120°～150°，肩部放松，运用腕部力量在引流部位胸壁上快速叩击（频率约45次/min），每一部位约2～5min，利用手掌大鱼际肌、小鱼际肌或整个手掌缘紧贴皮肤震动，相邻两次叩击部位可重叠1/3，自下而上，自外而内。③注意事项：叩击时应避开肾区、肝区和脾区、脊柱、胸骨、女性乳房、切口和引流管处；可在叩击部位垫薄毛巾以保护裸露皮肤。④禁忌证：肋骨骨折、肺挫伤、皮下气肿、肺大泡，不稳定的脊髓损伤，骨质疏松；全身出血倾向；近期曾放置起搏器者均不宜行叩背操作。

震颤：病人可平卧或侧卧位，在体位引流过程中更为有效。操作者肘部伸直，双手掌重叠置于欲引流的部位，吸气时不施加压力，在呼气时通过肩部和手做快速、小幅度轻柔的震颤动作，使胸壁间断地压缩，利于小气道分泌物的排出。每一部位重复3～4个呼吸周期。对拍背有禁忌者也可用。

（5）理疗：根据患者病情及体质，可分别或综合采用紫外线分区照射法、离子导入法、超短波法等消炎祛痰，以达到消除肺部炎症的功效。超短波治疗可采用无热量或微热量，每日一次，每次20分钟，15～20次一疗程；超短波治疗应定期复查血常规。

3.增强心功能和恢复活动能力　根据COPD患者不同状态采用不同活动强度，制订与之适宜训练方法。包括全身肌肉和呼吸肌的训练，如步行、上楼梯、踏车、上下肢训练等，以改善肌肉代谢、肌力、耐力和气体代谢，提高机体活动能力。基本原则为：安全耐受为基础，采取低强度、循序渐进的康复训练。

（1）测定实际运动耐力：部分患者可采用运动试验获得实际最大心率和最大能量代谢当量（MET）值，根据表5-10确定运动强度。

表5-10　运动试验与运动强度安排关系表

运动试验终止原因	靶心率（最大心率%）	靶MET值（最大MET%）
呼吸急促，最大心率未达到	75%～85%	70%～85%
达到最大心率	65%～75%	50%～70%
心血管原因	60%～65%	40%～60%

除控制心率外，还应控制呼吸症状，即运动后不出现明显气短、气促（或仅有轻至中度气短、气急为宜）或剧烈咳嗽。训练频率可每天1次或每天2次，达到靶强度的时间为10～45min，疗程4～10周，应终身训练为佳。

部分患者可采用6min行走距离测定，以判断患者的运动能力，然后采用定量行走或上下楼梯练习来进行训练。训练可短时间分次进行，起始5min为宜，直至能耐受20min的训练，也可单次训练持续20min，每次活动后心率至少增加20%～30%，并在停止活动后5～10min恢复至安静值，或活动时出现轻微呼吸急促为止。对于较重的COPD患者可以边吸氧边活动，以增强活动信心。

（2）下肢肌群力量训练：根据患者兴趣选择适宜自己的活动方式，通常如散步、慢跑、功率自行车、上下楼梯、登山等。散步时全身放松，速度适宜，每次大约30min，患者可根据自身情况适当增减。定量步行时可选择定距离或定速度的方式，根据患者现有的条件调整运动量，一定速度、逐渐增加锻炼距离或一定距离、逐渐减少所需时间，在训练中和训练后以不产生疲劳感为度，若有疲劳产生则应减少运动量。待患者耐力进一步加强时可采用慢跑训练，如出现轻微气喘，应稍作休息数分钟可恢复为度。

(3)上肢肌群力量训练：上肢肩带部的诸多肌群(如胸大肌、胸小肌、背阔肌、前锯肌、斜方肌等)不仅是上肢活动肌，也是辅助呼吸肌，既可起辅助肩带和肩关节活动的作用，也可作为辅助呼吸肌群参与呼吸活动。因此需要进行针对性训练。

增强运动耐力训练方法

下肢训练、上肢肌群训练、呼吸肌训练(增强呼气肌和增强吸气肌)。

日常诸多活动均可锻炼上肢肌肉，如手摇车训练、提重物训练和掷球训练等。手摇车训练：无阻力摇车开始，逐渐增量，运动时间约 30 min，速度约 50 rpm，以运动时出现轻度气急、气促为宜。提重物训练：患者手持重物(重量由轻到重)向各个方向活动，每次活动 1～2 min，间隔休息 2～3 min；每天 2 次。掷球训练选择适当重量的实心球与治疗师等对掷训练。后两种均以训练后手臂不出现酸痛为度。

(4)呼吸肌训练：可以改善呼吸肌耐力，缓解呼吸困难症状。

1)增强吸气肌练习：用抗阻呼吸器(可用不同粗细内径的直管代替)训练吸气，吸气时产生阻力，呼气时没有阻力。开始练习每次 5min，一天 3～5 次，以后时间可增加至 20～30min，以增加吸气肌耐力，还可减少吸气管内径以增强吸气肌肌力。

呼吸肌训练

增强吸气肌练习；增强呼气肌练习；腹肌练习、吹瓶法、吹蜡烛法等。

2)增强呼气肌的练习：COPD 患者常有腹肌无力，或因肥胖腹肌松弛，使腹腔失去有效的压力，减弱膈肌活动能力。常用方法有：

①腹肌练习：同下腹部重物加压呼吸训练法；或采取仰卧位，双下肢同时做空中屈伸动作；仰卧起坐训练等。

②吹瓶法：将两个各装有 1L 水的计量瓶(或有刻度的玻璃瓶)用硬管连接，一瓶插入呼气管，一瓶插入排气管，患者对呼气管用力吹气，使另一瓶液面提高。稍作休息后重复此动作。液面上升的高度作为呼气阻力的标志，通过训练来提高呼气力量，达到满意的程度。

③吹蜡烛法：患者用力吹口前点燃的蜡烛，使火焰飘动。每次训练数分钟—休息数分钟—训练数分钟，反复进行。并逐渐将蜡烛远离身体，直至呼吸症状好转。

4. 长期家庭氧疗(LTOT)　部分患者回归家庭后可呈现出慢性低氧血症，可每日长时间低浓度吸氧，以改善缺氧状态，延长病人生存时间。一般采用鼻导管持续低流量吸氧，每日至少 15h。维持 PaO_2 在 60mmHg 以上，既能改善组织缺氧，也可防止因缺氧状态解除而抑制呼吸中枢。氧疗有效的指标为：病人发绀减轻、呼吸困难减轻、呼吸频率减慢、心率减慢、活动耐力增加。

LTOR 有效的指标

病人发绀减轻、呼吸困难减轻、呼吸频率减慢、心率减慢、活动耐力增加。

5. ADL 指导

(1)能量节省技术：指导患者省力技术，省力的同时意味着氧耗需求减少，可减轻或避免呼吸困难，加大了运动能力储备，以满足更大的能量需求。具体为：①物品摆放有序化；②活动程序合理化；③应用动作简单化；④劳动工具化；⑤活动省力化。

> **能量节省技术为**
>
> 物品摆放有序化；
> 活动程序合理化；
> 应用动作简单化；
> 劳动工具化；
> 活动省力化。

(2)营养：肥胖和消瘦均可影响COPD患者的预后情况。应当合理膳食，适当运动，保持正常体重。

6.提高机体免疫力　适度运动可提高患者机体抵抗力，减轻或逆转COPD的发展。常用方法如游泳、散步、慢跑等。另外冷水浴、日光浴、空气浴、森林浴等亦有一定的效果。

(1)冷水浴：注意循序渐进的原则，一般从冷水洗脸开始，逐渐过渡到冷水擦浴，并逐渐延长时间、增加面积和降低水温，最后过渡到冷水淋浴。若难以耐受冷水浴，可用冷毛巾擦身来代替。

(2)日光浴：在安静、空旷的森林、海滨、露台等地方，身体尽量暴露于日光中，接受日光照射。注意隐私保护，防止暴晒，避免皮肤灼伤。

7.心理护理　指导患者学会肌肉放松、心理减压和控制不良情绪，有助于减轻呼吸困难症状及焦虑忧郁状态。

(五) 健康教育

预防的关键是戒烟。注意保暖，避免受凉，预防感冒。改善环境卫生，做好个人职业防护，消除及避免粉尘、烟雾和刺激性气体对呼吸道的影响。

康复宣教是康复治疗必不可少的部分之一，教育内容除了慢阻肺的常规知识如呼吸道的解剖生理、药理、药物使用、症状评估等，还应包括：

(1)氧气的安全使用：长期低流量吸氧(小于5L/min)可改善患者呼吸症状，缓解病情的进一步恶化。在氧气使用过程中应注意防止火灾及爆炸，远离火源等。

(2)预防呼吸道感染：注意保暖，预防感冒。适当运动锻炼增强体质，提高免疫力，也可注射生物制剂提高免疫力，中医中药整体调理，冷水洗脸、冷水浴、食醋熏蒸等方法来增强体质，预防感冒。

(3)戒烟：吸烟可使肺通气功能进行性下降，是COPD病因中重要的因素之一。戒烟可减少呼吸道黏液的分泌，增强纤毛清除能力，降低感染的危险性，减轻支气管壁的炎症。各期COPD患者均应戒烟。

(4)减少有害粉尘、烟雾或气体吸入：加强宣教和监督，改善工作环境，加强劳动保护。自我可佩戴口罩以避免或减少吸入与接触。

(闻万顺)

思考题

一、单选题

1.肺气肿的主要症状是　(　　)

A.进行性加重的呼吸困难　B.慢性咳嗽

C.咳痰　D.发绀

2.最适合COPD患者进行坐位康复训练的体位是　(　　)

A.后倾依靠位　B.前倾依靠位

C. 左依靠位　　　D. 椅后依靠位

二、多选题

COPD患者重建腹式呼吸模式的方法有　　　　　　　　　　　　　　　　　　　（　　）

A. 双手加压法　　　　　　　　　　B. 下胸布带束胸法

C. 下腹部重物加压法　　　　　　　D. 抬臀呼气法

E. 口吹蜡烛法

三、名词解释

阻塞性肺气肿

四、简答题

简述ADL指导中能量节省技术。

第四节　糖尿病的康复护理

学习目标

1. 掌握糖尿病康复护理措施
2. 掌握糖尿病康复教育的内容
3. 熟悉糖尿病的生活护理措施
4. 熟悉糖尿病常见并发症的康复护理措施
5. 了解糖尿病的主要功能障碍评定

一、概　述

糖尿病(diabetes mellitus)是一种由遗传因素和环境因素相互作用所致，以持续性血糖升高为特征的代谢障碍性疾病。糖尿病人由于胰岛素分泌和/或胰岛素作用的缺陷，可引起碳水化合物、蛋白质和脂肪等代谢异常。长期高血糖可引起眼、肾脏、心脑血管及周围神经等组织器官多系统损害，病情严重或应激时可发生糖尿病酮症酸中毒或非酮症高渗性昏迷等急性并发症。

糖尿病是常见病和多发病，随着人口老龄化及生活水平的提高，糖尿病的发病率呈逐年上升趋势。目前，全世界约有2亿糖尿病患者，预计到2025年将达到3亿。我国的糖尿病发病率也在逐年升高，由10年前的2.5%上升到5%，患者总人数已经超出3000万，2025年预计将达到5800万。糖尿病已被公认为继心脑血管疾病、肿瘤之后的第三大“健康杀手”，严重影响人类的身体健康及生命安全。1997年，美国糖尿病协会(ADA)按病因将糖尿病分成四大类型：Ⅰ型糖尿病、Ⅱ型糖尿病、其他特殊类型糖尿病、妊娠期糖尿病。

1997年，美国糖尿病协会(ADA)提出糖尿病诊断标准为：症状(多尿、多饮、多食和体重减轻)＋随机血糖≥11.1mmol/L(200mg/dl)，或空腹血糖(FPG)≥7.0mmol/L

(126mg/dl),或口服葡萄糖耐量试验(OGTT)2 小时血糖(2HPG)≥11.1mmol/L(200mg/dl)。症状不典型者,需再次证实。

二、主要功能障碍评定

糖尿病主要器官功能障碍如眼部病变、神经血管病变、各种感染等。许多患者因心脑血管并发症而导致身体残疾。

(一)实验室检查

实验室检查在糖尿病诊断、治疗及监测中必不可少,主要是血液检查和尿液检查。血液检查包括血糖、口服糖耐量试验、糖化血红蛋白、胰岛素释放试验、C 肽释放试验及血脂、肝肾功能等。尿液检查则主要是尿糖、尿酮体、尿白蛋白排出量及肾小管受损指标等。

(二)残损评估

糖尿病的残损评估主要针对其慢性并发症导致的相应器官功能障碍的评估,是制订康复方案和调整临床治疗方案的依据。

1. 糖尿病眼部病变　糖尿病引起眼部并发症的原因是长期的高血糖引起血管的损害所致。糖尿病眼部并发症种类多、危害大,主要有白内障、糖尿病视网膜病变、视网膜中央静脉闭塞、视网膜中央动脉闭塞和新生血管性青光眼等。患者出现视力降低,严重者可失明,给日常生活活动和职业活动带来困难。研究表明,糖尿病病程 5 年以上者,约 30%可出现眼部并发症;病程超过 10 年的或血糖控制不佳的晚期糖尿病患者,100%会伴有不同程度的眼部病变。糖尿病眼部并发症可以预防和治疗,患者应定期做眼科全面检查,以尽早明确诊断及了解病情的进展。检查方法:一般检查包括视力、眼压、结膜、角膜、虹膜、晶状体、玻璃体及眼底检查,特殊检查项目包括眼底荧光造影及照相。

2. 糖尿病肾病　糖尿病肾病是糖尿病主要的微血管并发症,大多表现为糖尿病性肾小球硬化症,是一种以血管损害为主的肾小球病变。早期肾脏体积增大,肾小球滤过率增加,以后逐渐出现间歇蛋白尿或微量白蛋白尿,随着病程延长出现持续蛋白尿、水肿、高血压、肾小球滤过率降低,进而肾功能不全、尿毒症。国内糖尿病肾病的发病率占糖尿病的 0.9%～36%,病程在 10～20 年的糖尿病患者,无论年龄大小,约有 50%可发生糖尿病肾病。肾功能是评价糖尿病患者肾脏是否健康的重要标准,也是糖尿病肾病早期诊断及预后判断的重要指标。临床上检查肾功能的主要指标包括血肌酐、尿素氮以及内生肌酐清除率,但还应结合病史、临床表现、尿液检查及肾脏病理检查等,才能对肾脏病变及其程度做出准确判断。

3. 糖尿病心脑血管病变　糖尿病心脑血管病变是糖尿病致死的最主要原因,包括冠状动脉、脑血管及外周血管等大血管损害。心脏病变以冠心病多见,脑血管病以缺血性脑血管病最为常见,外周血管病变则引起间歇性跛行和下肢坏疽等。在男性,糖尿病合并冠心病、脑血管病、周围血管疾病的发生率约为非糖尿病人群的 2.5 倍,而在女性则高达 3.5～4.5 倍。糖尿病合并心脏、脑血管病变的评估内容可参照相关的脏器功能障碍的章节,如合并冠心病可参见冠心病的康复护理,如合并脑卒中则参见脑血管意外的康复护理。外周血管病变主要影响下肢末梢血管,周围血管功能评估见糖尿病足评定内容。

4. 糖尿病神经病变　糖尿病神经病变是糖尿病常见并发症，其患病率占糖尿病患者的50%以上，会严重影响患者的日常生活活动的完成和职业活动的参与能力。糖尿病神经病变可累及中枢神经和周围神经，以后者多见，常侵犯感觉神经、运动神经和自主神经。糖尿病神经病变临床表现多样化，可累及全身各个系统。合并躯体神经损害时会出现对称性的末梢感觉异常和肌肉营养不良甚至萎缩等；合并自主神经损害时主要影响心血管系统、消化系统、泌尿生殖系统等功能。

糖尿病周围神经病变的检查方法比较多，Semmes-Weistein 单丝检查、音叉检查可用于糖尿病周围神经病变的筛查，神经病变残疾评分（NDS）、密西根神经病变筛查量表（MNSI）评分可用于量化和评估糖尿病神经病变的严重程度。糖尿病周围神经病变还有客观的检查方法，如神经传导功能检查、定量感觉检查及神经活检，可以帮助判断糖尿病神经病变的严重性及监测其发展过程。另外，详细、准确的体格检查对于评价糖尿病神经病变也极其重要，如肌力、感觉、腱反射，以及自主神经功能检查等。

5. 糖尿病足　糖尿病足是下肢远端神经异常和不同程度的周围血管病变相关的足部感染、溃疡和/或深部组织破坏。糖尿病足的发病主要与糖尿病的神经病变、血管病变和感染三大因素有关，主要表现为足部麻木变凉、皮肤肿胀、感觉减退、疼痛、溃疡及坏疽、抗感染力下降、伤口愈合缓慢、有时甚至无法愈合而截肢。糖尿病足的评定包括足部感觉神经功能和下肢血管功能的评估，以及糖尿病足的临床分级等。

(1)感觉神经检查：主要了解患者足部是否仍存在保护性的感觉，检查方法包括：①10g 尼龙单丝触觉检查；②局部针刺痛觉检查；③局部皮肤冷热感觉检查；④震动觉阈值（VPT）检查；⑤皮肤温度测定。

(2)周围血管检查

1)足背动脉触诊：足背动脉和（或）胫后动脉搏动触诊可以初步了解足部大血管病变，这是最传统、简便，也是较有临床价值的检查方法。

2)踝-臂血压指数（ABI）：即踝部动脉收缩压与双侧肱动脉收缩压的最高值之比，是反映下肢血压与血管状态的重要指标。ABI 正常值为 1.0～1.4，<0.9 为轻度缺血，0.5～0.7 为中度缺血，<0.5 为重度缺血。

3)经皮氧分压（$TcPO_2$）：主要反映微循环状态，因此可以反映周围动脉的供血状况。正常人足背皮肤氧张力为大于 40mmHg。$TcPO_2$ 小于 30mmHg 提示周围血液供应不足，足部易发生溃疡，或已有的溃疡难以愈合。$TcPO_2$ 小于 20mmHg，足溃疡几乎没有愈合的可能，需要进行血管外科手术以改善周围血供。

4)血管造影：可以用于了解下肢血管闭塞程度及部位，既可为决定截肢平面提供依据，又可为血管旁路手术做准备。

(3)糖尿病足的临床分级

0 级：皮肤无开放性病灶，表现为肢端供血不足，颜色发绀或苍白，肢端发凉、麻木、感觉迟钝或丧失，或肢端刺痛或灼痛。

1 级：肢端皮肤有开放性病灶，包括水疱、血疱、鸡眼或胼胝、冻伤或烫伤及其他皮肤损伤所引起的浅表溃疡，但病灶尚未累及深部组织。

2 级：感染病灶侵犯深部肌肉组织，常有轻度蜂窝组织炎、多发性脓灶及窦道形成，或感染沿肌间隙扩大造成足底、足背贯通性溃疡或坏疽，脓性分泌物较多，足或足趾皮肤灶性干性坏疽，但肌腱韧带尚无破坏。

3 级：肌腱韧带组织破坏。蜂窝组织炎融合形成大脓腔，脓性分泌物及坏死组织增多，足或少数足趾干性坏疽，但骨质破坏尚不明显。

4 级：严重感染已造成骨质破坏、骨髓炎、骨关节破坏或形成假关节，部分足趾或部分足发生湿性或干性严重坏疽。

5 级：足的大部或全部感染或缺血，导致严重的湿性或干性坏疽。肢端皮肤变黑，常累及踝关节及小腿。

（三）残疾评估

糖尿病的残疾评估可以通过运动耐力评定、日常活动能力评定及功能独立性评定等了解患者能力受限的程度及功能状态，为制订康复目标和方案提供依据。心理因素也是加重功能障碍的主要原因，糖尿病患者常伴有不良生活习惯和心理障碍（自卑、忧郁、焦虑等），并且影响患者日常生活活动和康复治疗，因此功能评估时除考虑生理障碍外还应考虑心理因素评定。

（四）残障评估

糖尿病的残障评估可以针对患者的社会交往能力、就业能力进行评估，对影响患者工作和社会交往的各种因素进行评价和分析。

三、康复治疗护理措施

绝大多数糖尿病是一种慢性终生性疾病，患者需要坚持长期合理的治疗和护理措施。国际糖尿病联盟（IDF）将糖尿病的基本治疗措施列为饮食治疗、运动治疗、药物治疗、糖尿病教育和自我血糖监测五项内容。因此，护理工作的任务就是要帮助糖尿病患者采用饮食疗法、运动疗法或药物治疗等综合措施来严格控制血糖，使患者及其家属接受正确的糖尿病康复教育和自我血糖监测方法，充分发挥主观能动性进行自我管理，配合医护人员，取得良好的治疗效果。

（一）糖尿病护理的组织形式

> **糖尿病五项基本治疗措施**
>
> 饮食治疗、运动治疗、药物治疗、糖尿病教育、自我血糖监测。

糖尿病的医疗和护理工作应该建立在自下而上、层次清楚、联系密切的全社会服务系统中，该系统应主要包括三个层次，即：①家庭内护理，指以患者家庭为单位的家庭式护理，护理人员可以是病人自己、家属或专业护理人员。②社区内护理，主要由社区范围内的医疗护理点承担，可分为主动上门和社区公众服务两种。这种机构应服务于社区内的全部病人，并能做到护理人员和病人之间的随时联系和即时服务。糖尿病的治疗和护理必须强调家庭自护和社区内护理的结合，可以早期发现和及时处理糖尿病急慢性并发症，也是提高治疗质量的重要措施。③医院内护理，主要包括住院期间的有关护理工作。门诊应设立专科护理咨询服务点，解决病人在家庭和社区未能解决的治疗与护理问题。医疗机构亦应为一定范围内的社区病人和初诊过的病人提供随时性咨询服务。

(二)生活护理

在糖尿病患者日常生活中,生活护理的质量十分重要。生活护理的内容包括口腔护理、皮肤护理、足部护理及安全护理。生活护理工作的关键既取决于医务人员的教育指导,更取决于患者、家属的认识、了解和配合。

1. 口腔护理　甜性食物使唾液成为细菌生长的良好温床,病原微生物易在牙龈与牙齿之间滋生。糖尿病患者保持口腔清洁的措施有:①每天勤刷牙,早、晚及餐后各一次,清洁牙齿上下面、内外面及嚼咀面;②每天剔牙一次,清除齿缝间的食物残渣;③保持口腔卫生,每半年定期进行一次口腔专科检查;④如有牙龈出血、红肿等,或持续的口臭或口味不正常现象,应及时诊治。

2. 皮肤护理　糖尿病会引起皮肤干燥并出现全身性的皮肤瘙痒,同时皮肤感染的机会也大为增加。糖尿病患者皮肤护理的措施有:①保持皮肤清洁,皮肤干燥患者宜使用高脂性肥皂;②勤洗澡,洗澡完毕要仔细擦干皮肤,特别是皮肤皱折处如乳腺下和腋窝处、腹股沟、脚趾间隙;③避免使用过热的水洗澡或淋浴,减少因患者感觉迟钝而发生烫伤;④洗完澡后可使用一些油性润肤品,以湿润皮肤防止皲裂;⑤宜穿通气性能好的纯棉制品,避免穿紧身内衣裤;⑥皮肤如出现疼痛、肿胀、渗液,表皮出现水疱,或胰岛素注射部位出现红疹、包块和凹窝等改变,应加强治疗和护理;⑦如皮肤发生裂伤、烫伤或各种感染要及时诊治。

3. 安全护理　由于糖尿病继发视网膜病变和骨质疏松等,尤其老年糖尿病患者易出现跌倒导致骨折。跌倒绝大多数发生在白天时间,多发生在马路、楼梯、厨房、阳台及医院,跌倒时的活动方式主要是步行、转身取物或上下楼梯等。跌倒造成的伤残主要有骨折、组织瘀肿、撕裂伤、扭伤、擦伤或烧伤,严重者引起颅内出血或甚至死亡。所以,糖尿病人的安全问题至关重要。对病人加强安全教育,提高安全意识,同时应在家中、公共场所、医院内完善安全设置。注意保持地面干燥,避免积水、坑洼不平。注意将日常用品放在病人随手易取的位置,注意隐蔽锐利或不安全的物品。备好扶手或扶栏,病人出行最好有人相伴。

(三)饮食指导

饮食疗法是糖尿病的基本治疗措施之一,是糖尿病任何阶段预防和控制手段中不可缺少的组成部分。糖尿病饮食疗法的目的是控制热卡的摄入,减轻胰岛细胞的负担,控制血糖升高以减轻症状、延缓合并症的发生与发展。患者在接受糖尿病饮食疗法的过程中,护理任务就是要求帮助糖尿病患者认识、了解饮食组成的成分,了解碳水化合物、蛋白质、脂肪的平衡比例及食物搭配,以及饮食治疗的注意事项等。

1. 饮食疗法的原则

(1)严格控制每日的总热量:糖尿病饮食治疗的首要措施是控制每日总热量,以能维持标准体重为宜。按患者的性别、年龄和身高计算标准体重,然后根据标准体重和工作性质估计每日所需的总热量。肥胖者应严格限制总热量,而消瘦者应适当放宽总热量,儿童应保证其正常的生长发育,妊娠与乳母者必须保证充足的营养,糖尿病成人每天每公斤体重所需热量见表5-11所示。

表 5-11　糖尿病成人每天每公斤体重所需热量(kCal)

劳动强度	消瘦	正常	肥胖
休息	20～25	15～20	15
轻体力劳动	35	30	20～25
中体力劳动	40	35	30
重体力劳动	40～60	40	35

(2)合理搭配三大营养素:①碳水化合物的控制要合理,适量的糖类有利于提高胰岛素的敏感性和改善葡萄糖耐量,因此糖类可占总热量的50%～60%,即进食量以200～350g/d为宜。应严格限制单糖及双糖的摄入,因其易于水解,吸收迅速,容易使血糖快速升高。谷类是日常生活中糖类的主要来源,其他食物如乳、豆、蔬菜、水果等也含有一定数量的碳水化合物;②蛋白质摄入量宜接近正常人,约占总热量的15%～20%,即每日每公斤体重1.0g左右为宜,并应以肉、蛋、乳、豆等优质蛋白为主。对于生长发育阶段儿童、妊娠、哺乳、营养不良及消耗性疾病患者应放宽对蛋白质限制,而肝肾衰竭者必须减少蛋白质的摄入量。③较低的血脂水平能够延缓和防止糖尿病并发症的发生与发展,因此脂肪摄入量约占总热量的25%～30%,即每日每公斤体重0.6～1.0g为宜。以不饱和脂肪酸(植物性脂肪)为主,饱和脂肪酸(动物性脂肪)不宜超过1/3。适当控制高胆固醇食物,胆固醇摄入宜低于300mg/d。

(3)充足的膳食纤维,适量的维生素及微量元素:高纤维素饮食可延缓和减少葡萄糖在肠道的吸收,使餐后血糖降低,提倡糖尿病患者食用荞麦、燕麦、玉米、海藻类、绿色蔬菜等高纤维素食物。维生素是人体代谢中必不可少的营养物质,微量元素与糖尿病关系也比较密切。糖尿病患者只要注意经常变换食物,摄取各类食品,就可避免维生素和微量元素的缺乏。

(4)一日三餐定时定量,荤素搭配,避免零食:提倡少吃多餐,每日不少于三餐,既保证营养物质的吸收,又减轻胰腺负担。各餐热量的分布可为1/5、2/5、2/5或1/7、2/7、2/7、2/7,也可按饮食习惯、用药情况及病情控制情况做必要的调整。

(5)烹调方法:避免煎、炸、烤,提倡煮、炖、蒸、凉拌。

2. 饮食疗法注意事项

(1)定时定量进餐,根据活动量或运动量的变化调整餐次或餐量,在降低血糖的同时防止低血糖。

(2)结合患者日常食量、心理特点及活动量确定饮食总量,充分尊重患者个人的饮食习惯,制订饮食处方应考虑个体差异。

(3)对伴有并发症的患者在饮食上要加以个别指导,以避免相应脏器负担过重甚至功能进一步损害。如合并糖尿病肾病时,饮食疗法指导的原则是低蛋白高热卡饮食;而对于合并高脂血症患者,饮食疗法指导原则是高胆固醇血症以低胆固醇饮食为主,高甘油三酯血症者以限制糖类为主。

饮食疗法的原则

1. 严格控制每日总热量;
2. 合理搭配三大营养素;
3. 充足的膳食纤维,适量的维生素及微量元素;
4. 定时定量进餐,荤素搭配,避免零食;
5. 适宜的烹调方法。

(四)运动指导

运动疗法也是糖尿病治疗的基本措施之一。适当的运动不但有利于糖尿病的治疗，而且是早期预防的重要措施。运动可以增强周围组织对胰岛素的敏感性，加速脂肪分解，有利于控制体重，改善脂类代谢，达到良好控制血糖的目的。同时，运动还可以改善神经和心肺功能，促进全身代谢，增强免疫力。

1. 运动疗法适应证和禁忌证

(1)适应证：糖耐量异常、无显著高血糖和并发症的 2 型糖尿病患者是绝对适应证。肥胖的 2 型糖尿病是最佳适应证。1 型糖尿病患者只有在病情稳定、血糖控制良好时，方能进行适当的活动。

(2)禁忌证：有糖尿病急性并发症如酮症、酮症酸中毒及高渗状态。空腹血糖大于 16.8mmol/L 或有严重的低血糖倾向。糖尿病合并严重眼底病变、严重的糖尿病肾病、心脑血管疾病、糖尿病足及急性感染的患者。上述患者除日常生活活动以外的运动应列为禁忌。

2. 运动处方　根据患者的临床和功能状况评估结果，以处方形式为患者安排运动治疗方案。基本内容包括运动方式、运动量(强度、时间、频率)、疗程和注意事项。

(1)运动方式：提倡有氧运动。糖尿病患者合适的运动方式有步行、慢跑、游泳、划船、阻力自行车、有氧体操等。适当的球类活动、太极拳、太极剑、原地跑或登楼梯等也是简单可行的运动锻炼方法。运动方式建议因人而异。1 型糖尿病患者多为儿童和青少年，可根据兴趣爱好及运动能力选择，如游泳、踢毽子、跳绳、舞蹈等娱乐性运动训练。老年糖尿病病人适合平道快走或步行、太极拳、体操、自行车及轻度家务劳动等低强度运动。当糖尿病患者合并轻度并发症时，只要在适应证范围内，仍可根据合并症的情况选择适当运动方式(表 5-12)。

表 5-12　糖尿病并发症患者的康复运动方式的选择

并发症	运动方式选择
外周血管病(跛行)	上肢运动，可结合步行和游泳
周围神经病变	游泳、上肢运动、低阻力功率车
下肢及足部溃疡	上肢运动、腹肌训练，避免压迫或负重
截肢术后	非截肢肢体运动
视网膜病变	原地步行或低阻力功率车
视网膜治疗术后	等长运动和上肢运动

(2)运动强度：提倡低、中等强度以下的运动锻炼，遵循个体化的差异、由轻到重的原则。常采用运动中心率作为评定运动强度大小的指标，选择最高心率(可从运动试验中获得)的 60%～80%作为靶心率。如果无条件作运动试验，可选用公式计算靶心率：靶心率＝180(170)－年龄，或根据主观疲劳程度确定强度，一般为 RPE 11～13 分(稍费力)。

> **糖尿病运动处方包括**
>
> 运动方式、运动强度、运动时间、运动频率、运动方案、运动注意事项。

(3)运动时间:通常,每次运动的时间可自 10min 开始,逐步延长至 30～40min,一般不超过 60min。因为运动时间过短达不到体内代谢效应,而运动时间过长,再加上运动强度过大时,易产生疲劳,加重病情。根据患者实际情况决定运动适宜的时间,并注意与饮食、药物等治疗相互协调,相互配合。

(4)运动频率:一般认为每周运动锻炼 3～4 次较为合理,也可以根据每次运动量的大小调整运动次数。运动间歇超过 3～4 天,则运动锻炼的效果及运动蓄积效应将减少,故运动疗法实施每周必须在 3 次以上。对于每次运动量较小,且每次运动后不觉疲劳的病人,可每天运动 1 次。

(5)运动方案的安排:包括三个部分即准备活动 5～10min、锻炼活动 20～40min、放松活动 5～10min。准备、放松活动是为机体适应身体状态的变化而设置的柔韧性体操、肌肉牵伸、关节活动等低强度的活动,以避免和减少运动的不良反应。锻炼活动则是按照靶强度进行的活动,以达到运动效应为目的。

(6)运动注意事项:运动需与饮食治疗和药物治疗有机结合;严格把握运动疗法适应证、禁忌证,按运动处方指导进行规范化运动;防低血糖,不要在空腹时运动,运动时随身带些糖果,发生低血糖反应时即进食,症状无缓解应及时就诊;防损伤,穿着鞋袜柔软舒适,运动前后要有准备运动和放松运动;运动锻炼应持之以恒,养成终身运动的习惯,定期评价运动疗法的效果。

(五)药物指导

糖尿病患者如果单纯饮食控制或运动治疗不能达到治疗目标,必须加用适当的药物治疗,可以分为口服降糖药和胰岛素两大类。

1.磺脲类药物

(1)作用机制:促进胰岛素分泌,提高周围组织对胰岛素敏感性和亲和力。

(2)适应证:非胰岛素依赖性糖尿病,体重正常的非肥胖型糖尿病患者,经饮食、运动治疗不满意者。

(3)禁忌证:严重肝肾功能不全,非酮症高渗性昏迷、酮症酸中毒,糖尿病妊娠和哺乳期,严重急性感染、大手术及创伤时宜用胰岛素治疗的患者。

(4)不良反应:低血糖、消化道反应较常见,少见的还有肝功能损害、过敏反应、骨髓抑制等。

(5)代表药物:格列本脲、格列吡嗪、格列齐特、格列喹酮等。

(6)注意事项:药物需在餐前 30min 服用,同时注意观察低血糖反应。

降糖药包括

磺脲类药物;
双胍类药物;
α-葡萄糖苷酶抑制剂;
胰岛素增敏剂;
胰岛素。

2.双胍类药物

(1)作用机制:作用于胰岛外组织,增加周围组织对葡萄糖的摄取和利用,抑制肠壁对葡萄糖的吸收,抑制糖异生。

(2)适应证:肥胖 2 型糖尿病患者经饮食、运动治疗后,血糖控制不住者首选双胍类药物。可与磺脲类药物或胰岛素等联用。

(3)禁忌证:酮症酸中毒、非酮症高渗昏迷、乳酸酸中毒等急性并发症者,严重肝肾功能不全者，严重贫血、缺氧、心力衰竭、酗酒、慢性严重肝脏病等，感染、手术等应激情况，严重高血压、明显的视网膜病，进食过少的患者，妊娠、哺乳期妇女。

(4)不良反应：胃肠道反应较常见，如恶心、呕吐、食欲下降、腹痛、腹泻。少见的还有乳酸酸中毒。

(5)代表药物：二甲双胍。

(6)注意事项：餐后服药，可减轻药物不良反应。

3. α-葡萄糖苷酶抑制剂

(1)作用机制：主要作用在肠道。在小肠中竞争性地抑制小肠刷状缘的近腔上皮细胞内的葡萄糖苷酶，延缓碳水化合物的消化作用，延迟双糖、低聚糖、多糖的葡萄糖吸收，延迟并减低餐后血糖升高。

(2)适应证：1 型和 2 型糖尿病患者，糖耐量异常患者。可以与其他口服降糖药或胰岛素联合应用。

(3)禁忌证：低体重、营养不良、患有消耗性疾病、肝肾功能损害、缺铁性贫血等患者不宜应用本药。孕妇、哺乳期妇女及 18 岁以下者也不宜使用。

(4)不良反应：主要为消化道不良反应，表现为腹胀、腹泻、腹部痉挛性疼痛，肛门排气增多。

(5)代表药物：阿卡波糖。

(6)注意事项：药物需在每餐开始时服用。

4. 胰岛素增敏剂

(1)作用机制：增强外周组织对胰岛素的反应性，降低胰岛素抵抗。

(2)适应证：主要用于改善 2 型糖尿病的胰岛素抵抗。

(3)禁忌证：孕妇、哺乳期、儿童尚未允许使用此类药物。

(4)不良反应：贫血、水肿、体重增加等。

(5)代表药物：罗格列酮、吡格列酮。

5. 胰岛素

(1)适应证：1 型糖尿病，2 型糖尿病口服药无效，妊娠期糖尿病，糖尿病并发急性代谢紊乱如酮症酸中毒、高渗性昏迷、乳酸酸中毒，合并严重慢性并发症、肝肾功能不全，应激如大中型手术、外伤、严重感染等，营养不良如显著消瘦、合并肺结核、肿瘤等消耗性疾病，继发性糖尿病如胰源性、肝源性糖尿病等，迟发型自身免疫型糖尿病。

(2)给药途径：皮下给药途径是目前主要给药方式，其次为静脉途径。其他给药途径还有腹腔内途径、肌肉注射、直肠途径等。

(3)注射方法：普通胰岛素易被消化酶破坏，仅供皮下注射或静脉注射。将胰岛素注入体内的方法包括注射器注射、喷射式注射、笔式注射以及胰岛素泵持续输注等。

(4)不良反应：低血糖最为常见，其他还有过敏反应、水肿、皮下脂肪萎缩或肥厚、屈光不正、视网膜病变加重、胰岛素抵抗等。

(5)注意事项：注射普通胰岛素的时间是餐前 30min，注射前必须询问病人是否进食，如不能进食暂可停止 1 次胰岛素注射。注射胰岛素后 30min 要按时进食。注意观察胰岛素高峰时间的病情变化(低血糖反应)。

（六）血糖监测

血糖监测可被用来反映饮食控制、运动治疗和药物治疗的效果并指导对治疗方案的调整，是糖尿病管理中的重要组成部分。血糖水平的监测可通过检查血和尿来进行，以血糖的检查最理想。血糖监测的基本形式是患者的自我血糖监测，监测频率取决于治疗方法、治疗目标、病情和个人的经济条件。

1. 自测血糖　清洁手指并擦干，用75％酒精消毒并晾干，采血针采血，用试纸吸血并放入血糖仪中，30秒左右读血糖值。常用的采血位置是中指和无名指。

2. 自测尿糖　将尿糖试纸浸入盛有小便的容器里，湿透后取出，稍待试纸变色后与试纸包装上的不同尿糖浓度比色，确定尿糖含量。

（七）心理护理

糖尿病患者在较复杂而长期治疗过程中，病情的变化是不可避免的，患者随着病情的反复易出现消极悲观情绪。同时，患者在接受治疗的过程中，因血糖控制不理想，易产生抑郁情绪，特别在持久的高糖状态下会出现疲劳、嗜睡、精神不振、不愿活动等表现，更易产生消极甚至厌生心理。因此，对糖尿病患者需要做好长期、细致的心理护理，要通过强化糖尿病关怀措施，对患者提供有效的糖尿病管理，包括采用整体教育的方式，采用问卷调查的形式，或使用电话随访给予咨询指导，帮助糖尿病患者及家人提高有关糖尿病的认识。

（八）并发症护理

1. 糖尿病酮症酸中毒　护理措施：①重症护理，严密观察生命体征变化；②注意观察神志、呼吸情况，注意心电图的变化；③保持呼吸的通畅。昏迷病人注意吸痰、翻身捶背，防止窒息；④密切观察水电解质失衡及脱水现象（如眼球凹陷、唇裂、皮肤、口腔黏膜干燥，感觉异常、麻痹等）；⑤定期进行血糖、血酮、尿糖、尿酮、血气分析及电解质检测；⑥做好口腔、皮肤护理，预防褥疮及注意病人的安全防范；⑦熟练运用输液泵保证液体的供给；⑧随时观察并判断可能出现的失水、水中毒、脑缺氧、低血钾、高血钾、肾衰竭等的并发症，协助医师修正处方。

2. 高渗性非酮症糖尿病昏迷　护理措施：①重症护理。严密观察生命体征变化，注意意识状态、血压等改变；②迅速建立输液途径，有效保持血容量，详细记录出入液量及中心静脉压；③吸氧，必要时采用面罩吸氧等；④准确定时进行血糖、血浆渗透压、电解质等监测；⑤落实生活护理，杜绝护理并发症的发生，如口腔感染、泌尿道感染、褥疮及病人坠床等；⑥协助医师及时发现并处理抢救中出现的颅高压、肾衰和肺部感染等。

3. 低血糖症　护理措施：①指导患者认识低血糖反应发生的原因、表现及处理方法；②及时进行血糖监测及补充糖的摄入；③重症低血糖反应立即静推50％葡萄糖液40～60ml。肌注胰高糖素（1mg）或补充糖皮质激素等；④低血糖昏迷者，按昏迷病人护理常规处理。

4. 糖尿病眼部病变　护理措施：①关心和帮助对视力已产生改变，如视力模糊或严重减退的患者，予以生活上的照顾；②注意安全防范，外出时应有人陪护；③在家人的帮助下，指导患者掌握自理的能力及工具的使用，如胰岛素注射、血糖检测仪等；④指导定期做眼睛全面检查。

5.糖尿病肾病　护理措施:①给予低盐、优质蛋白饮食;②注意休息,避免过度活动或劳累过度;③加强皮肤护理,预防皮肤感染或皮肤烫伤;④进行心理疏导,帮助患者克服悲观消极情绪,保持稳定状态配合治疗;⑤注意观察药物的不良反应及副作用;⑤指导检测肾功能变化,协助制订诊治方案。

6.糖尿病心血管病变　护理措施:①进食低脂、低胆固酮饮食,限制动物油的食用,注意水果、蔬菜的合理搭配;②肥胖患者注意体育锻炼,减轻并保持理想的体重;③严格控制血糖,定时进行血糖检测;④坚持科学合理的生活,保持情绪的稳定,注意劳逸结合;⑤帮助患者戒烟、忌酒。

7.糖尿病足　糖尿病足的病因复杂,护理也较特殊。在社区和医疗中心,足部护理服务可以使足溃疡、感染和截肢发生率明显降低。因此,认识和做好足的自我护理是保证糖尿病患者生活质量的重要环节。但这些工作都必须配合糖尿病教育并有病人自身的积极参与,才能取得更好效果。糖尿病足护理措施有:

(1)定期检查。定期检查足部皮肤,以早期发现茧、鸡眼、裂缝、红肿、擦伤、溃疡、趾甲不正常等现象。定期检查有无神经病变尤其是感觉神经减退,有无周围血管病变包括足部皮肤色泽、温度及足背动脉弹性和温度等。

(2)保持足部卫生。每日以温水浸泡双脚两次,每次时间不宜超过15min,水温不宜超过40℃。一般情况下可用中性肥皂加以清洗,洗后用柔软的干毛巾揩干脚趾间及足部。及时修剪足指甲、胼胝,但要避免碰伤出血造成感染。采用直钝方法修剪脚趾,用搓磨器将趾甲尖锐的角边缘修剪整齐。

(3)配制合适的鞋袜。每天更换清洁袜,选择柔软舒适的鞋袜,最好穿厚底布鞋及棉毛袜。不宜穿透气性差的橡胶或塑料底鞋,防止足部出汗而发生足部真菌感染。不宜穿人造革鞋、塑料凉鞋,防止因感觉迟钝而造成的擦伤。条件许可或病情需要可使用治疗性鞋袜,包括糖尿病鞋、半鞋和足跟开放鞋等。

(4)指导足部运动。视病情轻重,病人可选做1～2节均可。第一节:平卧,患肢伸直抬高45°,足趾做背伸跖屈活动30次。每天1～2回。第二节:平卧,患肢伸直抬高45°,踝关节做伸屈活动。每天1～2回。第三节:平卧,患侧靠床边,患肢伸直抬高45°并维持1～2min,再垂于床边1～2min。如此重复5～6遍。每天1～2回。

(5)足部继发感染,足部溃疡的糖尿病患者应选择住院治疗。综合治疗主要包括严格控制血糖、抗感染、高压氧等。局部治疗包括清创换药、局部用药和皮肤移植等。足深部感染时,患者需要切开排脓,甚至施行截肢术。

(6)其他:不要赤脚行走,对感觉迟钝的患者尤为重要。冬天注意保暖,但不能使用电热毯或其他代用品或足直接接触暖气等。

(九)康复教育

康复教育是糖尿病防治的核心,贯穿于糖尿病诊治的整个过程。

1.康复教育的目的　通过糖尿病的康复教育,把疾病的防治知识教给患者,充分发挥患者的主观能动性,积极配合医护人员,进行自我管理,自觉地执行康复治疗方案,控制危险因素和疾病的进展,达到糖尿病康复治疗的目的。

2.康复教育的对象　包括一般人群的宣传教育、糖尿病专业医护人员的专业培训,以及糖尿病患者及其家属的教育等。

3.康复教育的内容

(1)糖尿病基本知识。

(2)慢性并发症的发生率及危害。

(3)口腔护理、皮肤护理、足护理及安全护理等生活护理知识。

(4)饮食疗法指导,包括饮食治疗的意义、方法和注意事项。

(5)运动疗法指导,包括运动治疗的意义、方法和注意事项。

(6)药物介绍,如口服降糖药的种类、适应证、不良反应和服用方法。

(7)胰岛素的种类、使用方法和自我注射技术指导。

(8)血糖的自我监测。

(9)应急情况处理,如低血糖。

(10)心理咨询,正确认识疾病,树立战胜疾病的信心。

(周　亮)

思考题

一、单选题

1.糖尿病患者膳食总热量中脂类应占　(　　)

A.55%～65%　B.40%～50%　C.25%～30%　D.15%～20%

2.糖尿病患者膳食应严格控制摄入的物质是　(　　)

A.单糖　B.多糖　C.单糖和双糖　D.单糖和多糖

3.下列不是糖尿病运动疗法的禁忌者的是　(　　)

A.急性并发症患者　B.肥胖的2型糖尿病患者

C.合并严重并发症患者　D.空腹血糖大于16.8mmol/L患者

4.口服降糖药中阿卡波糖的服用方法为　(　　)

A.餐前30min　B.每餐开始时　C.餐后　D.餐后30min

5.糖尿病患者的康复教育对象有　(　　)

A.一般群众　B.专业医护人员

C.患者及家属　D.以上皆是

二、多选题

糖尿病患者的康复治疗方法有　(　　)

A.饮食疗法　B.运动疗法　C.药物治疗　D.健康宣教

E.血糖监测

三、简答题

1.简述糖尿病饮食疗法的护理措施。

2.简述糖尿病的运动处方。

3.简述糖尿病康复教育的内容。

第五节　骨质疏松症的康复护理

学习目标

1. 掌握骨质疏松症稳定期的常用运动疗法(Goodman 练习法)
2. 熟悉骨质疏松症稳定期的康复治疗体操
3. 了解骨质疏松症科学补钙措施

一、概　述

> **骨质疏松的定义**
>
> 是指以骨量减少、骨组织显微结构退化为特征,以致骨的脆性增高,骨折危险性增加的一种全身性骨病。

骨质疏松的英文原意是“骨头多孔”。是指以骨量减少、骨组织显微结构退化为特征,以致骨的脆性增高而骨折危险性增加的一种全身性骨病。骨质疏松患者可悄然发生腰椎压迫性骨折,或在不大的外力下发生桡骨远端、股骨近端和肱骨上端骨折。骨折是骨质疏松症最严重的后果。作为一种代谢性骨病,骨质疏松症涉及内分泌学、老年医学、骨科学、妇科学、放射学、流行病学、营养学和药学等学科,是一个跨学科的复杂疾病,也是当前国际医学研究最活跃的课题之一。早年一般认为全身骨量减少即为骨质疏松症,但随着对骨质疏松认识的逐步加深,目前认为原发性骨质疏松症是以骨量减少、骨组织显微结构退化为特征,以骨的脆性增高而骨折的危险性增加的一种全身性骨病。2003 美国国立卫生院(NIH)专家会议强调骨质疏松是骨强度减弱、骨折危险增加为特点的骨骼疾病。主要表现为老年人全身不明原因的疼痛、脊柱弯曲、驼背、四肢长骨,及肌肉无规律的酸痛、钙沉积、骨质退行性病变、肌肉萎缩、骨折以及骨折后并发症。

二、主要功能障碍及评定

骨质疏松一般多无症状,在 X 线摄片时偶尔发现椎体压缩性骨折;有的椎体压缩性骨折后,立即有急剧锐痛,大部分患者无明确外伤史,可发生在咳嗽或打喷嚏后,不给特殊治疗 3～4 周后疼痛可逐渐缓解,残留背部慢性深部广泛性钝痛,伴全身乏力等。具体如下:

(一) 骨痛

骨痛是骨质疏松症患者的主要临床表现,约 60％骨质疏松症患者存在不同程度骨痛。原发性骨质疏松症常以骨痛为主要临床表现。骨痛可发生在不同部位、不同程度,最常见的部位是腰背疼痛,约占 67％,腰背伴四肢酸痛占 9％,伴双下麻木感占 4％,伴四肢麻木、活动腰背时出现肋间神经痛者占 10％,腰背痛伴带状痛 10％。骨质疏松患者的疼痛多呈胀痛、酸痛、持续性疼痛,有突发性加剧。骨质疏松骨痛多在久坐、久立、久卧等长时间保持某一固定姿势或劳累时疼痛加剧，休息后缓解，但休息过久疼痛又加重。另一特点是由安静状态开始活动时会出现明显的腰背痛，活动后缓解，但活动过久疼痛又加重。部分患者可出现腓肠肌阵发性痉挛，俗称“小腿抽筋”。男性患者部分骨痛不明显，常表现为全身乏力、双下肢行走时疲乏、体力下降、精力不足等。

（二）驼背

表现为身高缩短，背曲加重。脊柱椎体结构95%由松质骨组成。因骨量丢失、骨小梁萎缩使椎体疏松即脆弱、体重本身的压力使椎体受压变扁致胸椎后凸畸形，驼背多发生于胸中下段。女性65岁时比自身最大身高短缩4 cm以上，75岁时短缩达9 cm以上。脊柱后突又可引起胸廓畸形，影响肺功能。

（三）骨折

多数骨质疏松症患者无明显特征性或自觉性症状和体征，骨折往往是骨质疏松症的首发症状或就医原因。骨质疏松症患者发生骨折的概率为20%左右。最常见的是椎体压缩性骨折、髋部骨折、桡骨远端及少数肱骨近端骨折。骨折常在扭转身体、肢体活动时发生。踝部及第五跖骨基底、肋骨、髌骨等部位较少见。

椎体压缩性骨折多发生于胸腰段，表现为突然腰背锐痛，脊柱后凸，不能翻身侧转，局部叩击痛，其骨折形态有：楔形骨折即椎体前缘高度减低为后缘高度的20%以上；平行压缩骨折即前后缘高度均减低；后缘减低更多即病变椎体后缘高度比相邻无病变椎体后缘高度明显减低；双凹畸形也称鱼椎样变，椎体上下终板向椎体内凹入即中间高度减低20%以上，而前后缘高度基本无异常。

髋部骨折（转子间、股骨颈）。股骨颈既是松质骨丰富又是体重由躯干走向股骨干的负重骨骼，故最易发生骨折。表现为腹股沟中点附近压痛，纵轴叩痛；股骨转子间骨折在大转子处压痛，病变下肢是内收或外旋畸形不能站立和行走。股骨颈骨折90%发生在50岁以上，80%为女性。70岁以上发病率急剧增加，其发病率与年龄、骨质疏松的程度成正相关。

桡骨远端骨折：该处以松质骨为主明显受骨质疏松的病理影响，其间接暴力（如摔倒，手掌触地）均可致该处骨折。肱骨近端骨折，多发生在倒地时肘部先着地。

（四）主要相关评定

1.骨量和骨质量的评定　骨量是诊断骨质疏松的重要指标，也是影响骨折发生率的重要指标。目前广为使用的评定方法是双能X线检查（dual-energy X-ray absorptiometry）。WHO将骨质疏松的诊断标准定为低于正常标准2.5个标准差以上。

2.疼痛评定　疼痛是骨质疏松症患者常见的临床症状之一，也是患者就诊的重要原因。腰背部疼痛是骨质疏松症患者常常诉说的症状。常用VAS法：即用10厘米标尺，病人评估，无痛为0分，剧痛为10分，得到主观的疼痛程度评分。

3.个人活动能力评定　康复工作的主要任务是针对功能。对于功能的评估是骨质疏松症康复重要的、必不可少的内容。由于疼痛、骨折及心理因素、环境因素导致的功能障碍都成为我们研究的对象。针对各个方面的功能问题，我们都有了较为统一的量表和标准。比如运用广泛的Barthel指数评定法，它不仅可运用于偏瘫的评估，对于骨质疏松症的评估也可借鉴。此外功能独立性评价量表（functional independence measure，

FIM),以及评估情绪的量表如汉密尔顿焦虑抑郁量表等,对于骨质疏松症患者功能的各个方面都提供了很好的评估途径。此外,除上述这些公认的、成熟的功能量表之外,我们还可以根据患者的具体情况来编制一些简单的量表,以便更好地对患者的一些特殊情况进行观察和评估。

改良 Barthel 指数,总分 0～100 分。>60 分:生活基本自理;40～60 分:需帮助;20～40分;需很大帮助;<20 分:完全需帮助。

功能独立性测评(FIM),包括自理活动、括约肌控制、转移、行进、交流、社会认知 6 个方面,共 18 项,每项最高分 7 分,最低分 1 分。共 126 分。

4.生存质量评定　提高生存质量是康复工作的最终目标之一。生存质量的评定是骨质疏松症患者康复过程中的一个重要方面。生存质量的评定是一个非常复杂的问题,不同的人对于生活满意度的认知和标准是不同的。生存质量评定量表见表 5-13 所示。

表 5-13　生存质量评定量表

1.你的疲劳改变了吗?	7.你如何进行每天个人护理?
2.你走得更远了吗?	8.你怎样睡眠?
3 你走得更快了吗?	9.你的社会生活改变了吗?
4.你能坐得更久了吗?	10.你发现你的姿势改变了吗?
5.当你爬楼梯时更自信了吗?	11.你总体上的幸福改变了吗?
6.你在家中如何处理日常事务?	

注:以上 11 项评定标准:20 分:巨大改善;15 分:轻微改善;10 分:无变化;5 分:轻微加重;0 分:严重恶化。

5.平衡评定　平衡能力对骨质疏松症患者骨折的发病率有重要的影响。平衡能力差的骨质疏松症患者跌倒事件的发生率明显升高,骨折发生的几率也相应增加。我们经常用来评定平衡的方法有:三级评定法(静态平衡、自动动态平衡和他动动态平衡),Berg 平衡量表。

Berg 平衡量表(0～56 分)

0～20 分:平衡差,坐轮椅

21～40 分:有一定的平衡能力,辅助下步行

41～56 分:平衡能力较好,可独立步行

<40 分:有跌倒危险

步态的评定对于平衡的评定有一定的意义,比如步宽、步速等。有研究显示,步速与跌倒危险有明显相关。

6.运动评定　运动功能主要包括肌力、关节活动度、肌耐力、协调控制等评定。常用的如 Lovett 肌力六级分类法(参见第三章第三节)、ROM 测量法等。

7.心肺功能评定　包括肺活量、潮气量、功能残气量等肺功能指标及利用运动试验测定心脏功能。(参见第五章第三节)

三、康复治疗护理措施

对无骨质疏松性骨折的单纯骨质疏松症，康复治疗的目标主要是缓解或控制疼痛，防止因疼痛而运动减少引起的退行综合征；防止跌倒、继发性骨折，降低骨折发生率；控制病情发展；绝经后骨质疏松症主要是降低骨转换率，老年性骨质疏松症主要是抑制骨吸收，减缓骨量丢失；改善和恢复肢体运动功能，改善日常生活活动能力和心理障碍。

对骨质疏松性骨折患者，康复治疗的目标主要是消炎止痛、促进骨折愈合：防止骨折卧床引起的退行综合征；控制病情发展，主要是促进骨形成、抑制骨吸收、减缓骨量丢失：防止跌倒、再骨折，降低再骨折发生率；改善和恢复肢体运动功能，改善日常生活活动能力、职业活动能力和心理障碍，提高生活质量。

（一）急性期的康复护理措施

对于因脊柱压迫骨折而引起的腰背部疼痛患者，初期要安静卧床，并尽可能争取早期离床。因为在卧床过程中骨质疏松也在进展，同时易引起肌力低下等并发症的发生。由卧位到坐位起来的时候，由于没注意而使躯干屈曲增加了疼痛，为此要保持躯干像一根棍子样笔直由他人帮助坐起来，或是经过侧卧位的步骤坐起来，或是着装塑料背心。急性期的疼痛治愈以后，就要脱下塑料背心缓慢地进行躯干肌肉的锻炼，有人对脱下塑料背心感到不安，他们盲目地继续着装塑料背心对改善躯干肌力不力，一般认为在患者出门办事或是劳动的时候穿着塑料背心还可以，平时不要穿为好。

（二）稳定期的康复护理措施

坚持运动，适度的负重运动能增加骨量，如果运动量减少，骨质则容易流失。很多长期卧床的老人尽管补充钙和维生素 ，但他们的骨质疏松仍会继续发展，就是因为缺乏运动的原因。研究表明，适当的运动有助于防治骨质疏松。骨质疏松的患者在进行锻炼时一定要注意循序渐进，持之以恒，盲目进行剧烈运动有可能会造成身体伤害，甚至引起骨折。同时要预防摔跤、跌倒。

1.运动疗法(Goodman 练习法)　运动分仰卧位、坐位和站立位两部分，仰卧位每日做两次，每组动作各完成 5～10 次，站立位、坐位训练每日做数次。

(1)仰卧位练习法（图 5-1）

第一节　上肢上举，置于头部两侧，尽力将上肢向上，下肢向下做伸展动作，同时腹部回收，背肌用力伸展。

第二节　双下肢屈曲，背肌伸展，一侧上肢摆动至与躯干呈垂直的位置然后向床面用力。

第三节　双手抱膝，背肌伸展，双腿靠近胸部。

第四节　双下肢屈曲，肩关节外展 90°，肘关节屈曲 90°，用上臂向床面用力按压。

第五节　背肌伸展，做一侧膝关节的屈伸动作。

第六节　背肌、腹肌、大腿肌肉收缩，另外背肌伸展，两手、两膝用力向床面按压。

(2)立位、坐位练习法（图 5-2）

第一节　患者背部靠墙站立，上肢上举，尽力做背伸动作。

第二节　面对墙站立，双脚前后略分开。双上肢平举与肩同高，背肌伸展，上肢用力

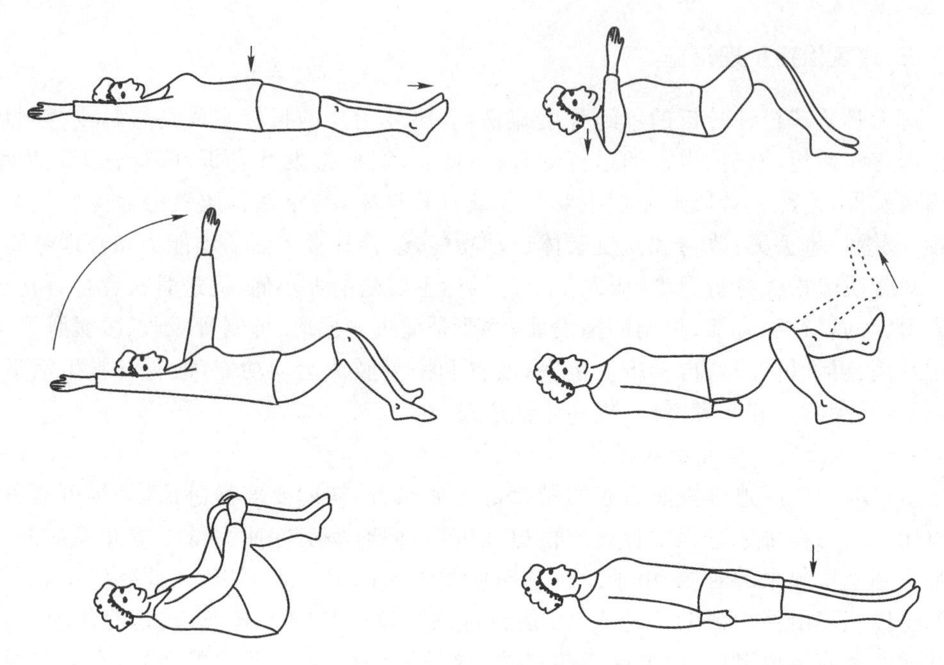

图 5-1　仰卧位练习法

推墙。

第三节　双手扶木椅靠背，上身保持正直，背肌伸展，完成膝关节轻度屈曲动作。

第四节　维持上身垂直的坐位姿势。

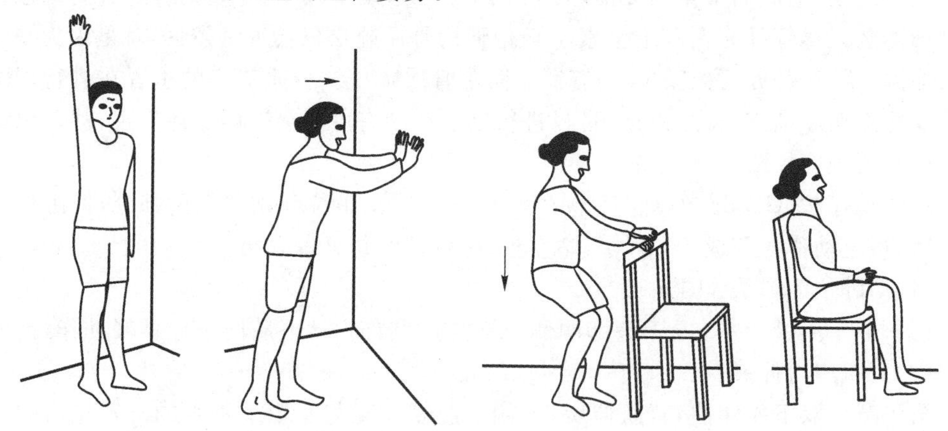

图 5-2　立位、坐位练习法

(3)要避免做以下的运动和姿势（图 5-3)：

①不良的坐位姿势；②躯干屈曲动作：快速的弯腰动作和弯腰抬重物；③为练习腹肌而进行的仰卧起坐动作。

2.康复治疗体操(图 5-4)适用于脊柱变形和腰背部疼痛不严重的患者。

第一节　俯卧位背肌训练。患者俯卧，肘关节屈曲，双手置于肩关节前下方，利用背肌收缩完成肘支撑、上部躯干抬起的动作。

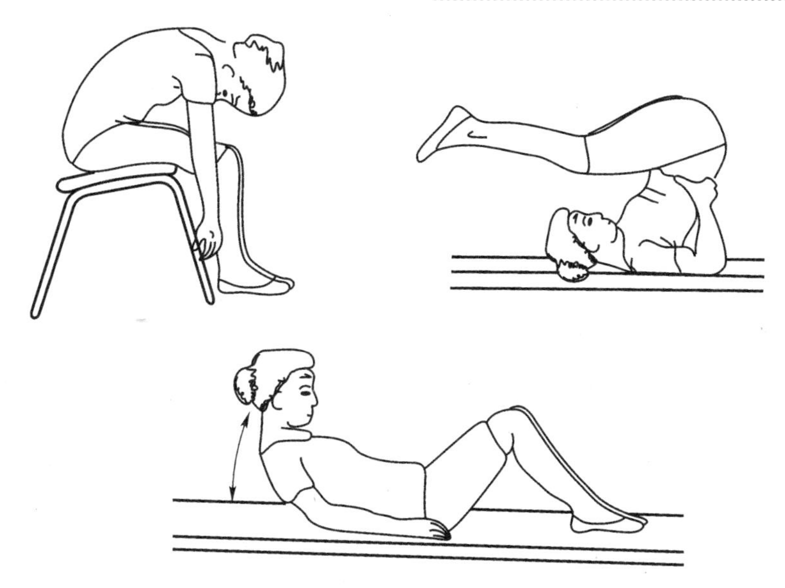

图 5-3 不正确的运动和姿势

第二节 膝手卧位背肌训练。患者膝手卧位重心向后方移动，臀部尽量向后上方运动，然后返回原姿势

第三节 抬腿式腹肌训练。患者仰卧，双下肢交替进行膝伸展、髋屈曲的抬腿动作。

第四节 搭桥式腹肌训练。患者仰卧，双上肢置于身体两侧，将手掌放在床面上，双膝关节屈曲，以全足底着床，利用腹肌收缩的力量将臀部抬起，尽量使髋关节充分伸展。

每次保持这种姿势 5 s，以后休息 5 s，反复做 15 遍，每周做 4 次。

3.步行训练 步行是日常生活活动中运动量最大和最重要的运动，对维持骨盐量方面步行也被认为是有效的。为此要对骨质疏松症患者进行步行康复训练指导。到底每天走多少步为好呢？目前尚无明确的指标。大多数专家认为每天走 7000 步较为适宜。对腰背部疼痛严重的患者或是体力明显低下的患者，在现有的步数的基础上可逐步增加。对脊柱后弯变形相当严重、不能保持步行平衡的患者，可使用步行车训练。

4.祖国医学积累了丰富的治疗“骨痿”、“骨痹”、“腰痛”等的方药和方法，综合应用这些治疗方法对于骨质疏松症的康复治疗具有良好效果。如太极拳是一种把我国源远流长的拳术、导引术、吐纳术三者结合，加以创新的治病强身、增强体质和延年益寿的体育运动。现代医学研究表明，太极拳和一般的健身体操不同，除去全身各个肌肉群、关节需要活动外，还要配合均匀的深呼吸与横膈运动，而更重要的是需要精神的专注、心静和用意，这样就对中枢神经系统起了良好的影响，从而给其他系统与器官的活动和改善打下了良好的基础。作为我国宝贵的文化遗产，太极拳练习对心肺功能、免疫功能、神经调节功能、心理调节功能和运动功能均有显著效果，尤其对骨质疏松症患者在维持骨密度和减少跌倒及跌倒所致的骨折方面有显著作用，提高了整体生活质量。太极拳练习不需要特殊的场地和服饰，且受季节、时间影响较小，花钱少，易于开展，对各类人群尤其是老年人，太极拳运动可以在全民健身运动中发挥巨大的作用，值得大力提倡和普及。社会各界都能因地制宜地广泛开展太极拳运动。

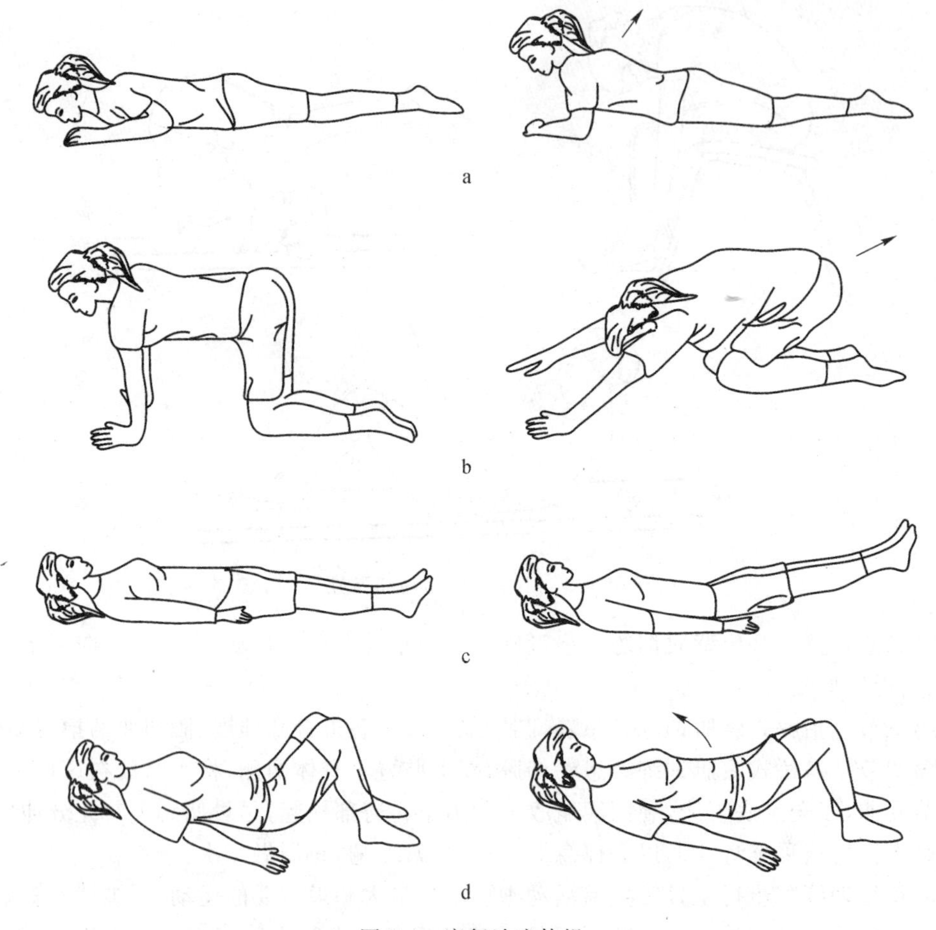

图 5-4　康复治疗体操

（三）饮食营养保健及科学补钙措施

1.饮食营养　主要是坚持食用富含钙、低盐和适量蛋白质的均衡饮食。适量的蛋白质摄入是确保骨基质胶原成分来源的重要方法，对骨的再建提供了重要的营养素。营养防治的原则和要求如下：

(1)能量供应与个人生理需要相适应。能量的摄入应与本人年龄、性别、生理需要、生活劳动情况等相适应，保持适宜体重。儿童期、青春期生长迅速，代谢旺盛，能量供给必须充足。

(2)适量的蛋白质。蛋白质是构成骨基质的主要原料。长期蛋白质缺乏易造成血浆蛋白降低，骨基质合成不足，新骨生成落后伴缺钙，加快骨质疏松。适量的蛋白质可增加钙质的吸收与储存，有利于骨骼生长和延缓骨质疏松的发生。但并不意味着要采用高蛋白饮食。因为过量蛋白质可引起尿钙排出量增多。一般认为健康成年人每日摄入1.2～1.4 g/kg蛋白质比较合适。处于生理特殊时期(生长期、妊娠期、哺乳期)则应酌量增加。动物性和植物性蛋白质合理搭配，其中优质蛋白质约占1/2～1/3。

(3)适量而平衡的无机盐。

1)含磷食物的选择。几乎所有的天然食物中都有磷,含磷丰富的食物有:可可粉、鱼粉、花生粉、全谷粉、米糠、禽肉、南瓜子、西葫芦籽等;如肉、禽、鱼类含磷较多,其含量比钙多12～20倍,大米中磷的含量比钙多6～18倍。磷在胃肠道均可吸收,不像钙那样需要其他物质的协助。所以,只要是正常的饮食就不存在缺乏磷的问题。对于禁食的人,如长期静脉营养的病人,平均每天磷的需要约0.88克。若高磷饮食时,其排出量也增加;反之,低磷时排出量降低,基本上维持平衡。

2)含镁食物的选择。镁是一些酶系统的激活剂,并参与骨盐的形成。我国居民膳食镁的适宜摄入量成人为350 mg/d,孕妇、乳母为450 mg/d。硬水及一些植物性食物,如荞麦、燕麦、大麦、大黄米、小米、豆类、麦胚、芝麻酱、葵花子、西瓜子、榛子、松子仁、花生、绿叶蔬菜以及海参、海蜇等含镁较多。肉、蛋、乳类及油脂含镁较少。

3)含锌、铜食物的选择。锌和铜与各种骨基质合成的酶有关。锌缺乏时,骨中多种含锌酶的活性下降,骨的生长受抑制,骨折愈合迟缓。锌的食物来源有牡蛎、蛤蚌、海蜇、海米、动物肝脏、鲫鱼、对虾、牛肉、螃蟹、鹌鹑蛋、牛奶、黑米、黑芝麻、芝麻酱、西瓜子、松子仁等。铜:每日铜的需要量受膳食成分及其他矿物元素的影响较大。成人每日铜的摄入量为2～3 g。含铜较多的食物:动物肝脏、水产品(虾、蟹、牡蛎、章鱼、蛐、蚌、螺以及海带、紫菜)、干豆类、坚果(核桃)、西瓜子、葵花子、黑芝麻。

4)含氟、锰食物的选择。饮食物中的氟受地球化学环境影响,含量差别悬殊。一般认为动物性食物含氟较高于植物性食物(茶叶例外),海生动物＞淡水动物＞陆地动物。茶叶含氟最多,适量饮淡茶,有助于预防骨质疏松,不过摄入量需严格掌握,过多或不足都有害健康。锰的安全摄入量成人为3～5 mg/d。骨细胞的分化、胶原蛋白的合成都需要含锰的金属酶进行催化。食物中茶叶、咖啡、坚果、粗粮、干豆类含锰最多,蔬菜、水果中锰的含量略高于肉类、乳类和水产品。荤素搭配的膳食一日约可供给5 mg锰。偏食精白米面和荤腥者,锰的摄入量低。

(4)维生素的选择。骨的生长与代谢受多种维生素的影响,其中与维生素D、K、C、A的关系最为密切。维生素D:能调节钙、磷代谢,促进钙、磷吸收和骨胶原的合成,是骨骼形成过程中不可缺少的重要物质。维生素D缺乏影响骨质的生成与正常矿化。其天然食物来源为动物肝脏、鱼子、蛋黄、黄油以及鱼肝油。老年人吃上述食物不多,户外活动较少,胃肠功能较差,肝、肾对维生素D的转化功能减退,日照不足使维生素D的摄入和转化不足,因此,在补钙的同时,应多晒太阳和补充相应剂量的维生素D,以利钙的吸收。

1) 维生素K:骨质疏松者尤其是骨折者血清中维生素K水平低。抗凝剂、抗生素等药物导致维生素K缺乏,而使骨和血清中骨钙素水平急剧下降,不能保持骨的正常矿化速率,可能引起骨骼病变。食物中绿叶菜如苜蓿、菠菜等含量最高,其次为乳类、肉类和蛋类,谷类、水果和其他蔬菜含量较少。

维生素A:对骨细胞的功能状态有协调作用。在骨的生长发育过程中,维生素A缺乏时,骨代谢减慢,矿化过程延缓,骨的再建过程失调。而且维生素A缺乏所致的肾小管上皮损伤,可影响钙的重吸收,也会影响骨代谢。动物的肝脏、牛奶、奶油、黄油、蛋黄、田螺、牡蛎都含有丰富的维生素A;黄、红色水果、蔬菜,尤其是绿叶蔬菜也含有丰富的胡萝卜素,后者可在人体肝脏内转化为维生素A。

2）维生素 C:是参与骨组织中蛋白质、骨胶原、氨基多糖等代谢的重要物质之一,且对酶系统有促进催化作用,有利于钙的吸收和向骨骼中沉积。缺乏维生素 C,将影响骨组织、毛细血管等的代谢,骨基质、骨胶原合成减少,影响骨骼的正常发育,导致骨质疏松、脆弱、易折。多吃新鲜蔬菜、水果(包括可食的野菜、野果),合理加工烹制。可以防治维生素 C 缺乏。

维生素 E:对骨代谢的作用主要在于对雌激素的调节。适量摄入维生素 E 对预防骨质疏松有益。植物油和杏仁、花生、麦胚等含有较多的维生素 E。

(5)科学调配和烹饪。对膳食调配、烹饪和加工方法得当,要尽量消除和避免干扰钙质吸收的膳食因素。食物应新鲜、清淡、少油腻,避免太咸或过多的膳食纤维;对含钠多的食物如酱油、食盐、面酱、咸蛋、咸鱼、咸肉、火腿、香肠、腐乳、加碱馒头、挂面、苏打饼干等宜少吃或限量食用。采用科学的烹饪方法,大米洗前先用温水浸泡;面粉、玉米粉、豆粉等经过发酵烘烤均可使谷类中植酸酶活性增加,分解植酸盐,释放出钙与磷,提高其利用率;含草酸多的蔬菜可先在沸水中焯一下,滤去溶于水中的部分草酸,然后再炒或拌食;一些风味食品如酒糟蛋、酒糟鱼等均含较多的钙质。

(6)建立健康的生活方式。加强自我保健意识,建立健康的生活方式,改掉不良的嗜好和饮食习惯,戒烟、限酒、少饮咖啡、浓茶、可乐和碳酸饮料,对防治骨质疏松是有帮助的。

2.科学补钙

近 20 年来先后 4 次全国性营养调查均显示,我国居民平均钙的摄入量不足 500 mg/d,其中重点人群更差。如钙摄入量不足,可能限制儿童生长和骨骼矿化,影响其一生中钙的贮存量,使其不能达到理想的骨峰值。这可能是一些中老年人骨质疏松出现较早的原因之一。在医生指导下服用钙剂。当骨密度高于骨折阈值时,可选择抗骨吸收类药物,以防止骨量的进一步丢失。当骨密度低于骨折阈值时,选择促骨形成类药物,以提高骨量,降低骨折的发生率。抗骨吸收类药物有:雌激素、孕激素、降钙素、双磷酸盐、异丙氧黄酮和维 D 及其衍生物如法能。促骨形成类药物有:氟制剂、雄性激素及蛋白同化激素、甲状旁腺激素等。补钙是预防骨质疏松的重要手段。目前常见的钙制剂有碳酸钙、钙尔奇、凯思立 D 等。有些中老年人常年补钙,但还是出现了骨质疏松,这说明他们选择的钙制剂没有被机体有效地利用。我国钙制剂中含钙量不等(碳酸钙、氯化钙、乳酸钙和葡萄糖酸钙分别含元素钙 4 0%、2 7%、1 3%和 4%),而且各种不同钙源的有效性不仅取决于含钙量,也取决于服用后的生物利用度。不同钙源与体液、食物成分、药物间的相互作用,以及制剂工艺等都会影响其生物利用度和生物有效性。因此在选用钙剂时。对其安全性、不良反应、效价均应加以考虑。如果钙剂在进餐后服,同时喝 200 ml 的液体,则吸收较好,分次服比一次服好。胃酸缺乏者口服柠檬酸钙。一般来说,枸橼酸钙比较适合老年人服用。要注意的是钙制剂的科学使用方法是服用时间为饭后一小时。食物宜进食蛋白质丰富的食物,不宜同食过多的脂肪性食物及富含植酸、草酸的食物如菠菜粗粮等,以免形成难溶于水的皂钙、植物钙或草酸钙,影响人体对钙的吸收和利用。另外碳酸钙不宜与制酸剂、铁剂同时服用,若需联用应至少间隔 3 小时。对于老年人、有遗传性代谢缺陷或患心、肾疾病者,补钙品种及用量须慎重。补钙问题应区别对待,对确实缺钙者,应以食补为主。

（四）健康教育

主要进行防跌倒宣教与训练，戒除不良嗜好，坚持平衡饮食，多做户外活动和家庭自我运动训练等。

1. 坚持多做户外活动，多晒太阳　如每日户外散步1公里。

2. 戒除不良嗜好　如偏食、酗酒、嗜烟，长期饮用咖啡因饮料。

3. 家庭自我运动训练　在医生指导下，在家中长期坚持进行肌力、肌耐力、关节活动度和平衡功能训练，以提高运动的反应能力和对环境的适应能力、防止跌倒。

4. 手杖的使用　为防突然跌绊摔倒引起股骨颈骨折，老人平时行走应使用手杖保护。持杖行走能抵消髋关节外展肌肌力，大大减轻髋关节承重，防止骤然受力；防止疲劳骨折，给已断裂的骨小梁以新生重建的机会，并在适宜的生物力作用下重新排列组合成坚强的阵容，亦起防塌陷、防产生创伤性关节炎的作用。

5. 改造环境　尽量改造和去除家庭和周边环境的障碍，以减少跌倒的机会。

6. 采取切实有效的防跌倒措施，如穿戴髋保护器。

7. 每日坚持食用新鲜蔬菜、水果。

（刘晓林）

思考题

一、单选题

下列哪项不是Goodman练习法的体位　（　　）

A. 仰卧位　B. 坐位　C. 站立位　D. 俯卧位

二、多选题

骨质疏松主要功能障碍有哪些　（　　）

A. 疼痛　B. 驼背　C. 脊柱后凸　D. 骨折

E. 瘙痒

三、名词解释

骨质疏松

四、简答题

简述骨质疏松康复护理宣教内容。

第六节　恶性肿瘤的康复护理

学习目标

1. 掌握癌痛的评估和主要康复护理措施。

2. 熟悉骨肿瘤和软组织肉瘤、乳腺癌的主要康复护理措施。

3. 了解水肿、营养不良的康复护理措施。

一、概　述

肿瘤是细胞的异常增生，破坏正常组织与器官，是严重危害人类健康的难治性疾病。目前主要采用外科治疗、放射治疗、内科治疗、生物治疗、介入治疗、核素治疗、中医治疗、热疗等多学科综合治疗方法。由于早期诊断和治疗方法的改善，已使癌症患者的1/3有根治希望，癌症患者生存率大大提高，但其低下的生活质量使患者及其家属深感疲惫，因此，癌症患者的康复显得尤为重要。

癌症康复是指综合运用西医、中医、心理、营养和康复训练等多种方法，充分发挥患者的主观能动性，调整心理状态，改善生理功能，使患者最大限度地回归社会。提高生存率、延长生存期、改善生活质量是癌症康复的主要目标，康复护理在其中起着重要的作用。

二、主要功能障碍及评估

（一）癌症的功能障碍分为原发性和继发性，包括

1. 癌症本身所造成的原发性功能障碍。
2. 癌症所涉及的脏器本身的原发性功能障碍。
3. 癌症治疗引起的继发性功能障碍。
4. 癌症时心理障碍所造成的继发性功能障碍。

（二）主要功能障碍及评估

1. 癌痛　它是癌症患者一个常见的、主要的症状。涉及心理、生理、认识、行为和社会诸方面，具有强烈的主观性。在我国，癌症各期患者中约50%伴有不同程度的疼痛，成为许多癌症患者就诊的主要原因。

（1）病因及发生机制：癌症患者的疼痛约70%是由于肿瘤本身侵犯软组织、骨骼及神经系统等所致，随着病情的加重，疼痛持续存在并随之加重。25%是由各种治疗导致。疼痛的发生机制包括两个成分：一是伤害性刺激作用于个体引起的痛感觉；二是个体对伤害性刺激产生的痛反应，常伴有强烈的情绪色彩。

癌痛程度的评估方法

数字分级法；
视觉模拟分级法；
主诉疼痛分级法；
Wong-Banker面部表情量表法。

（2）评估：对于疼痛首先要鉴别其原因。疼痛的来源既可以是癌症本身，也可以是继发于癌症的各种并发症、外科手术治疗等癌症治疗手段之后。如果是继发性原因，除了应用止痛的一般性治疗外，还应该针对其病因加以处理。其次，要对疼痛进行具体的评估。①对疼痛的类型进行评估。疼痛依据生理机制可分为三种类型：躯体性、内脏性和神经性。躯体性疼痛是指通过皮肤或深层组织的疼痛感受器所产生的感觉，通常疼痛部位定位明确、呈持续性，表现为刺痛、酸痛，如各种癌症患者骨转移导致的疼痛。内脏性疼痛是指内脏受癌肿的浸润、压迫或牵引刺激所产生的疼痛，通常疼痛部位不确定，难

以定位，表现为钝痛、胀痛等，如肝癌导致的疼痛。神经性疼痛是指癌肿刺激神经末梢或脊髓所产生的疼痛，通常疼痛部位明确，程度剧烈，表现为持续性、烧灼性疼痛，如神经纤维瘤导致的疼痛。②对疼痛的程度进行评估。由于疼痛程度没有明确的客观指标，目前通常以患者自己的表述为评估疼痛程度的标准。常用的分级方法为：数字分级法（Number Rating Scale，NRS）：从 0 到 10 十一个数字表示从无痛到剧痛。由护士指导患者从中选出最能代表患者本人疼痛等级的数字。视觉模拟分级法（Visual Analogue Scale，VAS）：用一条长约 10cm 的直线，从左到右表示从无痛到剧痛，由护士指导患者在最能代表其疼痛程度的位置作标记。测量从左端到标记处的厘米数即为疼痛分数。主诉疼痛分级法（5-point Verbal Rating Scale，VRS）：0 级：无痛；1 级：轻度疼痛，可忍受，不影响睡眠，可正常生活；2 级：中度疼痛，疼痛明显，适当干扰睡眠，需用止痛药；3 级：重度疼痛，疼痛剧烈，睡眠受干扰，需用麻醉性药物；4 级：剧烈疼痛，严重干扰睡眠，并伴有其他症状；5 级：无法忍受的疼痛，非常严重干扰睡眠，伴有其他症状或被动体位。Wong-Banker 面部表情量表法：选用 6 种面部表情，从微笑－忍受－悲伤－紧锁眉头煎熬－哭泣来表达疼痛程度。③对疼痛的部位及特性进行评估。常用 Memellan 疼痛估计表：在印好的人体正面、背面、侧面图上画出疼痛部位，疼痛程度用目测相似疼痛标尺分级，护士在评估表上记录疼痛的发生时间、持续时间、缓解时间、缓解原因、疼痛性质、疼痛放射部位、止痛措施及疼痛对病人食欲、睡眠、注意力、情绪、社交活动等的影响。

2. 水肿　水肿常由深静脉血栓形成、低蛋白血症、淋巴回流障碍等引起。这里主要描述淋巴水肿。淋巴水肿在乳腺癌患者术后最常见。

(1) 病因和发病机制：①手术方式：常常由于手术时，切除了血管周围的淋巴结，或是过大的手术范围破坏了淋巴交通；②术后感染：由于细菌的侵入，引起淋巴管炎，使残留的淋巴管进一步被破坏，造成淋巴管损伤、堵塞导致淋巴水肿。③放射治疗：在淋巴侧支循环尚未建立之前，过早地施行放射治疗，引起淋巴管扩张、水肿，伴有纤维结缔组织增生，炎性细胞浸润、淋巴管纤维化，最终造成淋巴回流障碍导致水肿。④肿瘤转移：当癌肿通过淋巴转移或淋巴结内肿瘤的复发都会引起相应区域的水肿。

(2) 评估：①水肿程度的分类：轻度水肿：患侧上肢周径比健侧粗 3cm 以下，仅限于上臂近端；中度水肿：患侧上肢周径比健侧粗 3～5cm，范围包括上臂、前臂和手背；重度水肿：患侧上肢周径比健侧粗 5cm 以上，范围为整个上肢，包括手指，并使患者整个上臂和肩关节活动受限；②客观测量评估法：周长测量法：以尺骨鹰嘴为标准，分别测量尺骨鹰嘴以上 10cm、以下 10cm 和腕关节的上肢周径，并与对侧进行比较，每次以同一个人同一手法同一皮尺进行测量，以避免误差；水置换法：将患者双上肢分别浸入装满水的容器中，根据溢出的水的体积计算差值。③主观症状评估法：主要描述患者是否有麻木感、胀痛感、是否存在腕、肘、肩关节的活动障碍以及感觉异常的程度和活动障碍的程度。

3. 营养不良　随着疾病的进展和抗肿瘤治疗的深入，肿瘤患者常常会出现营养不良。肿瘤患者的营养不良不但发生率高，而且危害性大，主要表现为生存期缩短、治疗耐受力下降、住院次数增多、住院日延长、治疗费用增加以及生活质量降低。因此，强调对肿瘤患者的营养状态进行早期的筛查和处理营养不良是减轻和避免营养不良的重要措施。

(1) 病因和发病机制:一方面,由于肿瘤本身造成的部分或完全梗阻,治疗的副作用以及肿瘤向中枢神经系统转移等都会引起恶心呕吐,导致机体能量丢失过多。另一方面,机体能量消耗发生了改变。肿瘤释放特异性的恶病质因子以及肿瘤患者的机体代谢率增高,使机体能量消耗增加。肿瘤生长需要消耗大量的葡萄糖、脂肪酸、氨基酸等营养,因此为满足肿瘤生长的需要,患者机体肌蛋白分解加快,释放蛋白分解产物,导致宿主肌群大量丢失,血浆总蛋白、白蛋白降低,使机体处于负氮平衡状态。再者,由于肿瘤本身局部作用的影响,疼痛以及控制疼痛的药物、疼痛带来的心理因素,以及由肿瘤或机体产生的一些细胞因子,如 TNF2α、IFN2γ、白血病抑制因子等也可引起纳差和脂蛋白脂酶降低。以上各种因素综合,使肿瘤患者常常面对营养不良的不利状态。

(2) 评估:首先评估病人的营养状况,了解病人进食的量及种类,营养不良的程度和类型,作为营养治疗的依据,也作为疗效评价的参照。营养状况评价包括身体测量及生化检验两个方面。包括身高、体重、上臂围、三头肌皮褶厚度、上臂肌围(AMC)、体质指数(BMI)、血红蛋白、白蛋白、前蛋白、视黄醇含铁蛋白、胆固醇、甘油三酯及空腹血糖等。近来,人们对肿瘤昏迷患者常利用主观的全面评价(Subjective Global Assessment, SGA)这一方法进行评估,它对营养状况进行评价,同时进行营养干预和对一些相关化验指标的动态观测。在它的基础上,西班牙学者 Segura 等在 Clinical Nutrition 上发表了采用患者总体主观评分法(Patient-Generated Subjective Global Assessment, PG-SGA)对恶性肿瘤患者的营养状况进行前瞻性调查研究的论文。它的评估方法分为两部分内容。第一部分包括既往的体重、症状、既往和当前的食物摄入能力和活动能力的比较;第二部分包括代谢及与营养有关的疾病和体检。也有学者采用微型营养评价法(Mini Nutritional Assessment ,MNA)进行评价。

4. 长期卧床导致的各种功能障碍　癌症患者往往长期卧床,由此会产生一系列机体功能障碍,简要概括如下:

(1) 心血管改变:卧床状态下,由于回心血量增加,使右心负荷增加,压力感受器刺激增强,抗利尿激素释放抑制,导致总血容量和血浆容量减少,心肌收缩能力降低,卧床同时会导致交感神经兴奋性的降低,从而引起心输出量降低,运动耐力降低。一旦由卧位转移到站立位时,体位性低血压相当常见。癌症患者本身就处于高凝状态,卧床后,血流速度进一步减慢,导致血栓形成的可能性大大增加,最常见的是深静脉血栓、血栓性脉管炎和肺栓塞。

(2) 呼吸系统改变:卧位时横膈上抬,肺扩张受到限制,使生理无效腔增加,通气/灌流比例失调,时间肺活量、功能通气储备和潮气量降低,肺毛细血管容量降低,总肺泡弥散能力也降低,从而影响气体交换功能。卧位下由于重力的关系,使支气管分泌液容易积聚在背部肺叶,排痰困难,痰液积聚,容易诱发肺炎和肺栓塞等合并症。

(3) 泌尿生殖系统改变:卧位时,排尿的重力作用消失,腹压作用减少、横膈活动限制以及盆底肌肉张力下降,常常会造成尿排空障碍,出现尿潴留,加上高钙血症和尿路感染,尿 pH 值增高,膀胱结石的发生率可高达 15%～30%,容易合并产生血尿、尿路感染和尿脓毒症,如继发合并有尿液反流,则会诱发肾盂积水和肾脏结石。此外,由此反过来又促使泌尿系统感染的发生和发展,导致恶性循环的发生。

(4) 消化系统改变:最主要表现为食欲减退和便秘。由于癌症晚期患者卧床时间长、卧床排便不习惯及排便无力、饮食习惯发生改变等因素会导致胃肠蠕动减慢,肾上腺素兴奋度增加,肠道活动相对抑制,使粪便在肠内停留时间过长,加上血浆容量降低和相对脱水,造成便秘。

(5) 中枢神经系统改变:主要为感觉减退、感知认知障碍、心理障碍(焦虑、忧郁和情绪不稳)以及智力减退。这些改变加之癌症本身的心理障碍,可形成严重的心理异常。

(6) 肌肉改变:卧床状态下,患者多自理能力差,缺乏主动活动,导致肌肉失用性萎缩、肌腱挛缩、肌力降低,速率为每周下降10%～15%,3～5周内肌力下降可达50%。

(7) 骨钙代谢和骨质密度的改变:相对或绝对骨质吸收超过形成,结果为骨钙丢失或骨质疏松。骨质丢失最明显的为抗重力的下肢骨骼。

(8) 代谢和内分泌改变:由于尿氮排出明显增加,导致低蛋白血症、水肿和体重下降。血钠、血钾、血镁、血磷酸盐和硫酸盐、血钙、尿钙、血胆固醇增高,高密度脂蛋白胆固醇降低。

(9) 高钙血症:在制动的儿童和年轻人中并不罕见。表现为食欲减退、腹痛、便秘、恶心和呕吐、肢体无力、肌肉低张力、反应迟钝,甚至昏迷。严重高血压也很常见。

三、康复治疗护理措施

(一) 主要功能障碍的康复护理措施

1. 癌痛的康复护理　癌痛的最终治疗目的是缓解疼痛,或是将疼痛减到最低程度,使患者的日常生活不受影响,从而提高癌症患者的生活质量。1986年世界卫生组织推荐使用世界疼痛学会所提出的"癌性疼痛三级阶梯治疗方案"。据统计,大约85%的癌痛通过常规的口服药物即可得到很好的缓解,10%的患者需要使用更强有力的治疗方法才可消除疼痛,只有极少部分癌痛得不到缓解。癌痛的康复护理工作在开展前,首先要求护士对癌痛的各种治疗措施做到心中有数。

(1) 用药的基本原则:①个体化给药:从小剂量开始,逐步加量,达到最佳用量个体化。②定时给药:应有规律地定时给药,以维持有效药物浓度,长效制剂和缓释剂较好。③按三阶梯给药:第一阶梯:使用阿司匹林或其他非阿片类镇痛药物开始,如疼痛不能缓解,在此基础上加用弱阿片类镇痛剂,如可待因、氢可酮、丙氧酚等,即第二个阶段。如服用上述药物仍不能有效控制疼痛,或疼痛剧烈,则可选择使用强阿片类药物,如吗啡、哌替啶、丁丙诺非(叔丁啡)等,即第三个阶段。④口服给药:药物以口服为主。肌肉注射的吸收往往不太规则,从而会影响效果。药物一般需要持续应用,因此口服给药更方便易行。

癌性疼痛用药原则

个体化给药;
定时给药;
按三阶梯给药;
口服给药为主。

(2) 治疗方法:包括①止痛药物治疗:提倡口服药物治疗,避免长期经肌肉及直肠给药。②抗肿瘤治疗:通过缩小肿块,起到缓解疼痛的效果。③麻醉治疗:有末梢神经阻滞、神经根阻滞、蛛网膜下腔阻

治疗方法

止痛药物;
抗肿瘤治疗;
理疗和针灸;
耐力训练;
神经切除术。

滞、硬膜外腔阻滞、交感神经阻滞等治疗。④理疗和针灸：对于缓解疼痛也有良好的作用。例如经皮电刺激(TENS)在国际上已经普遍用于癌症患者的止痛。⑤耐力训练：在病情许可的情况下，中等强度的耐力训练会增加内啡肽含量，改善情绪，从而起着缓解疼痛的作用。⑥神经切除术：可采用外科手术，选择性地切断感觉神经以缓解疼痛，最常用的方法为经皮脊髓丘脑束切断术。

(3) 护理措施：①加强巡视：及时准确地了解患者疼痛的特点、部位、性质、程度及促发因素，及时对疼痛进行处理，可以增加患者战胜疼痛的信心。②加强宣教：部分患者由于对缓解疼痛的信心不大，过分担心药物的成瘾性、耐药性及毒性，只有在疼痛难以忍受时才服用止痛药物，从而导致镇痛效果的不理想。护士在进行日常护理时，应加强宣教，告之患者止痛药物的治疗原则，提高镇痛疗效。③便秘的处理：是使用吗啡类药物极常见的副作用，护士需特别关注此类患者的排便情况，如出现便秘可以使用缓泻剂等处理。④关注生命体征：护士首先要了解吗啡类药物应用过量的主要副作用是呼吸抑制和中枢镇静作用，因此在患者使用该类药物期间必须注意观察相关生命体征，如出现上述副作用必要时可以用纳洛酮 0.2～0.4mg 静脉推注对抗。⑤环境与体位：舒适的环境会减少患者的心理压力，耐心的言语会降低患者对痛的感受，温和的动作和舒适的体位会减轻患者的疼痛。⑥心理护理：由于疼痛本身是一种主观感受，因此，心理护理是控制癌痛的一个重要手段。心理护理的主要目的是减少癌痛患者的绝望感和无助感，帮助患者增强战胜疾病的信心。通过耐心听取患者病情和情绪的感受，充分表达同情，给予安慰，通过为患者提供特殊的行为技术，如肌肉放松、意念引导等，充分调动其积极性。

> **护理措施**
>
> 加强巡视；
> 加强宣教；
> 保持大便通畅；
> 关注生命体征；
> 保持良好的环境与舒适的体位；
> 加强心理护理。

2. 水肿的康复护理　肢体淋巴水肿的治疗是一项长期的任务，包括体位摆放、专业化按摩、加压治疗、康复锻炼等治疗方法。

(1) 体位摆放：抬高患肢，下肢最好放在超过心脏平面的位置，上肢也应尽可能抬高，一般为 30°，用枕头垫在患肢下面，注意将腕关节放置于背伸位。

(2)专业化按摩(manual lymphatic drainage，MPD)：向心性按摩对于减轻水肿有积极的作用。按摩的手法要轻柔，始终保持向心性，按摩要从近端肢体开始，逐步移向远端肢体。现在常用序贯肢体空气加压泵(pneumatic pressure pump)的方式治疗。这种气压治疗可以套在水肿的肢体上，从远端向近端循序加压。但要注意袖套必须覆盖水肿肢体的全部，不可遗留最远端的水肿部位。此外在有癌症扩散或感染时，禁忌使用加压泵。

> **水肿的康复护理**
>
> 体位摆放；
> 专业化按摩；
> 弹力加压治疗；
> 康复锻炼；
> 综合性治疗。

(3) 弹力加压治疗：手法淋巴引流后，结合加压袖、加压袜或弹力绷带、弹力袖套，均可以达到更好的治疗效果。在配戴时，松紧度以能将一指伸入缠绕圈内为度。使用时，需注意观察皮温、皮疹、肢端皮肤的色泽、肿胀程度等。对于严重病例，可以选择配套的加压内衣。

(4) 康复锻炼：进行各种功能锻炼，如进行吊环运动、手指爬墙运动等肩关节的锻炼以减轻上肢水肿。等长和等张收缩运动均可以增加肌肉张力，加速深静脉回流，因此可以有效地减轻水肿。

(5) 避免在水肿部位进行静脉注射及测量血压，采用低钠饮食，并适当使用利尿剂等也是水肿综合性治疗的组成部分。

3.营养不良的康复护理　恶性肿瘤患者多有不同程度的营养不良，在临床治疗上会带来许多不良的后果。因此需对恶性肿瘤患者的营养状况足够重视，并进行全面的、有效的护理。

(1)进食方式指导：癌症患者的营养摄入方式，需考虑患者的进食能力。如患者存在口腔溃疡，可在进食前做好口腔卫生，进食后可用漱口液漱口。为了减轻消化道负担，癌症患者的进餐可以采用少量多次的方法，例如每天 4～6 餐。如果患者有吞咽困难，可以考虑半流质或糊稠食品，以避免误吸。完全不能经口进食者可以考虑采用鼻饲或静脉营养的方式来补充人体所必需的能量和营养物质。一般鼻饲只短期使用，为避免刺激上消化道黏膜，一般不超过 3 周，如需长期使用，建议行胃、空肠造瘘。管饲既可保持胃肠道组织结构不致退化而丧失功能，又可维持消化道的正常菌群，而且鼻饲比静脉营养便宜，故应尽量使用管饲。

(2) 营养指导：建议每日摄入的能量为 30～40 kCal/kg，蛋白质约 1.2～1.5g/kg・d，液体量为 30ml/kg・d。总之，每日所需的能量应满足基础代谢活动及应激因素等的能量消耗。应每日认真观察并记录患者的进食情况及消化道反应，及时调整食物构成。食物应避免辛辣、硬、粗糙。蛋、乳制品及豆制品、瘦猪肉等可提供丰富的蛋白质；长期卧床者可适当增加新鲜蔬菜、水果、蜂蜜等食物的摄入，预防便秘。

(3)静脉营养护理：进行短期静脉营养者，可采用外周静脉输注，但由于肿瘤患者患病时间长，需要静脉长期给药，且化疗药物及一些高渗性的药物对血管壁的刺激较大，因此对于这类患者，建议尽可能采用中心静脉导管(PICC)。在使用静脉营养的过程中，应密切观察患者的体温变化。当体温升高时，需考虑患者对肠外营养不适应，当体温升高大于 38.7℃时，需停止输注。当营养支持一段时间后出现发热，需考虑中心静脉导管感染的可能，并依据实际情况确定是否更换或拔除导管。每次输液前后，需观察导管留尾长度、穿刺处的皮肤是否有红肿等，并及时做好记录。输液时注意无菌操作，严格消毒肝素锁，并用无菌纱布包裹，定时观察是否有液体外渗等情况，如有外渗，及时用 50%硫酸镁外敷。营养液的输注速度需严格控制，营养液输注过快，会导致高渗性利尿、高血糖、恶心、呕吐等，所以应尽量在 12～24 小时内均匀输完。

4.长期卧床的康复护理　长期卧床的患者对心血管系统、呼吸系统及泌尿系统、电解质等各方面均会带来不良影响。为减少或避免上述不良影响，可采取以下护理措施。

(1)卧床期护理：对于不能下床的患者，在床上进行肢体活动，可以是主动活动，也可以是被动活动。活动范围需涉及所有关节，进行有效的日常生活活动能力训练，如吃饭、穿衣、洗漱等，以实现生活自理，增强自我满足感。在指导和帮助患者进行合理的运动锻炼时，需结合患者癌症的脏器或器官损害以及患者的体质情况加以分析，例如肺癌患者的活动可以参照慢支肺气肿的锻炼方法。为治疗和预防压疮，需卧气垫床，并加强翻身，每2～4小时一次，或当患者主述不适时即予翻身，夜间可适当延长间隔时间，以保证患者充足的睡眠。为防治肺部感染，在合理使用抗生素及叩肺的同时，可考虑在雾化吸入时进行头低脚高约10°～15°的体位引流5～10分钟，以使稀释后的痰液利用重力的作用排出体外，在此期间需关注患者是否有呼吸困难等表现，如患者生命体征不稳定或有其他疾病不能耐受时不可进行该项操作。对于代谢障碍，除了通过恢复积极的活动来加以防治外，还要针对具体的障碍进行对症处理。例如积极防治泌尿系统感染和结石以及高钙血症的发生等。

(2)离床期：长期卧床后，在刚开始进行站立位训练时要密切关注血压变化，注意防止体位性低血压，必要时可以用起立床过渡。离床期的训练常采用渐进抗阻运动、弹力带运动等活动方式，但需注意进行小强度的耐力性和力量性训练、牵张训练以及关节活动度训练。运动强度及时间不作强行规定，以患者自我感觉为主，以不产生明显疲劳和症状加重为度。运动进程要按照准备活动、基本训练和结束活动三个基本过程进行。活动时注意避免涉及肿瘤侵犯的部位以及手术切口。进一步加强日常生活活动能力的训练，如上下楼梯、如厕等训练。

5.心理护理

(1)围术期的心理护理：癌症诊断明确后，患者既希望手术早期进行，又惧怕手术，担心手术效果不理想，能否继续存活，有时会夸大麻醉危险性和手术痛苦，产生恐慌、情绪低落、抑郁等表现。因此，在术前必须对患者进行耐心解释，亲切的安抚，向患者交代手术程序、环境、医生手术技术水平及术后出现的情况，将要采取的康复措施，以减轻患者精神负担及悲观情绪，使患者积极配合手术。手术后，如截肢术后，患者因肢体上的损失感会导致心理上、独立生活能力与自我估价等方面的损失感，乳腺癌患者常担心术后会破坏女性形象，对夫妻感情产生影响，护理人员应及时了解患者的心态，在生活护理的同时加强沟通，使患者在心理上对护理人员产生信任感，愿意与其交流，在此基础上进行康复指导，并给予同情和关心，帮助解除患者的思想顾虑和精神压力，以取得配合，保证各项治疗的顺利进行。另外，争取患者家属的支持，用家属成员的亲情排除患者的孤独感和挫折感，使患者尽早能够正视疾病，增强与疾病斗争的勇气，自觉地配合医护人员为实现康复目标而努力。

(2)放化疗过程的心理护理：因放化疗疗程长，患者对放化疗的知识缺乏，以及接受放化疗后产生的呕吐、脱发后外形的改变，使患者产生恐惧、心力交瘁等心理问题，对他们而言，每次治疗都是一次挑战，严重时，患者甚至不愿继续配合治疗。因此，护理人员应深刻体会患者内心的痛苦，合理、耐心地解释，给予积极鼓励，以减少治疗过程中的痛苦，帮助他们树立信心，稳定情绪，以乐观、积极的态度接受各项治疗。

(二)几种常见癌症的康复护理

1.骨肿瘤及软组织肉瘤的康复护理　骨肿瘤本身常伴有骨质破坏和疼痛，通常表现为关节周围的疼痛，夜间痛较白天明显，晚期疼痛难以忍受，也有不少病例以病理性骨折为就诊主诉。临床治疗的目标是延长生存期，降低复发率，在此基础上尽量保留患者的日常生活活动和工作的能力。其治疗策略包括放、化疗及保肢治疗、截肢术等，尽管目前保肢术已有很大的发展，但截肢术仍是治疗骨肉瘤的一项重要措施。其康复护理包括术前和术后两部分内容。

（1）术前：应保持病房安静，以利患者保证充足的睡眠和休息；需进行日常生活活动能力的训练，如上肢手术者应进行单手（健肢）操作训练；健侧肢体应进行肌力训练，如下肢手术者应进行对侧下肢和双上肢以及肩胛肌群的训练，以利术后更好地发挥代偿功能；在术前2天应指导患者进行床上排便、排尿等的训练；极其重要的是进行心理护理。

> **骨肿瘤及软组织肉瘤术后的康复护理措施**
>
> 尽早安装临时性假肢；
> 音乐疗法、放松治疗、局部理疗、按摩治疗幻肢痛；
> 肢体残端肌力训练；
> 步态训练；
> 日常生活活动能力训练。

（2）术后：保持各引流管通畅，注意观察敷料渗出的湿度和范围，渗血过多须及时更换，换药时观察伤口有无红肿热痛，残肢应该采用加压绷带包扎或筒形石膏包扎，可以预防残肢的水肿。疼痛为截肢术后的常见症状，可按疼痛的三阶梯治疗方法进行治疗。多数截肢术后患者易产生幻肢痛。其产生的机制尚无定论，可能与以下因素有关：①中枢性疼痛：截肢后，感受伤害的神经纤维本身受到损害，周围神经损伤使脊髓突然失去外周向心性传入冲动，背角神经元细胞失去抑制，导致兴奋性增高，从而对非伤害性刺激也出现反应，同时，截肢后的大脑皮质功能重组尤其是大脑皮质躯干感觉区的功能重组也可能导致对机械、热等的刺激异常敏感；②神经断端形成神经瘤在软组织内与周围组织粘连时的刺激引起；③残端肌肉异常收缩与痉挛。因此，对于术后的康复，可采取以下护理策略：①年轻患者应尽早装配临时性假肢，以使患者保持正常的本体感受刺激，并在大脑皮层保持正确的步态观念，同时也有助于减轻残端的水肿及缓解幻肢痛。②对于幻肢痛患者可以施行音乐疗法，每日播放患者喜欢的音乐（以轻音乐为主）5～6次，每次30min，进行放松治疗及局部理疗、按摩等。③早期指导患者在床上进行坐起和肢体残端的肌力训练，维持残端关节的活动范围。④对于步态训练，髋关节假肢的训练难度较大，多数患者往往仍然需要用拐或手杖助行，因此要积极鼓励患者，尤其在早期配戴假肢时，可能会由于假肢的松紧度不当造成患者在使用时的疼痛或不舒适感，护理人员需及时发现并予以指导，告之医生以尽早修整假肢，避免患者产生不自信，对治疗失望。⑤进行日常生活活动能力训练：早期可进行床上坐位平衡训练及站立位平衡功能训练，防止由于截肢导致的重心不稳，进一步影响日常生活活动能力。上肢假肢的使用对恢复工作和生活自理能力极有价值，但训练难度较大，因此上肢截肢患者应尽可能佩带合适的假肢，护理人员应与患者加强交流，告之患者使用假肢对于提高日常生活活动能力的重要性，使患者增强信心。

2. 乳腺癌的康复护理　乳腺癌患者术后常发生功能障碍，主要表现在上肢淋巴水肿，肩关节活动受限，肌力下降，心肺功能下降，日常生活活动能力受限等。一般采取渐进式训练方式进行。第一阶段，在拔除负压引流管前，应关注引流管中引流液的量及颜色。上肢多采取屈臂内收制动，故应密切关注伤口及患者远端的血运，防止局部包扎过紧引起血管受压，使肢端处于缺血状态，出现继发损害或因局部包扎过松引起加压不够，形成腋下积液影响伤口愈合。同时,指导患者进行屈伸指、屈腕等腕、指关节活动。第二阶段,应以肘关节的屈伸旋转训练为主,辅以刷牙、拧毛巾、端碗等生活活动能力的训练。一般在术后4天左右开始肩关节的被动活动。开始时外展和前屈不得超过40°,在不超过患者可耐受的程度下,每天增加10°~15°,内旋和外旋不受限制。第三阶段,拆线后可以进行前后左右摆臂、前臂前伸、外展等训练,也可进行肩关节的抗阻训练。第四阶段,持续3个月~2年,患者在指导下进行全身的有氧训练,强度应达到靶心率的40%~80%,循序渐进,改善心肺功能,增强体能。

患者术后可以根据个人的实际情况重建外形,如选择佩戴假体乳房,植入式乳房假体或乳房成形术。近年来有人采用自体组织再造乳腺。对此类患者需加强术后护理。取低半坐卧位,屈髋屈膝,以缓解小腹张力,有利伤口愈合。加强皮瓣温度、色泽、有无肿胀及"开窗"部位皮肤指压反应的观察。

乳癌根治术指包括腋窝淋巴结的广泛淋巴结清扫,部分患者还进行术后放疗,约50%患者发生上肢淋巴水肿,因此应运用抗淋巴水肿的方法进行护理。

患者的心理治疗也是康复护理极为重要的组成部分。应鼓励患者正确地认识自己所面临的生活、职业和社会问题,以积极的态度与癌症作斗争。

3.肠癌的康复护理　肠癌根治术后通常要作造瘘口。康复护理的主要措施是在术前说服患者接受人工肛门的现实,术后指导患者正确使用人工肛门袋,维持造瘘口周围皮肤清洁、干燥、完整。每日需观察造口的颜色和高度,一般造口为鲜红色、平滑湿润,高出皮肤1~2cm。在平卧位、半坐位或坐位进行造口袋的更换,其操作流程如下:①取下旧袋:更换底板时,要先分离底板周围皮肤,用左手压紧皮肤,右手从上到下轻柔地取出底板;②清洁造口及周围皮肤:只用温水清洗,不可用消毒液,以免损伤皮肤;③观察造口及周围组织状况:擦干造口周围皮肤,观察造口的色泽和高度,评估周围皮肤有无发红、肿、破损、疼痛等;④测量造口大小并依此裁剪合适的造口袋,一般比造瘘口大0.375cm,涂防漏膏贴上并固定。此外要定期扩张瘘口,约1~2次/日,防止瘘口狭窄。扩张时戴上指套并涂液状石蜡以润滑。

饮食要逐步调整。为了保持大便良好,术后禁食2~3天,3~4天起进食流质,7天后进软食,2周后进普食,不吃或少吃纤维素和脂肪含量高的食物。多吃容易消化的高热量、高蛋白食品,避免摄取产气食物。注意保持足够的饮水量。

4.喉癌的康复护理　早期喉癌通常采用手术治疗,主要为全喉切除。带管出院的病人必须保持呼吸道通畅,除经常擦拭管外分泌物,保持套管清洁,避免咳出的痰液再吸入气管外,还应对气管内管进行清洗与消毒。如每日清洗内套管1次,内管每次取出后先在流动水下冲洗,将内壁附着的痰液清洗干净,再煮沸消毒(煮沸时间大约30分钟)。消毒结束后将气管内管按照气管解剖位置插入。

语言障碍被认为是影响喉癌患者术后生活质量的首要因素,所以帮助无喉患者重建言语并提高言语康复效果是每一位护理人员工作的重要使命。言语康复的手段有食管发音、食管气管发音和人工喉发音。一般在术后3~4个月开始食管发音训练。方法是将空气吸入食管,然后以嗳气的方式徐徐放气,使气流冲击食管口,振动肌肉皱襞,发出基音,并经唇、颊、舌等构音器官加工发声,形成言语。这种方法曾经被认为是最自然、最方便、最符合生理要求的言语康复方法，但现在有人认为无假体气管食管音具有更大的优越性。气管-食管发音方法是指利用手术方法在气管-食管之间形成一个通道，肺内气流经此通道进入食管或下咽腔，冲击黏膜而发声。人工喉是体外人造的机械装置，分气动人工喉、电子人工喉。其优点是设备简单、发出的声音声时长、响亮，可作长时间交谈，缺点是使用不方便，需要手的帮助，以致不能边用双手工作边发音，发音的音质带有金属音。一般把他作为食管音和气管-食管音的过渡或作为患者不能有效应用其他发音方式的最后选择。

喉部分切除术后，由于手术使喉保护功能部分或全部丧失，在经口进食时极易导致误咽。因此，需指导患者做正常吞咽动作，使喉部上提，呼吸暂停，使喉的入口关闭，食管、气管分开，避免误咽。手术有时会造成副神经切断，出现斜方肌麻痹、肩下垂、肩胛旋转障碍等，并导致肩关节活动障碍或肩周炎。此时可以采用吊带支持肩带，防止发生肩下垂和畸形；进行肩关节运动锻炼，包括关节活动度训练、肌力训练。

5.肺癌的康复护理

(1)术前：以呼吸训练和咳嗽技能训练为主。应教会患者进行慢而深的腹式呼吸，坐位时，应屈曲膝关节，立位时，将上半身稍向前倾斜，使腹部放松。并训练患者的咳嗽技巧，学会瞬间用腹肌的力量辅助将痰液咳出。

(2)术后：①呼吸道管理：早期由于有手术切口，所以不宜做胸部叩击震动，来帮助排痰。需通过加强翻身进行体位引流。肺叶切除患者可完全患侧卧位，全肺切除尽量取背卧位，不可取非手术侧卧，以免压缩正常肺造成严重缺氧。因疼痛、麻醉等原因会使患者咳痰功能减弱，呼吸道黏膜纤毛运动减弱，肺功能下降，咳嗽无力，分泌物易潴留，再加上肺部绷带的固定、长时间的卧床等因素均会限制呼吸运动，因此需指导患者进行有效的腹式呼吸，并进行肺功能训练，以增加肺活量。如痰液黏稠，可行雾化吸入，稀释痰液，以利痰液咳出。也可用食指和中指按压患者胸骨切迹上方的总支气管，使其内压上升有利于痰液咳出。如患者咳嗽无力，在患者咳嗽的同时护士可用双手压迫患者的下胸部或上腹部，用力向上推，加强膈肌反弹力量，促使痰液咳出。②功能锻炼：肺叶切除术患者由于切口长，离断的肌肉多，手术损伤严重，患者常因疼痛而不敢活动术侧手臂，易造成肌肉粘连和肩胛骨粘连，使肩关节活动范围受限，甚至造成肩下垂。因此上肢的主动活动应该在术后第一天就开始，以保持关节活动度，增进血液循环，增强肌力。一般以肩关节的前伸、外展、内收、内旋，肩胛骨的上升、外移等各方向的活动为主。

(三)健康教育

1.定期体检　发现乳房肿块及时就诊；平时大便习惯改变或便血等症状应及时诊治。

2.合理饮食　喉癌病人应进食稠糊状食品，防止误咽。多吃新鲜水果蔬菜，防止便秘。乳腺癌病人进食高纤维素、高维生素、低脂肪的饮食。癌症患者禁烟酒。

3.坚持适当锻炼、劳逸结合　乳腺癌病人术后尽早进行患侧上肢恢复锻炼，防止上肢水肿，保护患肢避免损伤；大肠癌早期诊断、治疗预后较好，可恢复正常工作、生活；肺癌病人经常去树林或青山绿水的地方呼吸新鲜空气，每日进行可耐受的锻炼；喉癌病人禁止游泳，防止窒息。

4. 养成规律的生活，保持乐观的情绪　大肠癌病人正确对待和接受人工造口，克服自卑心理，掌握护理造口的科学方法。喉癌病人避免说话过多，产生疲劳，可采用其他的交流方式，使喉得到休息。

（毛雅君）

思考题

一、单选题

1. 长期卧床会导致的代谢和内分泌改变是（　　）

A. 低钾血症　　B. 高钙血症

C. 尿钙降低　　D. 低镁血症

2. 对于长期不能经口进食的患者最适宜采用的营养支持方式是（　　）

A. 肠外营养　　B. 鼻饲

C. 胃、空肠造瘘　　D. 肠内、肠外营养联合

二、多选题

下列哪种药物属于“癌性疼痛三阶梯治疗方案”中第一阶梯使用的药物（　　）

A. 吗啡　　B. 可待因　　C. 哌替啶

D. 布洛芬　　E. 奈普生

三、简答题

简述癌痛的主要康复护理措施。

【附】参考答案

第一章　康复医学概述

一、单选题

1.A　2.D　3.C

二、多选题

1.(ABCD)　2.(ABC)　3.(ABCDE)　4.(ABD)

三、名词解释

1.康复医学——是具有基础理论、功能评定、治疗技能和规范的医学应用学科，旨在加速人体伤病后的恢复进程，预防和/或减轻其后遗功能障碍程度。是医学的一个重要分支，是促进病、伤、残者康复的医学。

2.残疾——是指因外伤、疾病、等各种原因造成身体上或精神上的功能障碍，以致不同程度地丧失正常人的生活、工作、学习的能力和担负其日常生活与社会职能的一种状态。

四、简答题

1.(1)改善：通过训练和其他措施改善患者生理功能。例如肌力训练、关节活动训练、平衡训练、心肺功能训练等。

(2)代偿：通过各种矫形器和辅助具，使减弱的功能得到放大或增强。例如助听器、各种矫形器、拐杖、助行器等。

(3)替代：通过某些器具，替代丧失的生理功能。例如轮椅、假肢等。

2.

	临床医学	康复医学
核心理念	以人体疾病为中心	以人体运动障碍为中心
医学模式	强调生物学模式	强调生物、心理、社会模式
工作对象	各类伤病患者	各类病伤残者
临床评估	强调疾病诊断和系统功能	强调躯体、心理、生活/社会独立功能
治疗目的	以疾病为核心，强调去除病因、挽救生命，逆转病理和病理生理过程。	以功能障碍为核心，强调改善、代偿、替代的途径来改善躯体/心理功能，提高生活质量，回归社会
治疗手段	以药物和手术为主，强调医护者的作用	以非药物治疗为主，强调患者主动参与和合理训练
工作模式	专业化分工模式	团队模式

第二章　康复护理学概述

一、单选题

1. D　2. C

二、多选题

1.（ABCDE ）　2.（ABCDE）

三、名词解释

康复护理学——是以康复医学和护理学理论为基础的研究促进伤、病、残者的生理、心理康复的护理理论、知识、技能的一门学科。

四、简答题

1. ①变“替代护理”为“自我护理”和“护理援助”。②“功能评估”和“功能锻炼”贯穿护理过程的始终。③高度重视心理护理。④注重团队协作和配合。⑤重视健康教育和指导。

2.（1）根据患者的不同年龄、不同体型、不同疾病来正确选择适合患者自己使用的轮椅。

（2）使用前全面检查轮椅各个部件的性能，以保障使用患者的安全。

（3）要保证患者乘坐轮椅的姿势正确：可采用身体重心落在坐骨结节上方或后方（后倾坐姿）或相反的前倾坐姿。前倾坐姿的稳定性和平衡性更好，而后倾姿势较省力和灵活。要注意防止骨盆倾斜和脊柱侧弯。应系安全带，以保证患者的安全。

（4）乘坐轮椅的患者在站立前，应先将轮椅的闸制动，以防轮椅移动跌伤。

（5）推乘坐轮椅患者下坡时，应倒向行驶，以保证安全。

（6）长时间乘坐轮椅者，要特别注意压疮的预防。应保持轮椅座面的清洁、干燥、柔软、舒适，定时进行臀部的减压，每 30min 抬臀一次，每次 3～5s。

（7）长时间使用轮椅者，应配戴无指手套，以防止轮圈对手掌的摩擦。

（8）高位截瘫乘坐轮椅者，必须有专人保护。

3. 残余尿量的测定方法：

① 测量前嘱患者饮水 300～500ml；② 待膀胱充盈后患者取坐位；③ 自行排尿后，记录排出量；④ 排尿后立即导尿，测量残余尿量。

意义：

残余尿量大于 150ml，说明膀胱功能差。

残余尿量小于 80ml，说明膀胱功能满意。

残余尿量在 80～150ml 之间，膀胱功能中等。

第三章　神经系统疾病的康复护理

第一节　脑卒中的康复护理

一、单选题

1. B　2. D　3. D　4. A　5. D　6. A　7. C

二、多选题

(ABCDE)

三、名词解释

1.脑卒中——即脑血管意外(cerebral vascular accident,CVA),又称卒中(stroke)。是一组由不同病因引起的急性脑血管循环障碍(痉挛、闭塞或破裂)导致的持续性(>24小时)、局灶性或弥漫性神经功能缺损为特征的临床综合征。

2.肌张力——肌张力是指肌肉组织在静息状态下的一种不随意的、持续的、微小的收缩。

3.平衡——平衡是指身体所处的一种姿势状态以及在运动或受到外力作用时自动调整并维持姿势的一种能力。

4.失用症——失用症是患者在执行器官无异常的情况下,不能按指令完成以前能完成的有目的的动作行为。传统失用症有意念运动性失用、意念性失用、肢体运动性失用。

四、问答题

1. Ⅰ.外侧裂周失语综合征:包括 Broca 失语(又称运动性失语),Wernicke 失语(又称感觉性失语)和传导性失语。

Ⅱ.分水岭区失语综合征:包括经皮质运动性失语、经皮质感觉性失语和经皮质混合性失语。

Ⅲ.命名性失语。

Ⅳ.完全性(球性)失语。

Ⅴ.皮质下失语综合征:包括丘脑性失语和基底节性失语。

2.直接训练法　以安全管理和口腔卫生为基础,随着间接训练带来的功能改善,以阶梯式形式推进,是一种综合性训练。

(1)食物形态:首要条件是易于口腔内移送和吞咽,不易误咽。早期宜进食胶冻样食物,如果冻、蛋羹和均质的糊状食物,以后逐渐过渡到普食和水。

(2)进食体位:以躯干后倾 30°轻度颈屈曲位进食为好。在偏瘫患者健侧卧位时,颈部稍前屈易引起咽反射,可减少误咽。另外,颈部向患侧旋转 90°可减少梨状隐窝残留食物。

(3)选用餐具:应选择匙面小、难以黏上食物的汤匙。用吸管有困难时,可用挤压柔软容器,挤出其中食物。

(4)进食注意事项:定量定速,并注意呼吸状态、痰量等,配合功能恢复的程度,逐步改变经口摄取次数、饮食内容、摄食姿势等摄食构成要素。早期保证病人无噎呛、安全准确地摄取所提供的食物,以后逐渐增加次数、一次进食量,进而改变食物形态,以此达到阶段性推进。

第二节　颅脑损伤的康复护理

一、单选题

1. C　2. B

二、多选题

(ABCD)

三、名词解释

记忆训练的内部策略——内部策略是指患者利用自身内部完好或损害较轻的功能来代替或帮助有明显缺陷的功能来记住新的信息。

四、简答题

(1)颅脑损伤引起的功能障碍是多种多样的,因此康复目标也是多方面的;要根据患者情况因人而异制订治疗计划,而不能用一个统一的模式对所有患者进行康复。

(2)颅脑损伤的康复往往是长期的。因此,即要有短期计划,同时也要有长期计划。前者在于挽救生命,稳定病情。后者在于针对患者存在的问题,有计划地进行康复,使之能生活独立,重返家庭和社会。

(3)应重视处理患者在行为、情绪、认知方面的障碍,避免患者可能抗拒、消极对待康复治疗,或因注意力、记忆力等问题使许多再训练的方法疗效不佳。

(4)颅脑损伤的康复常是长期的,预后也是欠佳的,因此必须在每个阶段均应帮助患者及家庭面对伤病现实、精神和社会能力方面的变化,使之能适应残疾。

第三节　脊髓损伤的康复护理

一、单选题

1.C　2.B

二、多选题

1.(ABCDE)　2.(ABDE)

三、名词解释

神经平面——神经平面是指脊髓具有身体双侧正常感觉、运动功能的最低节段。

四、简答题:

答:直立适应性训练的优点:① 避免自身变换体位时发生体位性低血压。② 利用身体的重力作用,促使膀胱内尿液及其尿沉渣的引流,减少泌尿系统并发症,③ 站立时身体重量对双下肢产生的应力,防止双下肢久不支撑造成的骨质疏松。④ 截瘫患者有助于训练躯干平衡和调节能力。⑤ 调节患者心理,增强患者康复的信心。

第四节　小儿脑瘫的康复护理

一、单选题:

1.D　2.C　3.C　4.D

二、多选题

1.(BCDE)　2.(ABCD)

三、名词解释

脑性瘫痪——又称脑瘫,是指小儿出生前到出生后一个月内因各种原因所致的一种非进行的脑损伤综合征,主要表现为中枢性运动障碍及姿势异常,同时常伴有智力低下、言语、听觉和视觉障碍、行为异常等,是严重影响儿童生长发育及功能活动的疾患。

四、简答题

(1)指导家长有针对性地训练和照顾患儿的方法,如如何控制患儿躯干及肢体;各种体位的正确姿势;如何抱患儿;如何照顾患儿日常生活等等。此外,不应忽视患儿智力、言语、心理及社会行为等方面的综合训练。

(2)家长为患儿营造一个幸福和谐的家庭环境,使其人格得以正常发展。同时家长应积极投身到患儿的日常训练中，做到不抛弃、不放弃。

(3)做好心理护理：了解患儿的心理特点，患儿表现为好哭、任性、固执、孤僻、情感脆弱易于激动及情绪不稳定等。给以针对性、耐心周到、不同形式的护理。

(4)事故的预防：避免外伤、坠床、烫伤等，预防自伤、他伤，预防由于吞咽咀嚼困难引起的窒息等。

(5)训练注意事项：避免过分保护，应像对待正常儿那样对待脑瘫患儿；训练应不断重复，反复强化；训练目标不能过高，每次应让患儿获得成功感；应多采用鼓励性和游戏化的训练方式，训练与患儿的兴趣和日常生活相结合。

第五节　帕金森病的康复护理

一、单选题

B

二、多选题

(ABCD)

三、名词解释

1. 剂末现象是指服用左旋多巴若干年后会出现药性的减弱，药效维持时间越来越短的这种情况。

2. 所谓开关现象是指部分病人长期服用左旋多巴后出现症状波动，当药物发生作用时能够恢复到正常人的功能状态，药效过后，又突然出现肌僵直、震颤、运动不能等帕金森病的症状，通常持续数分钟至1小时后症状缓解。因为变化就像电源的开、关一样快，所以临床上形象地称这种现象为“开关现象”。

四、简答题

(1)食物及进食途径的改善：轻中度的吞咽困难可通过饮食调节而得到控制，如采用切碎、煮烂食物的方法，或用搅拌机将食物搅成匀浆状，也可选用婴儿营养米粉及其他的营养补充制品等。当严重的吞咽困难时则可采用鼻饲管或经皮胃造口术，以提供充分的营养。

(2)吞咽器官功能的改善：首先可让患者进行下颌运动训练：尽量张口，然后松弛并向两侧运动。对张口困难患者，还可对痉挛肌肉进行冷刺激或轻柔按摩，使咬肌放松，让患者体会开合下颌的感觉。另外还可让患者做以臼齿咬紧压舌板的练习以强化咬肌肌力。舌的运动对于食物向咽部的输送过程有着很大关系，可进行如下方式训练：让患者以舌尖舔吮口唇周围及上下牙齿，练习舌的灵活性；尽力向前面及两侧伸舌，不充分时可用纱布裹住舌尖轻轻牵拉，然后让患者用力缩舌，促进舌的前后运动；用压舌板抵抗舌根部，练习舌根抬高等。

(3)咀嚼及吞咽习惯的改善：多吞咽口水，说话前记住吞咽口水；每口的食物宜少量，慢慢咀嚼，每口食物吞咽两次；喝水时每口的水量宜少，速度宜慢，为了防止水吸入气管，喝水时勿仰起头；用吸管喝水时吸水不要吸得太急，每口的水量也宜少；勿将太长的吸管含在口腔内；口中含有食物时不说话。

(4)若有食物滞留咽部，可行以下方法：空吞咽：每次吞咽食物后，反复做几次空吞咽，待食物全部咽下后再进食；交互式吞咽：让患者交替吞咽固体食物和流食，或每次吞咽后饮少许水(1～2ml),这样既有利于激发吞咽反射,又能达到去除咽部滞留食物的目的;点头样吞咽:颈部后仰时会厌谷变窄,可挤出滞留食物,随后低头并做吞咽动作,反复数次,可清除并咽下滞留的食物;侧方吞咽:梨状隐窝是另一处吞咽后容易滞留食物的部位,通过颏部指向左、右侧的点头样吞咽动作,可去除并咽下滞留于两侧梨状隐窝的食物。

第四章　运动系统疾病的康复护理

第一节　颈椎病的康复护理

一、单选题

1.A　2.B　3.C

二、名词解释

颈椎病——颈椎椎间盘组织退行性改变及其继发病理改变累及其周围组织结构(神经根、脊髓、椎动脉、交感神经等),并出现相应临床表现者为颈椎病。

三、简答题

1.①颈型:最常见,占60%以上,有颈部症状和压痛点;X线片颈椎有曲度改变、不稳定等表现;颈部其他疾患(如落枕、肩周炎、肌筋膜炎等)应除外。

②神经根型:有与病变节段相一致的根性症状与体征;压颈试验或臂丛牵拉试验阳性;影像学所见与临床表现一致;痛点封闭无显著疗效;胸廓出口综合征、网球肘、腕管综合征、肘管综合征、肩周炎等除外。

③脊髓型:有颈脊髓损害的症状与体征;影像学有颈椎管狭窄、颈椎退行性改变;肌萎缩侧索硬化症、椎管内肿瘤、脊髓损伤、多发性末梢神经炎等应除外。

④椎动脉型:有颈性眩晕、可有猝倒史,旋颈试验阳性,X线片有颈椎节段性不稳或钩椎关节增生,多伴有交感神经症状,眼源性、耳源性眩晕应除外,椎动脉Ⅰ、Ⅲ段供血不全、颅内病变、神经官能症等除外。

⑤交感型:表现为头晕、眼花、耳鸣、手麻、心动过速、心前区痛等一系列自主神经紊乱的症状,X线有颈椎节段间不稳或退行性改变,椎动脉造影无异常,需排除心、脑血管疾病等。本型的依据也有较多争议。

⑥其他型:指颈椎椎体前方鸟嘴样骨质增生压迫食道引起吞咽困难,并经食道钡剂透视检查证实等。

⑦混合型:两型或两型以上的症状和体征混合存在,一般来说单一类型的颈椎病较少见,多是几种类型的症状同时存在。

2.包括制动技术;牵引疗法;手法治疗;物理治疗;针灸疗法;行为改善;心理护理;健康教育。

第二节　下腰痛的康复护理

一、单选题

1. A　2. C

二、名词解释

下腰痛——是指腰、骶、臀部等部位出现的各种疼痛不适症状,可伴有或不伴有下肢的症状。

三、简答题

1.下腰痛患者的康复护理原则：一是利用各种因子减少急性期炎性因子的影响，减轻疼痛，恢复活动能力。二是加强腰背部核心稳定能力，维护脊柱的稳定性。三是建立合理的行为模式，避免各种损害因素。

2.下腰痛是一种由各种不良行为导致的疾病，因此在下腰痛发生后患者就必须接受相关的健康教育。这些内容包括：

(1)正确的脊柱形态控制：经常维持正确的站姿、坐姿、劳动姿势以及睡眠姿势等，保持正常的腰椎生理前凸。避免长时间使腰椎处于某一被迫体位，在工作一段时间后，要注意定时改变和调整自己的姿势和体位，或做简短的放松运动，如腰部的保健体操等。弯腰捡拾物体时，应尽量采取屈髋、屈膝下蹲姿势，以减轻腰椎小关节负荷，避免在双腿伸直站立位时弯腰拾物；携带较重物体时，应尽量使物体贴近胸腹部，减少躯干的重力矩。避免在腰椎侧弯或扭转时突然用力。必须在这些姿势下用力时应该先使躯干肌肉做适当的收缩，以增强脊柱的抗负荷能力。

(2)积极适当的运动锻炼：适当的运动锻炼可延缓运动器官的形态与功能的退行性改变，对预防下腰痛有重要意义；通过运动可以增强腰腹肌力量，增强腰椎稳定性，巩固治疗效果，避免腰痛复发。对运动形式的选择可以根据兴趣多种选择，但要注意避免脊柱垂直负重较多的运动如举重，脊柱旋转幅度过大过猛的运动，以及长时间弯腰状态为主的运动。

(3)体重控制：超重和肥胖者应该控制饮食，减轻体重，避免身体由于腹部的脂肪累积而重心前移，增加脊柱和腰背肌肉负担。

(4)着装选择：下腰痛患者要注意保暖，特别在春秋季节变换的时候尤其要注意。腰痛患者不宜穿高跟鞋，以免影响下腰椎的稳定性，应该选择软底平跟或低于3cm的鞋，配合适当硬度的弹性鞋垫对防止腰痛有利。

第三节　骨折的康复护理

一、单选题

1.B　2.D　3.B　4.A

二、多选题

1.(BCE)　2.(ACE)　3.(ABCE)　4.(CDE)

三、名词解释

1.等长收缩：就是在肌肉收缩时肌力长度基本不变(肌肉收缩时肌腹稍缩短，但肌腱反而拉长，因此肌的总长度不变)，但肌张力明显增高，此时无关节活动出现，称为等长收缩。

2.持续被动活动(CPM)：是加拿大著名骨科医师Salter提出了滑膜关节持续被动活动(continuous passive motion,CPM)理论，该方法通过利用电子控制的机械动力装置带动带活动关节的托架，使置于托架上的患者肢体产生模拟人体自然运动模式的反复的被动关节活动。

四、简答题

1.“ RICE ”原则是肢体肿胀康复治疗的主要内容。“ RICE ”是指预防和治疗肢体肿胀的 4 项原则，即 Rest（休息）、Ice（冰敷）、Compression（加压包扎）、Elevation（抬高患肢）。“ RICE ”是由以上四个英文单词的第一个字母组成。① 休息 Rest，创伤后处理的第一件事就是休息，限制受创肢体的活动，以减少出血、肿胀和疼痛，防止损伤加重。②冰敷 Ice，冰敷的作用是使局部血管收缩，减少再出血，放松受创肢体的肌肉；降低局部代谢率、改变组织的反应过程，减轻局部炎症所引起的红、肿、热、痛。③包扎 Compression，就是对患肢进行加压包扎，这样做一方面可使损伤组织内部压力增加，促进小血管闭合，减少出血；另一方面可减少渗出，减轻肢体肿胀。将带弹性的织物（弹力绷带、护膝、护踝等）裹在损伤部位或用纱布直接加压包扎患肢。④抬高患肢 Elevation，即抬高患肢，是消肿的一项重要措施。静脉回流受重力的影响，当然还与机体循环阻力有关。将患肢置于心脏平面以上，使重力转化为动力性因素，促进肿胀消除。

2. 答：骨折中期康复目标：防止肌肉进一步萎缩，开始主动增加关节的运动，改善体能，逐步提高自理生活能力。其康复训练内容：①增加肌肉力量，改善关节活动：被动运动和等长收缩运动；等张收缩练习。②提高日常生活活动能力，改善生活质量。

第四节　截肢术后的康复护理

一、单选题

A

二、名词解释

1. 前臂长残肢——前臂长残肢是残肢长度大于前臂长度的 80%。

三、简答题

1. 主要评定内容：残端的形状、残端的长度、残端关节活动范围、残肢残存肌的肌力。

2. 为保持残端良好的形态，改善静脉回流，减轻肿胀，使残肢皱缩及定型，拆线后常采用弹力绷带包扎法包扎残肢。包扎时需进行对角线缠绕，不能水平缠绕，应呈“8”字形缠绕，开始紧，越向近端越放松，残端末端的压力应最大。小腿绷带缠绕要求达 12～15cm，大腿要达到 15～20cm。注意不应像止血带那样包扎过紧，以免出现血液循环障碍，每 4 小时解缠绕一次，夜间持续包扎。也可以教会家属进行绷带包扎法。

第五节　关节置换术的康复护理

一、单选题

D

二、多选题

(ABCDE)

三、名词解释

人工关节置换术——是指用人工关节替代置换病损或损伤的关节。

四、简答题

为了防止术后关节脱位的发生，术后 3 个月内，患肢内旋、内收超过中线，屈髋超过 90°等动作均属禁忌。故在训练过程中应向患者反复强调在以下各种体位时应注意：

(1) 侧卧时双膝之间应放一个枕头。

(2) 坐在床上时身体不能前弯去拉棉被。

(3) 坐位时脚不能交叉。

(4) 低的椅子、马桶不能坐。

(5) 从椅子上站起时，不能向前弯腰站起。

(6)站立时脚尖不能向内。

(7)站立时身体不能过度前弯(甚至触地)。

第六节　手外伤的康复护理

一、单选题

1. B　2. C

二、多选题

1.（ABCDE ）　2.（ABCDE ）　3.（ABCDE）

三、简答题

(1)休息位　在正常情况下，当手不用任何力量时，手的内在肌和外在肌张力处于相对平衡状态，这种手的自然位置称手的休息位。具体表现为腕关节背伸约 10°～15°，并有轻度尺偏；拇指轻度外展，指腹接近或触及示指远节指间关节的桡侧；手指的掌指关节及指间关节呈半屈曲状态，从示指到小指，越向尺侧屈曲越多，各指尖端指向舟骨结节。手的休息位在手部损伤的诊断、畸形的矫正或肌腱修复手术中具有重要参考价值。

(2)功能位　手可以随意发挥最大功能的位置称手的功能位。手在这个位置上能够很快地做出不同的动作，如张手、握拳、捏物等。具体表现为腕背伸约 20°～25°，轻度尺偏；拇指处于对掌位，其他手指略为分开；掌指关节及近侧指间关节半屈曲，远侧指间关节微屈曲，各指的关节屈曲位置较一致。手的功能位对处理手外伤意义重大，尤其是骨折包扎和固定时应尽可能使伤手处于功能位，否则将会影响日后手功能的恢复。

第五章　其他疾病的康复护理

第一节　高血压病的康复护理

一、单选题

A

二、多选题

1.(ABC)　1.(ABCE)　3.(ABDE)

三、名词解释

50％最大握力试验——参加抗阻训练者，还需做等长收缩时的运动试验，常用 50％最大握力试验。即一手用 50％力量等长收缩抓握持续 90s，在对侧肢体每隔 30s 测血压 1 次，若＞180/120mmHg，表示有高血压反应。

四、简答题

答：(1) 适应证：血压正常偏高，1～2 级高血压病，部分病情稳定的 3 级高血压病，没有过度血压升高等运动心血管反应，都是康复治疗的适应证。

(2) 禁忌证：任何临床情况不稳定的现象，如急进型高血压、高血压危象、病情不稳的 3 级高血压病，合并其他严重并发症，如严重心律失常、不稳定性心绞痛、未控制的充血性心衰，运动中血压过度升高(＞220/110 mmHg)，以及降压药的严重不良反应(如：

低血压、心动过缓、支气管哮喘），均为康复治疗禁忌证。

第二节　冠心病的康复护理

一、单选题

1. A　2. B　3. C

二、多选题

1.（CD）　2.（CD）

三、名词解释

代谢当量："梅脱"（metabolicequivalents，METs），是运动中氧耗量和安静时氧耗量之比。1METs 相当于机体在休息状态时，每公斤体重、每分钟消耗 3.5ml 氧。

四、简答题

答：康复程序应根据不同个体的情况进行选择，以循序渐进地增加活动量为原则，胸痛症状一旦消失，生命体征稳定，无合并症时即可开始。如果患者在训练过程中没有不良反应，运动心率增加<10 次/分，次日训练则可以进入下一阶段。运动中心率增加在 20 次/分左右，则需要继续同一级别的运动。运动中心率增加超过 20 次/分，或出现任何不良反应，则应该退回到前一阶段运动，甚至暂时停止运动训练。当患者顺利完成第七步训练后，可以让患者进行低水平心电运动试验，或在心电监护下进行步行，确认患者可连续步行 200 米无症状和无心电图异常，可以安排出院。

第三节　慢性阻塞性肺部疾病的康复护理

一、单选题

1. A　2. B

二、多选题

ABCD

三、名词解释

阻塞性肺气肿——是指终末细支气管远端的气道弹性减退，过度膨胀、充气和肺容量增大，并伴有气道壁的破坏。

四、简答题

能量节省技术可减轻或避免呼吸困难，加大运动能力储备，以满足更大的能量需求。具体为：①物品摆放有序化；②活动程序合理化；③应用动作简单化；④劳动工具化；⑤活动省力化。

第四节　糖尿病的康复护理

一、单选题

1. C　2. C　3. B　4. B　5. D

二、多选题

（ABCDE）

三、简答题

1.（1）患者在接受糖尿病饮食疗法的过程中，护理任务就是要求帮助糖尿病患者认识、了解饮食组成的成分，了解碳水化合物、蛋白质、脂肪的平衡比例及食物搭配，以及饮食治疗的注意事项等。

(2)饮食疗法注意事项:

1)定时定量进餐,根据活动量或运动量的变化调整餐次或餐量,在降低血糖的同时防止低血糖。

2)结合患者日常食量、心理特点及活动量确定饮食总量,充分尊重患者个人的饮食习惯、经济条件和市场条件,制订饮食处方应考虑个体差异。

3)对伴有并发症的患者在饮食上要加以个别指导,以避免相应脏器负担过重甚至功能进一步损害。

2.(1)运动方式:提倡有氧运动。运动方式建议因人而异。

(2)运动强度:提倡低、中等强度以下的运动锻炼,遵循个体化的差异、由轻到重的原则。

(3)运动时间:通常每次运动的时间可自10min开始,逐步延长至30~40min,一般不超过60min。

(4)运动频率:一般认为每周运动锻炼3~4次较为合理,也可以根据每次运动量的大小调整运动次数。

(5)运动方案的安排:包括三个部分:准备活动5~10min、锻炼活动20~40min、放松活动5~10min。

(6)运动注意事项:运动需与饮食治疗和药物治疗有机结合;严格把握运动疗法适应证、禁忌证,按运动处方指导患者进行规范化运动;防低血糖,不要在空腹时运动,运动时随身带些糖果,发生低血糖反应时即进食,症状无缓解应及时就诊;防损伤,穿着鞋袜柔软舒适,运动前后要有准备运动和放松运动;运动锻炼应持之以恒,养成终身运动的习惯,定期评价运动疗法的效果。

3.(1)糖尿病基本知识。

(2)慢性并发症的发生率及危害。

(3)口腔护理、皮肤护理、足护理及安全护理等生活护理知识。

(4)饮食疗法指导,包括饮食治疗的意义、方法和注意事项。

(5)运动疗法指导,包括运动治疗的意义、方法和注意事项。

(6)药物介绍,如口服降糖药的种类、适应证、不良反应和服用方法。

(7)胰岛素的种类、使用方法和自我注射技术指导。

(8)血糖的自我监测。

(9)应急情况处理,如低血糖。

(10)心理咨询,正确认识疾病,树立战胜疾病的信心。

第五节　骨质疏松症的康复护理

一、单选题

D

二、多选题

(ABCD)

三、名词解释

骨质疏松——是指以骨量减少、骨组织显微结构退化为特征,以致骨的脆性增高而骨折危险性增加的一种全身性骨病 。

四、简答题

答：主要进行防跌倒宣教与训练、戒除不良嗜好、坚持平衡饮食、多做户外活动和家庭自我运动训练等宣教。

1. 坚持多做户外活动、多晒太阳。如每日户外散步1公里。

2. 戒除不良嗜好，如偏食、酗酒、嗜烟，长期饮用咖啡因饮料。

3. 家庭自我运动训练　在医生指导下，在家中长期坚持进行肌力、肌耐力、关节活动度和平衡功能训练，以提高运动的反应能力和对环境的适应能力，防止跌倒。

4. 手杖的使用　为防突然跌绊摔倒引起股骨颈骨折，老人平时行走应使用手杖保护。持杖行走能抵消髋关节外展肌肌力，大大减轻髋关节承重防止骤然受力；防止疲劳骨折，给已断裂的骨小梁以新生重建的机会，并在适宜的生物力作用下重新排列组合成坚强的阵容，亦起防塌陷、防产生创伤性关节炎的作用。

5. 改造环境　尽量改造和去除家庭和周边环境的障碍，以减少跌倒的机会。

6. 采取切实有效的防跌倒措施，如穿戴髋保护器。

7. 每日坚持食用新鲜蔬菜、水果。

第六节　恶性肿瘤的康复护理

一、单选题

1. B　2. C

二、多选题

(DE)

三、简答题

答：给药原则：个体化给药；定时给药；按三阶梯给药；口服给药。

治疗方法：止痛药物；抗肿瘤治疗；理疗和针灸；耐力训练；神经切除术。

护理措施：加强巡视；加强宣教；保持大便通畅；关注生命体征；保持良好的环境与舒适的体位；加强心理护理。